人文科普 — 探询思想的边界 —

医学人文系列

已出版

《疫苗的史诗：从天花之猖到疫苗之殇》

《病患悖论：为什么"过度"医疗不利于你的健康？》

《病床边的陌生人：法律与生命伦理学塑造医学决策的历史》

《生命的七种迹象：来自重症监护室的故事》

即将出版

坏血病：外科医生、水手和绅士，怎样解开了航海时代最大的医学谜团？

……

疫苗的史诗

从天花之猖到疫苗之殇

La saga des
VACCINS

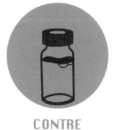

CONTRE
LES VIRUS

［法］让 - 弗朗索瓦·萨吕佐
（Jean-François Saluzzo）著

宋碧珺 译

中国社会科学出版社

图字：01-2017-1554号

图书在版编目（CIP）数据

疫苗的史诗：从天花之狙到疫苗之殇 ／（法）让-弗朗索瓦·萨吕佐著；
宋碧珺译. —北京：中国社会科学出版社，2019.1（2021.6重印）
ISBN 978-7-5203-3715-1

Ⅰ. ①疫…　Ⅱ. ①让…　②宋…　Ⅲ. ①疫苗－药学史－世界
Ⅳ. ①R979.9-091

中国版本图书馆CIP数据核字（2018）第275623号

Originally published in France as:
LA SAGA DES VACCINS by Jean-François Saluzzo
© Editions Belin 2011
Current Chinese translation rights arranged through Divas International, Paris
巴黎迪法国际版权代理 (www.divas-books.com)
Simplified Chinese translation copyright 2020 by China Social Sciences Press.
All rights reserved.

出 版 人	赵剑英	
项目统筹	侯苗苗	
责任编辑	侯苗苗	高雪雯
责任校对	周晓东	
责任印制	王 超	

出　　版	中国社会科学出版社
社　　址	北京鼓楼西大街甲 158 号
邮　　编	100720
网　　址	http://www.csspw.cn
发 行 部	010-84083685
门 市 部	010-84029450
经　　销	新华书店及其他书店

印刷装订	北京君升印刷有限公司
版　　次	2019 年 1 月第 1 版
印　　次	2021 年 6 月第 3 次印刷

开　　本	880×1230　 1/32
印　　张	12
字　　数	238 千字
定　　价	69.00 元

前　言

2009 年 8 月，中国政府公布了甲型 H1N1 流感病毒[1]的临床研究成果，并宣布比欧洲的制药巨头们捷足先登，在破纪录的时间内研制出了大流行流感疫苗[2]。有人不禁质疑，它在质量上能与之前问世的那些季节性流感疫苗比肩吗？记者就此采访了一位杰出的传染病学专家——迪迪埃·拉乌尔教授（Didier Raoul）。在他看来，此次中国推出的是一种安全性高的灭活疫苗[3]，而不像减毒

[1]　病毒是由一个核酸分子（DNA 或 RNA）与蛋白质构成的非细胞形态，靠寄生生活的、介于生命体及非生命体之间的有机物种。它是由一个保护性外壳包裹的一段 DNA 或者 RNA。病毒感染机体后，可利用宿主的细胞系统进行自我复制，但无法独立生长和复制。病毒可以感染几乎所有具有细胞结构的生命体。见维基百科。——译者注
[2]　流感疫苗分为大流行流感疫苗（针对大流行流感，如甲型 H1N1）和季节性流感疫苗（针对季节性流感）。大流行流感疫苗须在收到毒株后紧急研发。中国在 6 月份收到世界卫生组织发来的甲流毒株，十家企业随即投入疫苗的研制。其间中国国家食品药品监管局开辟了"绿色通道"，节省了大约一个月的时间。后科兴生物的"盼尔来福.1"于 9 月 3 日获得了中国国家食品药品监管局颁发的药品批准文号，成为中国也是世界上首支获得生产批号的甲型 H1N1 流感疫苗。见黄永明《甲流疫苗："绝对安全"是"绝对误导"》，《南方周末》2009 年 9 月 24 日第 1 版。——译者注
[3]　灭活疫苗（Inactivated Vaccines），是选用免疫原性强的病原微生物经培养，用物理或化学方法将其灭活后，再经纯化制成。灭活疫苗制备简单易行，没有毒力返祖的风险，但进入人体后不能生长繁殖，对人体刺激时间短，要获得强而持久的免疫力，一般需要加入佐剂，且需多次、大剂量注射，如脊髓灰质炎灭活疫苗（Inactivated Poliovirus Vaccines，IPV）等。——译者注

活疫苗[1]有感染之虞——后者有可能会造成病毒在机体内部进行繁殖，继而引发感染，有时颇为严重（见第一章）。

非疫苗专业的药学家们都赞同拉乌尔教授对于减毒活疫苗的看法。我以前也持此观点，但在 1990 年加入巴斯德－梅里厄－康纳实验室[2]（Pasteur Mérieux Connaught, PMC）后发生了改变。在那之前我已在巴斯德研究所[3]（Institut Pasteur）度过了 14 个春秋。我入职该实验室后，里面的疫苗生产装备令我大开眼界。比如，当时的我还习惯于在 25 厘米左右的培养板上用培养瓶制备病毒，但实验室却早已采用容积达 1500 升的生物反应器——发酵罐进行病毒繁殖。那里最令我叹赏的还是质控环节：检验序列的用工数量居然一点不比生产环节少。之后，我发现疫苗的观测时长被列入了我们实验室制备规程的基本要求，有些疫苗的检定竟然长达一年。那么我的药学家同事们在实验室的瓶瓶罐罐中都做了些什么呢？本书会为大家揭开答案。我们现在来谈谈最令疫苗生产商担忧的问题：制备原料和研发者带入的传染性病毒最终会在疫苗内存活吗？

---

[1] 减毒活疫苗（Live Attenuated Vaccines），是采用人工定向变异的方法，或从自然界筛选出毒力高度减弱或基本无毒的活微生物制成的疫苗。减毒活疫苗接种后，在机体内有一定的生长繁殖能力，可使机体发生类似隐性感染或轻度感染的反应，但不产生临床症状，免疫效果强而持久，如口服脊髓灰质炎疫苗（Oral Poliomyelitis Vaccine，OPV）等。——译者注

[2] 巴斯德－梅里厄－康纳（PMC），也译作巴斯德－梅里厄－康诺特，法国制药商。

[3] 巴斯德研究所（Institut Pasteur），总部位于巴黎，致力于生物学、微生物学、疾病和疫苗的相关研究。——译者注

首先，我们需要简单回溯疫苗极尽曲折的诞生历程及传奇历史。要知道，直到 1980 年年底，疫苗研发还是药学的边缘行业，其营业额尚不足全球制药业的 5%。那时主要是小型公立实验室负责疫苗的生产，比如在法国就是巴斯德研究所。很多国家都设有单独的公立疫苗生产机构供应全国，几乎没有私营企业家愿意投身于这一行业。疫苗生产被视作一项人道主义色彩浓厚的公益性工作，应有利于国计民生，一些国家还为此得到了世界卫生组织的援助。然而，之后疫苗产业经历了一次世纪性变革，这与两个大事件有关：

其一，20 世纪 90 年代，柏林墙倒塌，苏联解体，遭受了政治经济巨变的苏联阵营国家不再将疫苗生产作为国家发展的优先级，而寄希望于在国际市场上买到物美价廉又合乎国际标准的疫苗制品。于是，西方生产商迎来了突如其来的大量需求，疫苗业的改变应声而至。

其二，高价新型疫苗的上市。例如，20 世纪初，肺炎球菌结合疫苗（沛儿，Prevenar®）上市后即大获成功，其生产商一年的全球营业额超过 10 亿欧元，可谓引领了疫苗界一场货真"价"实的变革。

一些其他因素，尤其是疫苗稀缺的行情，也导致了疫苗价格攀升。于是，疫苗业的年营业额由 1992 年的 20 亿美元飙升至 2007 年的 140 亿美元，年均增长率为 13%—14%。2017 年的营业额预计为 250 亿美元。

这时，疫苗行业终于为外界所认可，大型药企买下了所有的独立实验室。今天，5 家世界最大的药剂实验室承担了全球70% 的疫苗供应，他们是辉瑞（Pfizer）、诺华（Novartis）、葛兰素史克（GlaxoSmithKline, GSK）、赛诺菲 - 安万特（Sanofi-Aventis）和默克 [1]（Merck）。在本书中，我们将它们统称为制药巨头。

疫苗产业之所以取得如此巨大的成功，不仅仅是经济利益的驱动，也得益于人们逐渐厘清健康水平和经济发展之间的关系。直到近几年，经济学家和卫生部门负责人们还在强调经济的发展有利于提升卫生水平。然而，对非洲最贫穷国家疟疾的最新研究表明，健康水平改善对于国家的经济发展起到了决定性作用。一些大型人道主义机构，例如，比尔及梅琳达·盖茨基金会（The Bill & Melinda Gates Foundation，见第四章）就充分认识到这一点，投入到了一场健康改善运动之中，谋求通过接种疫苗的方式防治传染性疾病。这一做法并不只是出于人道主义，他们期待获得救

---

[1] 关于默克（Merck）这一公司名称目前存在争议。有两家公司以"默克"为名：美国默克公司（Merck & Co）和德国默克集团（Merck KGaA）。前者作为后者（1668年创建）的子公司成立于 1891 年，一战期间，子公司被美国政府收购，后来独立为美国公司。两家公司后曾因商标纠纷而对簿公堂。目前，前者在北美才能使用默克（Merck）一名，在其他地区则称为默沙东（Merck Sharp & Dohme，MSD），所以后文中美国默克与法国赛诺菲巴斯德合资的子公司被称为"赛诺菲巴斯德 - 默沙东"。本文提到的制药巨头之一是美国默克，在中国实际上使用了"默沙东"一名，但译者依照原作者通用的 Merck 一词翻译为"默克"。参见维基百科。——译者注

助的国家经济能够有所发展，好从中分得一杯羹。但这些组织的救助款确实给疫苗产业注入了前所未有的发展活力。

我们可以看到，疫苗产业也受到了经济全球化进程的影响，最贫穷的国家和最大胆的捐助者都是受益者。

随着本书各章的展开，我们将会分阶段探索抗病毒疫苗的发展史。

第一章自然应针对疫苗的生产技术作简要总结。很长时间以来，疫苗的制备都曾以动物为供体，这大大阻碍了疫苗行业的发展。20世纪50年代初，细胞培养技术开始被用于抗病毒疫苗生产，疫苗业迎来了一次质的飞跃，最早应用这种技术的是脊髓灰质炎疫苗。新技术的到来促进了疫苗的大规模生产应用，于是行业"巨无霸"的出现也在所难免，业界的经济利益和弄虚作假等丑闻开始纠缠不清。由于大规模生物发酵罐中悬浮的微载体能繁殖更多病毒，抗病毒疫苗的生产从20世纪80年代初开始进入了真正的工业化生产阶段。

第二章则揭示了一项震惊世界的发现：用于制备脊髓灰质炎疫苗的猴肾细胞中还含有一种猿猴病毒——这是基于细胞培养技术制备出的第一种疫苗，弃用了传统的取材于动物的方法。这一具有感染性、后被证明可使动物罹患肿瘤的病毒，竟"潜入"疫苗被注射给数百万儿童，在美国牵涉尤广。所幸这没有对公共卫生造成任何重大影响。所以我决定在本书中浓墨重彩地讲述脊髓灰质炎疫苗的故事，它深刻地影响了后来者的发展，改变了疫苗的历史：人们开始不只关注疫苗的有效免疫成分，也着手研究其中其他所有的添加物 [1]。这一章中，记者们在回溯历史时对艾滋病的出现抛出了疑问：艾滋病是否是 20 世纪 60 年代由中部非洲的一场疫苗接种运动而导致的呢？其时那里采用的疫苗被怀疑取自含有免疫性缺陷病毒的猴肾细胞。这一假设十分大胆，不过最终被研究者们证实为伪命题。

接下来的几章讲述了几种严重病毒性疾病疫苗的故事。读者尽可按自己喜好的顺序进行阅读。但第三章我还是从狂犬疫苗 [2] 开始讲起，法国团队尤其是路易·巴斯德，在这一工作中担当了关键性角色。法国企业在狂犬疫苗的研发中亦起到决定性作用。

第四章是黄热病疫苗小传。该疫苗是美法研究者精诚合作的果实，我们对这样的志同道合喜闻乐见。这种黄热病疫苗于 1936 年被记录在册后，未再作任何修改，也未遇到任何竞争对手。它被视作最可靠、最高效的疫苗，接种的人数以亿计。然而到了 20 世纪 90 年代，多起重大事故接连曝光，严重者甚至致人死亡，尤

---

[1]　疫苗的基本组成为抗原、佐剂、防腐剂、稳定剂、灭活剂和其他活性成分。其中抗原是疫苗最主要的有效免疫成分。——译者注

[2]　狂犬病是人类有史以来病死率最高，也还未能找到有效治疗方法的传染病。同时，狂犬病又是完全能预防，也最能体现"预防为主"精神的疾病。狂犬病疫苗是特效预防狂犬病的唯一生物制剂。见杨正时、房海《巴斯德开启预防医学的大门——纪念路易斯·巴斯德发明狂犬病疫苗 130 周年》，《河北科技师范学院学报》2015 年第 4 期。——译者注

其是老年人深受其害，但其中的原因尚不为人所知。自20世纪80年代末起，黄热病卷土重来，在非洲和南美洲肆虐横行。埃及伊蚊[1]还有可能为虎作伥，将之扩散到世界的各个角落。为解除这一危险，对病毒釜底抽薪，一项以大规模疫苗接种为核心的补救计划于2005年开始施行。这项行动由比尔及梅琳达·盖茨基金会赞助，由全球疫苗免疫联盟（GAVI）执行。这一章还将帮助我们了解全球性私立公益机构在热带国家抗击传染性疾病中所起到的决定性作用。

　　结合近年时事热点，第五章将讲述流感疫苗的故事。2006年，我曾和卡特里娜·拉克鲁瓦－热尔迪（Catherine Lacroix-Gerdil）合作写出了《禽流感：我们准备好了吗？》[2]一书。此书一经问世，我就准备撰写续本，并有意将其命名为《禽流感，5年之后》（La Grippe aviaire, Cinq ans Après），以对比2006年对阻击流感大流行的信心满满和几年之后的成果。这就是我想在这章里介绍的内容。本章第一个重要信息关乎流行病学领域：虽然H5N1病毒的传播得到了有效控制，但一种来自猪的病毒——著名的甲型H1N1流感病毒渐渐浮现。这些因素不仅使制药商们在全球范围内大规模增

---

[1]　埃及伊蚊（Aedes aegypti），起源于非洲，现可见于全球热带与亚热带区域，会传播登革热、基孔肯雅热、兹卡热、黄热病等某些热带传染性热病。见维基百科。——译者注
[2]　让－弗朗索瓦·萨吕佐、卡特里娜·拉鲁瓦－热尔迪：《禽流感：我们准备好了吗？》（Grippe aviaire: Sommes-nous Prêts?），巴黎贝兰出版社2006年版。

加供应量，还使他们在疫苗中加入新的佐剂，以提高有效性。我们在本书中会看到流感疫苗界对这一努力作何认识，也会了解到这种流行病对当下和今后的影响。

疫苗史上最辉煌的一页，毫无疑问就是世界卫生组织于 1977 年宣告天花的根除了。这一成果得益于爱德华·詹纳[1]（Edward Jenner）1796 年研制出的疫苗。时至今日，天花仍然是人类成功消灭的唯一一种传染性疾病。取得这一成功之后，人类试图根除另一种可怕的病毒性疾病——脊髓灰质炎，我在第六章中讲述了这件事。人们原以为可一举获胜而不费吹灰之力，却发现漫漫前路布满荆棘，而问题可能就出在口服脊髓灰质炎疫苗[2]自己身上。

疫苗的研发须经历多个阶段：技术工艺设计、以动物为对象进行试验、人体临床研究。一种疫苗投放市场之前，针对一定数量的志愿者进行有效性研究和评估是重中之重[3]。为展示这一阶段，我们选择用第七章来介绍乙肝疫苗。这里会提到沃尔夫·茨姆奈斯（Wolf Szmuness）——一位经历了战争和集中营的犹太裔

[1] 爱德华·詹纳（Edward Jenner），也译作爱德华·琴纳或爱德华·金纳，以研究及推广牛痘疫苗，防治天花而闻名，被称为"免疫学之父"。——译者注
[2] 脊髓灰质炎，俗称小儿麻痹症。口服脊髓灰质炎疫苗即我国俗称的"糖丸"。——译者注
[3] 疫苗研制过程需经过发现、工艺设计、毒理学和动物研究直到一、二和三期人体试验，根据疾病情况，整个过程可达十多年。人类试验最初注重于安全性，进行小组试验（一期）；然后发展到中等规模的"目标"人群（与疫苗针对的人群年龄及其他特征相仿者）以确定安全性和对免疫反应的刺激作用（二期）；最后用于大规模的目标人群以说明疫苗是否可按原定意图实际上预防疾病（三期）。见关雪菁《迅速诞生的甲流疫苗安全吗？》，《中国企业家》2009 年第 21 期。——译者注

波兰人。他在照顾身患该病的太太后，毅然决定将自己的职业生涯献给乙肝病毒研究。茨姆奈斯最终在美国实现了自己的梦想：研制出了有效的乙肝疫苗。在该病大肆流行的纽约市，他促成当地的同性恋人群参与到临床研究中来，最终研发成功。而纽约市因为同性恋群体庞大，还面临着艾滋病的严峻考验，应对这一新的挑战同样也需要各界众志成城。

所以不能对全球翘首以盼的艾滋病疫苗闭口不谈，这就是我们第八章的内容。近些年来，不断有消息称艾滋病疫苗会很快面世。然而到了 2008 年，研究者们第一次承认：任何一种在研的候选疫苗都难以成功。幸而，第二年人们就看到了一丝曙光：在泰国进行试验的一种疫苗使得感染概率降低了 31.2%。毫不夸张地说，这一结果振奋人心。

最后一章，即第九章被用来讲述"事故"。反对者们提出的指控，既不是关于生产环节的不规范（免疫成分的剂量、病毒灭活不足、毒性复发等），也不关乎疫苗遭到外界机体感染，而在于疫苗与一些原因未明的疾病之关联，例如，20 世纪 70 年代的婴儿猝死、1991 年的海湾战争综合征及 1995 年的慢性疲劳综合征等。本书中只提及了两个相对敏感且时下热议的话题。首先是反对者们对于疫苗接种可能导致自闭症的疑虑，更确切地说，他们怀疑麻疹疫苗及其中含有的汞可能引发这一疾病。我们将在这本书中看到这种说法是如何被证实为无稽之谈的。但是这种观点造成的消极影响已无法挽回了：两名儿童因未接种麻疹疫苗而去世。本章旨在阐明，错误的或建立在片面科学认知上的信息，经由媒体悠悠之口肆意解读，不免令人误入歧途。另一件事，法国有人控告乙肝疫苗是多发性硬化的罪魁祸首，这一政治和科学色彩兼具的事件被媒体广泛报道后以司法部门的介入而告终。人们为何加罪于疫苗？又为何谴责疫苗的生产商？读者们最终会发现乙肝疫苗与多发性硬化之间不存在任何可证实的因果关系，而之所以闹至"公堂"之上，竟是因为 1994 年疫苗接种运动大幕拉开时的广告攻势。

我希望，此书可作为一名科学家对于疫苗产业及制药界的朴实无华的描绘。因此读者不会在书中看到任何关于疫苗接种的种类推介、接种时间、副作用或疫苗推销等内容。

| 目　录 |

| 第一章 |
抗病毒疫苗的制备
——微生物的修修补补时代

　　19 世纪末，微生物学遭遇了一场轰轰烈烈的革命，而正是路易·巴斯德（Louis Pasteur）和他的门徒们共同撑起了这场变革的一片天。那时，科学家们不甘示弱，纷纷走上了发现新病原体的赛道。自此之后，微生物们就被分为两大"阵营"：细菌和病毒。

欲走近抗病毒疫苗的世界，先要知己知彼。让我们走马观花式地认识一下它的敌人——病毒。病毒是何方神圣？疫苗又要有几班武艺才能克敌制胜呢？

19 世纪末，微生物学遭遇了一场轰轰烈烈的革命，而正是路易·巴斯德（Louis Pasteur）和他的门徒们共同撑起了这场变革的一片天[1]。那时，科学家们不甘示弱，纷纷走上了发现新病原体的赛道。自此之后，微生物们就被分为两大"阵营"：细菌和病毒[2]。被"揪出"的细菌有引起伤寒症、破伤风、白喉还有霍乱的各种杆菌。细菌的主要特征为：我们能在光学显微镜下观察到，并可通过"肉汤培养基"[3]进行培养。病毒则不同，它体积微小到用显微镜也无法观察到——直至 1940 年电子显微镜被发明后，病毒才无处遁形。此外，病毒是无法独立繁殖的。

那么，当时研究者们又如何判断病毒是否存在呢？以狂犬病

[1] 1857 年和 1860 年，巴斯德分别发表《论乳酸发酵》和《论酒精发酵》两篇论文，其中最重要的创见就是发现酵母是活的微生物。他因此得出了一个革命性的定义：发酵是酵母繁殖的结果。巴斯德打开了一个新的微观世界的大门，即细菌的世界，由此创立了微生物学。细菌的发现否定了当时关于生命起源的主流学说——自然发生说。见刘欣《巴斯德与微生物学的创立》，《中国医学人文》2016 年第 9 期。——译者注
[2] 病毒不具有细胞结构。病毒，英文原称 Virus，作为微生物名词有三种解释：病毒、传染毒、滤过性病原体（《新英汉词典》，1978）。带有"Virus"的词一般均具有"毒"的含义（如 Virulence，毒力）。巴斯德可能是病毒被发现之前，第一个将现在已知为病毒（Virus）的病原微生物称为"Virus"的科学家。"Virus"一词引入中国后，曾译为"毒素""微子"，后来改称"病毒"，即能致病的毒物。见杨正时、房海《巴斯德开启预防医学的大门——纪念路易斯·巴斯德发明狂犬疫苗 130 周年》，《河北科技师范学院学报》2015 年第 4 期。——译者注
[3] 肉汤培养基是一种用来测定特定细菌代谢碳水化合物范围的细菌培养基。——译者注

毒为例，可以将一只患病动物的唾液注射给另一只健康动物，狗或兔子都行，如果后者也病了，那么就证明这种病毒可在动物间传播。一旦疾病可以复制，研究者们就能推断出：又是病原体在作祟了。但尽管他们再三努力，却仍无法让这个家伙乖乖现身。就在山重水复疑无路之际，这种具有传染性又会"隐身术"的病原体露出了马脚：疯狗的唾液已经被细细地过滤过，可它仍然具有传染疾病的能力。这种过滤可不是闹着玩，它是一种高度精密过滤器，也称超滤子（最初病毒的"乳名"就是滤过性病原体）。我们能感受到，第一批病毒学家是极其失望的，因为他们未能亲眼观察到自己发现的病毒，而必须要借助复杂的动物实验才能够令这种神秘的感染原[1]进行繁殖。

病毒的培养困难重重，导致病毒学的发展严重落后于细菌学，尤其是在疫苗应用方面。到了20世纪30年代，只有两种抗病毒疫苗可供使用：天花疫苗和狂犬疫苗。但是细菌疫苗的数量远多于此，有伤寒疫苗（1896年）、霍乱疫苗（1896年）、鼠疫疫苗（1897年）、白喉疫苗（1923年）、破伤风疫苗（1927年）、结核病疫苗（1927年）和百日咳疫苗（1926年）。

1900—1950年的半个世纪之中，在活体动物上制备出的病毒性疫苗非常稀有：天花疫苗是在小母牛犊的肋部制备的，而狂犬

---

[1] 感染原（Infectious agent）与传染源（Source of infection）不同，前者指侵入机体可使之患病的生物，后者则指能传播病原体的病原携带者。——译者注

疫苗则取自羊脑，黄热病疫苗取自受精鸡蛋，日本脑炎疫苗取自鼠脑。开始于 20 世纪 50 年代的细胞培养促进了病毒学的跨越式发展。从人们翘首以盼的脊髓灰质炎疫苗开始，疫苗发展史掀开了新的一页。但当时的培养技术还十分原始，这限制了疫苗的大规模生产。抗病毒疫苗产业直到 1975 年才真正成形，这得益于细胞培养新技术的到来和发展，即在发酵罐中利用微珠[1]培养。

这一漫长的技术进化过程伴随着疫苗质量的持续提升，其安全性因而越来越得到保证了。

但是让我们重新回到细胞培养技术出现之前，那时的条件极其艰难：第一批病毒疫苗是如何被研发出来的？我们也可以看到，它们的生产是以动物为供体的。针对不同的疫苗，研究者们制定了复杂而又具体的策略。最终这些疫苗可以分为两类：减毒活疫苗和灭活疫苗。

第一组减毒活疫苗成员众多：黄热病、脊髓灰质炎（口服）、麻疹、水痘、流行性腮腺炎、轮状病毒以及日本脑炎。这类疫苗的制备方法源自经验总结——对原本具有致病性的病毒进行多次增殖、减毒后"化敌为友"，使人体获得免疫。

其他针对各种病毒性疾病的减毒疫苗也是通过相似方法制出的。第一批减毒活疫苗研发出来时，人们对于病毒生物学的了解

---

[1]　微珠（Microbead），微载体的一种，是为提高病毒产量在悬浮液中加入的一种很微小的塑料球。——译者注

仍然十分有限。20 世纪 70 年代，分子生物学时代的到来使我们发现了病毒的一项基本特性：它们在增殖时具有高频突变的能力。实际上，病毒与细菌恰恰相反，后者要稳定得多，而病毒却能够迅速演变。而当一种病毒跨越物种屏障时，它的变异频率更高。1930 年，美国洛克菲勒基金会（The Rockefeller Foundation）的研究员们将黄热病毒——一种一般只在灵长类动物和蚊子之间传播的病毒——传染给了鼠，之后又传给了受精鸡蛋。在我们的行话里，以"鸡胚"[1] 指代受精鸡蛋，本书中也会使用这一表达。而黄热病毒为了适应这种新的宿主发生了变异。研究员们出于偶然或运气，竟发现这种病毒在动物间几经传播之后，失去了致使人类患病的能力。于是"黄热病 17-D 疫苗"就这样诞生了（见第四章）。这件事里有偶然和运气的成分，事实上，人们之后也多次尝试在相似条件下重现这一实验，但没有任何一次能再成功地得到减毒疫苗。所以，"黄热病 17-D"疫苗可以说是"撞大运"的独一份了。

其他针对不同病毒性疾病的减毒活疫苗也是通过类似方式研发的——对病毒进行系列传代，直至筛选出可用于候选疫苗的毒株。之后，这一候选疫苗会相继在动物和人类身上进行实验，从而验证毒性是否减弱。减毒活疫苗的巨大优势在于，接种之

---

[1]　即鸡的胚胎。不同于一般的鸡蛋，鸡胚是受过精的鸡蛋（10 天左右），可以孵化出小鸡，使用时已经可以看出小鸡的形状。——译者注

后病毒在人体内不断繁殖却不会致病，反能刺激免疫系统练就更强本领，筑起一道坚固的健康城墙。黄热病疫苗接种一支就已足够，而麻疹、风疹和日本脑炎则需要两支疫苗。但这类疫苗可能会造成一些负面影响，极端情况下会陷接种者于险境（见第四章）。

疫苗的第二大类，即灭活疫苗，则沿用了不同原理：用化学制剂或加热的方法中和对人体具有致病性的病原微生物，使其不能再在人体内繁殖，狂犬疫苗就使用了这个方法。灭活病毒的化学制剂是 β–丙酰内酯或福尔马林。除狂犬病疫苗外，这一组还有许多成员：注射型脊髓灰质炎疫苗、流感疫苗和甲型肝炎疫苗。很显然，这些疫苗的制备相对容易，不用对病毒做任何改变，只要灭活就可以了。但其劣势在于产生的免疫力非常低，因此就需要疫苗内含有大量病毒才行（大剂量的病毒是较难获得的）。同时还需要多次接种，因为灭活疫苗产生的免疫期限远低于减毒活疫苗。

现在我们已经了解了这些基本概念，马上就能懂得一些主导疫苗生产的原理了。

▶▷　动物疫苗来报到

很久以前，人类就有了保护自己免受传染病侵害的想法。11

世纪时，中国人会从天花[1]感染者身上提取结痂组织，在常温条件下贮存一个月，在研碎并与植物混合后，用鼻子吸入所得粉末。其目的是以毒攻毒，使自己轻度感染，以期能够对令人生畏的天花免疫。这种法子俗称"种痘"[2]（Variolation），有人怀疑它比较危险。然而，种痘还是获得了毋庸置疑的成功，在18世纪还被引入欧洲。

种痘后来被疫苗接种（Vaccination）所取代。爱德华·詹纳[3]（Edward Jenner）医生被称为"疫苗之父"：詹纳在进行多年研究后，发现人被患有牛痘的牛感染后[4]，就获得了对天花的免疫力，在此经验启发下，他发明了疫苗接种。疫苗的第一位受益者是小詹姆斯·飞利浦（James Philip）。1796年5月14日，詹纳从感染了牛痘的年轻农妇[5]身上取下牛痘疱液，注射到了詹姆斯的手

---

[1] 天花，中医称为"痘疮"，系天花病毒引起的烈性传染病，通过皮肤接触或飞沫传染。初起时常见发热、惊悸、烦躁、头痛、全身酸痛、嗜睡甚至有呕吐等症状；继而在全身及头面部出现大面积的疱疮，其疱色白根赤，顶起脓浆，然后结痂脱落，愈后往往留有疤痕而形成麻脸，病愈后有终身免疫力。在19世纪前，天花在所有传染病中最为猖獗，特别在儿童中传染，不但传播性强，其死亡率也很高。见黄建东《人类征服天花的里程碑——话说詹纳"牛痘接种法"的发明》，《发明与创新》2003年第9期。——译者注

[2] 也称为"人痘接种法"或"种花"，见沈志强《动物疫苗发展史上的三次疫苗革命》，《山东家禽》2002年第11期。——译者注

[3] 爱德华·詹纳（Edward Jenner），著名英国医学家，幼时父母双亡，由其兄抚养长大。由于家境贫寒，詹纳仅读了几年书后就到开业医师处当学徒，后又到伦敦乔治医院进修，学成后返乡工作。詹纳1792年获安德鲁斯大学医学博士学位，1789年被选为英国皇家学会会员。见黄建东《人类征服天花的里程碑——话说詹纳"牛痘接种法"的发明》，《发明与创新》2003年第9期。——译者注

[4] 牛群中发生的类似天花的轻微疾病。——译者注

[5] 该农妇是一名挤奶工。——译者注

臂上。几天后，注射部位出现了典型的感染症状。接下来詹纳等待了整整一年，才又给小詹姆斯注射了天花病毒，他依然活蹦乱跳——这个小孩获得了免疫力，詹纳成功了。第一例付诸实践的疫苗接种首战告捷。

由于当时很难找到携带牛痘病毒的动物，詹纳便采取了"从手臂到手臂"的接种方法。一名儿童接种后，其注射部位会长出一个脓包，之后脓包疱液会被提取出来再注射给其他孩子，这就是所谓"接力"接种。詹纳由此证明，人类感染的这种疾病是可以接续传播的，他将之命名为"疫苗"（Vaccine）。这种疫苗接种法被广泛传播并应用于世界各地。西班牙国王查理四世（Carlos Ⅳ）的女儿曾感染了天花，他希望可以在其所有的殖民地上推广詹纳式接种。于是，一支探险队在玛利亚-平塔号（Maria-Pinta）船上整装待发，船上载有招募的22名孤儿，年龄在3—9岁不等。起锚首日，两名孩子被接种了疫苗。之后，每十天就会有另两名孩子被注射从感染者身上提取的脓水。如此一来，当一行人抵达波多黎各（Porto Rico）时，还能留下具有活性的病毒。这样，目的地的人们就能用活病毒继续开展被盼望已久的疫苗接种。成功之后，人们又开始了新的长途跋涉，将疫苗接种带到西班牙在亚洲的殖民地上。

有人怀疑，这种由"手臂到手臂"的疫苗接种方法可能暗藏危险。事实的确如此——供体携带的其他疫病也可能同时经由此渠道传播，比如结核病或梅毒等，这也造成了烈性传染病的多次肆虐。1861年，在意大利皮埃蒙特大区（Piémont）的里瓦尔塔（Rivalta），46名孩子接种了另一孩子脓包内的物质，但人们随后发现这个孩子竟已经感染了梅毒，接种的孩子中有39名受到感染。这只是众多悲剧性事件的一幕，伤及儿童也是我们最不愿看到的。

于是，以动物为供体的疫苗亟待发明，好取代人际疫苗。1810年，在那不勒斯（Naples），热纳罗·加尔比亚迪（Gennaro Galbiati）尝试用小母牛培育牛痘病毒，用在疫苗的制备上。这种方法被"出口"到了世界各地。1864年12月，一只在那不勒斯注射了牛痘病毒的牛犊被运抵法国里昂的皮那什（Perrache）火车站，众多政治人物和医学院的全体学员都到场列队欢迎，见证了它的到来。

可是如何让动物感染牛痘呢？首先要给牛犊的肋部剃毛，清洗种痘区域并在上面留下许多划痕。之后，再用牛痘病毒的溶液涂抹这片区域。一定要仔细地摩搓这片裸露的皮肤，确保病毒渗入伤口之中。到了第五天，病毒的繁殖已十分旺盛，这时需要再给牛犊的肋部消毒，用刮匙取下用于制备疫苗的组织——淋巴、痂盖和真皮组织。这种黏糊糊的物质就是疫苗原液了。同时，为防止液体凝结，还要向其中加入甘油，后者还能起到杀菌的作用，且不会减弱病毒的活性。最后，搅拌疫苗原液再加以过滤，就会得到糖浆状液体，那就是疫苗了。疫苗须通过各种检测试验，合格后方可上市销售、投入使用。在漫长的历史长河中，疫苗制备技术得到了不断改进。但正是这种从牛犊肋部制出的疫苗帮助人类在 1977 年根除了天花。

天花疫苗是一种典型的以动物为供体的疫苗，但并不是"独一份"，与天花疫苗同根生的还有取自绵羊脑的狂犬疫苗（第三章）、鸡胚制成的黄热病疫苗（第四章）和流感疫苗（第五章）、取材鼠脑的日本脑炎疫苗等。时至今日，这些抗病毒疫苗依然是以上述动物为供体。流行性腮腺炎和麻疹疫苗也不例外，是由鸡胚制备而成。

▶▷　鸡胚疫苗知多少

一项技术横空出世，彻底改变了抗病毒疫苗的发展史。这种技术同样依赖于动物，或者更确切地说，是动物的胚胎。

1930 年年初，美国的厄内斯特·古德帕斯丘（Ernest Goodpasture）博士[1]突发奇想：能用鸡胚培养鸡痘（禽痘）病毒吗？不妨一试。操作相对容易：首先将鸡胚置于孵化器之中，等孵化到第 10 天或11 天时，凭特制照明设备确定胚胎位置，取下一部分蛋壳，使用

---

[1]　法文原文中，各章出现的专家、学者或研究员常带有"docteur"称谓。Docteur 可译"博士"或"医生"，究其源头，欧美国家的医生均须有博士学位，故以博士作为医生的称谓和同义词。本书中的人物经查普遍也具有博士学位，故本文中将"docteur"译为"博士"，特此说明。——译者注

针管将含有病毒的物质注入蛋壳里，再以玻璃封口，涂上石蜡，重新将鸡胚放回孵化器中。

不过，要想万无一失，还应越过两座"大山"。第一个便是细菌感染：鸡胚本身是一种无菌封闭系统，但注射病毒的过程就会给微生物以可乘之机——要么注射物是病菌的"特洛伊木马"[1]，要么注射用针头是罪魁祸首。这时，抗生素的存在还不为人所知，所以人们很难在完全无菌的环境下进行操作。第二个困难是人们还没有办法确定，病毒是否真的如愿进入鸡胚并开始繁殖。

古德帕斯丘和其女助手爱丽丝·沃道夫（Alice Woodruff）一起将这些难题各个击破。他们先从改善无菌技术着手，确保注入鸡胚的样本是百分百无菌的。接着，如何能让鸡胚内的鸡痘病毒变得可见呢？古德帕斯丘想出了一个"绝妙好方"：病毒都会选择相应的器官作为"窝点"，在不同的器官中进行繁殖，比如脊髓灰质炎病毒在脑部、黄热病病毒在肝部，这种病毒专门针对某一种细胞的现象被称为"细胞嗜性"（Cellular tropism）。鸡痘与其他痘病毒一样（痘病毒主要包括天花和牛痘等），以皮肤为目标器官，一旦感染这种病毒，皮肤上就会出现我们前文提到过的病变。于是，古德帕斯丘建议在鸡胚内的薄膜上培养鸡痘细胞。要知道，

---

[1] "特洛伊木马"的典故源自古希腊传说：特洛伊守军将敌方希腊联军设计留下的大木马作为战利品运进城中，不料夜晚藏于马腹中的希腊士兵打开城门，里应外合，使希腊联军一举攻陷特洛伊。现人们常用这一典故比喻在敌方阵营中埋下伏兵里应外合的活动。——译者注

鸡胚虽小，却包含着胚胎、为胚胎输送各类营养的液体，还有各种绒膜。后者的一种——尿囊绒膜，就被选作了病毒栖身之所。沃道夫依样行事，开始培养病毒，终于在这层绒膜上发现了一些隆起的微白斑点——看得一清二楚，这就是鸡痘病毒在"作祟"。在鸡胚内培养病毒的技术就此诞生，时为 1931 年。

这一发现不容小觑。因为，其他病毒也随之被证实可在鸡胚内大量繁殖。后来的诺贝尔生理学或医学奖得主弗兰克·麦克法兰·伯内特（Frank Macfarlane Burnet）爵士也证明可在鸡胚的尿囊液内培养大量流感病毒。时至今日，这依然是世界通用的流感疫苗制备技术（见第五章）。

20 世纪 60 年代，鸡蛋逐渐开始撑起疫苗制备的半边天，且多被用于儿童易感的传染病，比如麻疹和流行性腮腺炎疫苗。与黄热病疫苗一样，这两种由鸡蛋制备的疫苗都是减毒活疫苗，而流感疫苗则不同，它是经化学处理的灭活疫苗。减毒活疫苗当然更让人担心一些：鸡蛋是否可能携带感染原？它们会在接种时被一并传染给人体吗？"乐天派"们表示不怕，搬出了物种屏障理论（传染病在不同物种间的传播没那么容易），但这就万无一失了吗？一场讨论就此展开。当时人类已经发现，很多动物携带的病毒都能够诱发肿瘤，譬如禽类。这就更让人忧心忡忡了。

让我们坐上时光机，穿越回 20 世纪。1909 年，一位农夫敲开了裴顿·劳斯（Peyton Rous）实验室的大门，年轻的劳斯时为洛克菲勒基金会的研究员。来访的农夫手里提着一只几小时前刚刚一命呜呼的鸡，劳斯将它开膛破肚，进行了解剖，他在其左肋处发现了一个体积较大的肿瘤，且癌细胞已经转移到其他器官，扩散至全身了。在好奇心的驱使下，劳斯将肿瘤研碎、过滤，再把剩下的滤液注射给了其他动物。还记否？劳斯的做法已不是第一次见了，这是当时唯一能够判断病毒是否存在的技术。没几天工夫，所有被注射的动物都长出了与那只鸡类似的肿瘤。这是怎么回事？过滤的工序是可以把细菌挡在门外的呀，连癌细胞碎片都不能侥幸过关。肿瘤的致病因子又是怎么瞒天过海的呢？于是一个结论就不言自明了：肿瘤的致病因子具有滤过性 [1]，肯定是一种病毒。后来这种病毒被称为"劳斯肉瘤病毒" [2]（Rous Sarcoma Virus, RSV）。劳斯的发现打开了病毒致癌因子研究的大门。他本人也因此在半个世纪后的 1966 年戴上了迟来的诺贝尔生理学或医

---

[1]　那时，人们用过滤法查找致病因子，使用的是不能有细胞结构滤过的滤过装置，但后来发现，滤过液中仍然有可以致病的物质，那就是病毒——它不具有细胞结构，而且体积非常小，所以可以滤过，因此人们称这种致病物质为滤过性病毒。艾滋病毒就是一种滤过性病毒。——译者注

[2]　1908 年，丹麦科学家埃勒曼（V. Ellermann）和班革（O. Bang）发现将患白血病鸡的白细胞提取物经细菌滤器过滤后，注射入健康鸡体内，仍然能够引起白血病，观察到鸡白血病的传播方式类似于传染病。然而由于当时科学知识所限，尚未形成"白血病就是血液癌"的观点。三年之后，即 1911 年，劳斯发现鸡肉瘤能通过肿瘤的无细胞滤液传播，并首次证实鸡肿瘤的致病因子是过滤性病毒。后来这种病毒被命名为"劳斯肉瘤病毒"。现在这一名称不仅作为劳斯最早分离出的病毒，而且已经作为在鸡体内诱发肉瘤的病毒的总称被人们经常使用。劳斯最先提出了病毒致癌的假说，然而这位研究癌症成因先驱者的观点在当时被视为奇谈怪论而被束之高阁。见刘学礼《癌基因研究的历史与现状》，《生物学通报》1992 年第 4 期。——译者注

学奖桂冠。

到 1960 年，研究者们已经发现了一些可对动物致癌的病毒，但是对人体致癌病毒的了解还是一片空白。以禽类为例，禽白血病病毒——一种非常常见的禽类致癌病毒，已经为人所知。它作恶多端，可在家养禽类中快速传播，造成家禽大批死亡，每年都会造成巨大损失。鸡胚中也含有这种病毒。糟糕了，用于制备疫苗的鸡蛋也可能"中招"——含有致癌病毒。这会危及人类吗？为黄热病疫苗作传的第四章会告诉大家，禽白血病病毒的存在是不无危险的。幸运的是，接种过被感染疫苗的人并未出现任何问题。

后来，由鸡胚制成的新疫苗接连问世。鸡蛋作为重要物料，兹事体大，其质量的提升就不能马虎大意。而且还要具体问题具体分析，供应灭活疫苗和减毒活疫苗的鸡蛋不应混为一谈，而应满足不同的生产标准。

现在，就灭活疫苗而言，比如流感疫苗，最重要的就是鸡胚的成活率，因为这直接决定着病毒的产量。供应疫苗物料的饲养区（"特约饲养区"，Élevages conventionnels）应只用于疫苗生产，接受严格的卫生检查。里面的禽类应接受预防接种，做好主要传染病防疫工作，避免微生物的存在。禽类还要定期接受血清检测，确认饲养区内不存在疫苗无法防疫的传染病。在这种条件下，感染原几乎是无法生存的。即便是最坏的情况发生，疫苗生产的最后一道工序——过滤除菌也会将细菌消灭殆尽，而化学灭活工艺则将潜在的传染性病毒赶尽杀绝。因此，鸡蛋质量和制备工艺可确保疫苗满足要求。

减毒活疫苗的情况就大不一样了。没了灭活这道工序，疫苗成品就少了一组"安全阀"，确保鸡蛋内无任何病菌就成了唯一一道"防火墙"，这给饲养员们提出了相当严峻的挑战。办法来了：20 世纪 60 年代初，一种遵循特定卫生规章的鸡饲养模式应运而生，这种养鸡场生产的是"无特定病原体"[1]（Specified Pathogens Free，SPF）鸡蛋。能打上这一标签的鸡蛋，必须来自封闭、受保护的饲养区，饲养人员应具备专业资格。在 SPF 饲养区里，规章与特约饲养区完全相反。SPF 蛋鸡不得接种任何疫苗，但须定期接受检查，确保不携带任何病菌（该检查涵盖 30 多种病原体）。饲养区建设之初，每一只蛋鸡都要被抽血检测，之后每月饲养员都要从中选取 5% 的蛋鸡进行抽样检测，确保不存在任何禽类致病原的抗体[2]。SPF 鸡蛋的产量十分有限，价格高昂。举个例子，约有 5 亿个"特约饲养区"鸡蛋被用于制备季节性

---

[1] 无特定病原体（Specified Pathogens Free，SPF），是指一个畜、禽群中不患有某些指定的特定病原微生物和寄生虫病，家畜和家禽呈明显的健康状态。SPF 鸡胚（即满足 SPF 标准的受精鸡蛋）可进行培养用于病毒性禽病研究。目前广泛应用于生物制品中人、畜、禽多种活疫苗的制造和质量鉴定。世界卫生组织规定，人用减毒活疫苗如小儿麻疹、黄热病、狂犬病等活疫苗的生产，必须使用 SPF 鸡胚。国外如日本、美国、荷兰等国已把利用 SPF 种蛋制备疫苗列入生产规程，并制定了法律，必须严格遵守。见黄小洁、程水生、左继荣、罗玉峰、杨承槐《SPF 鸡胚及其发展现状》，《中国兽药杂志》2009 年第 12 期；到 2007 年年底为止，中国共有生产 SPF 鸡、蛋的企业七家。见金东庆、徐凯勇、单忠芳、朱果、窦如海、冯墨竹《国内与山东 SPF 鸡（蛋）生产现状、存在问题与对策》，《实验动物与比较医学》2008 年第 5 期。——译者注。
[2] 有抗体，即说明抗原存在。——译者注

流感灭活疫苗（1个鸡蛋约可得1支疫苗），而供应减毒活疫苗的SPF鸡蛋在全世界范围内只有几百万颗。万幸的是，减毒活疫苗的物料投入产出比要高得多——大约1个SPF鸡蛋能制出60—100支流感减毒活疫苗（这种疫苗确实存在，翻阅第五章可知）。

其他由SPF鸡蛋制成的减毒活疫苗有：麻疹疫苗、黄热病疫苗、流行性腮腺炎疫苗。还有两种灭活抗病毒疫苗也使用这种物料：狂犬病疫苗和蜱媒脑炎疫苗。

▶▷　亚历克西·卡雷尔[1]和"永生细胞"[2]谜团

现在，让我们快进到病毒研究的关键时刻。细胞培养[3]登上舞台后，抗病毒疫苗史诗的高潮刚刚开始。

动物作为病毒宿主，一直是疫苗制备离不开的"培养皿"。直

---

[1]　亚历克西·卡雷尔（Alexis Carrel, 1873—1944），法国外科医生、生物学家与优生学家。他少年有成，仅16岁时就获得了里昂大学文学学位，一年后又获得科学学位。后卡雷尔转入医学专业深造，并因为对于血管以及器官移植的研究获得1912年诺贝尔生理学或医学奖。——译者注
[2]　也称"不死的细胞"。——译者注
[3]　细胞培养是指从体内组织取出细胞摹拟体内出现环境，在无菌、适当温度及酸碱度和一定营养条件下，使其生长繁殖，并维持其结构和功能的一种培养技术。细胞培养的培养物为单个细胞或细胞群。细胞培养也是研究病毒与研制疫苗的基础技术。见甘露、张志辉、吕美娜、王琳《细胞培养技术》，《中国组织工程研究与临床康复》2008年第29期。——译者注

到 20 世纪中叶，细胞培养才部分取代了动物的角色[1]。乔纳斯·索尔克[2]（Jonas Salk）开始用猴肾细胞制备脊髓灰质炎疫苗，那时距离路易·巴斯德用兔延髓[3] 传播狂犬病毒的实验已过去六十多年了。

不过，细胞培养技术的发明——或更确切地说是组织的培养，其实可以回溯至 1907 年。这一年，美国约翰霍普金斯大学（John-Hopkins）的罗斯·哈里森（Ross Harrison）成功实现了蛙胚神经纤维的培养。这一成功得到各界的热烈响应，它不仅使人们看到了修复受损组织的一线希望，也指明了细胞运作模式的研究路在何方。不过再回首，我们蓦然发现——该技术在尘封了多年后才找到用武之地。

在细胞培养的漫长历史上，有一个名字如雷贯耳——亚历克西·卡雷尔。他于 1873 年出生于圣-弗依-莱斯-里昂（Sainte-Foy-lès-Lyon），并在 1912 年 10 月 10 日摘得了诺贝尔生理学或医学奖的桂冠，是首位居于美国时获得这一殊荣的学者。让我们沿着他的人生轨迹，回到 20 世纪初，找寻本章的缘起。1904

---

[1]　细胞培养的优点是可以直接观察活细胞的形态结构、生命活动及其变化；提供大量生物性状相似的试验对象，特别是研究大型动物（奶牛）时具有耗资少的优点。见占今舜、邢月腾、张彬《细胞培养技术的应用研究进展》，《饲料博览》2013 年第 1 期。——译者注

[2]　乔纳斯·索尔克（Jonas Salk, 1914—1995），美国医学家、病毒学家，主要以研制出首例安全有效的"脊髓灰质炎疫苗"而知名。——译者注

[3]　一说巴斯德所用为脊髓，本书文采用延髓一说。——译者注

年，心有宏图的卡雷尔在里昂医学界颇为失意[1]，难以施展抱负的他只得背井离乡，出走大西洋对岸。卡雷尔盘算着在加拿大买一座农场放牛，了此残生。就在心灰意冷之际，一场相遇改变了他的人生轨迹。他结识了著名的外科医生——阿戴尔斯坦·德·马蒂尼（Adelstan de Martigny），后者将他引荐到了蒙特利尔上帝医院（Hôtel-Dieu），到自己所在的科室工作。紧接着在第二年的一次会议上，卡雷尔又得到了西蒙·弗勒斯纳（Simon Flexner）的赏识。此人后来执掌了纽约的洛克菲勒研究所（The Rockefeller Institute），卡雷尔就是在那儿全身心投身于研究之中，开始了辉煌的职业生涯。

卡雷尔在血管外科领域的工作迅速得到了认可。通过对于血管修复技术的完善和器官移植技术，他取得了非同凡响的成就。第一次世界大战期间，卡雷尔人在法国，战争结束后才返美。1920—1930 年，他又在洛克菲勒学院获得了一系列发现，比如移植——尤其是角膜移植，还有细胞培养、气候条件对个体生理表

---

[1] 卡雷尔在法国里昂行医时，受人所托送一批病人坐火车去法国洛尔德斯（Lourdes）朝圣，车上一名年轻女士突发急症，他误诊为当时的"不治之症"的结核病，但是该病人的病情在半个小时内很快缓解，恢复健康。由于此事发生在"朝圣之路"上，被媒体解读为"洛尔德斯有神迹"的证据之一，当时在场的卡雷尔也被断章取义地描述为"被神迹折服的围观群众"之一。而法国科学界当时盛行"反宗教主义"，与宗教沾边的人员一律会被视为"反科学"而开除。卡雷尔登报解释无果，因此丢掉工作的他决定离开法国，前往加拿大。见《医路诺贝尔系列六——卡雷尔：血管缝合之父》，蝌蚪五线谱（http://story.kedo.gov.cn/c/2016-06-13/841701. shtml）。——译者注

现影响研究等，探索的领域可以说十分广泛了。不过回到这节的主旋律，这里我们只谈谈卡雷尔在细胞培养方面的成就。

但在详述之前，我们还得再谈谈卡雷尔的一生，因为他杰出的科学家生涯也并非无可挑剔。1935年问世的一部名为《未知的人类》（L'Homme cet Inconnu）的著作集合了他对科学和哲学的思考，却令他白璧微瑕。卡雷尔在里面大谈优生学对于优化人类构成的好处，例如，他这样写道："要让精英阶层永存，优生学是必不可少的。很显然，一个种族应该不断复制其最优秀的部分。"为达到这一目的，卡雷尔还在书中提供了一些实践性意见："为什么社会不使用更经济的方法处置那些罪犯和疯子呢？惩治那些最不危险的罪犯，可以用鞭子，也可以采用其他的科学方式，例如，让他们在医院里待一段时间，就能解决问题。而对于其他人，那些杀了人的、那些持械偷盗的、那些拐卖儿童的、那些抢掠穷人的，所有严重背弃了公众信任的人都应该被送到设有毒气装置的优生机构，用人道又省钱的方式处置他们。"

这本书在当时获得了巨大成功。让我们回到1935年，设身处地地思考它的影响。让·莱皮纳（Jean Lépine）教授是卡雷尔多年老友，他在一本献给诺贝尔奖的传记中这样写道："都不用讲学者们看到这等言论时是何等失望。但是这本书出现时，有一个疯子，恶贯满盈又狂妄自大，把种族主义当成他个人野心的垫脚石。毫无疑问，那时希特勒集团的人从卡雷尔的思想中找到了鼓励和依据。"

卡雷尔的人生路以悲剧落幕。莱皮纳教授补充说："然而我不知道是哪个满肚子坏水的天才，可能就是希特勒的身边人，建议贝当元帅赋予卡雷尔一个新使命，领导一个机构 [1] 根据《未知的人类》那本书里的主要思想进行资料挖掘。卡雷尔本人被蒙在鼓里，对于这些人让他扮演的真正角色毫不知情。巴黎解放时他被粗暴解职，给他造成了致命打击，几周后就去世了。卡雷尔无愧于心，不过一时糊涂而已。"

再回到细胞培养上来。卡雷尔对罗斯·哈里森的先驱性工作早有耳闻，他安排自己的合作者之一蒙特罗斯·布伦斯（Montrose Burrows），研究组织培养技术。卡雷尔自己也对这项工作给予了重要指导，让布伦斯从一个组织切片开始做起，比如鸡胚胎心脏组织。他使用一个凹形载玻片和一个能覆盖住该凹槽的盖玻片，然后把从鸟身上提取的血浆置入凹槽底部，之后将组织切片放入血浆中，并加入含有鸡胚碎粒的营养成分。几秒钟后，血浆凝固了，组织切片被封闭在凝块之中。随后他将盖玻片盖在凝块之上，这就构成了一个封闭、潮湿的"小房子"，再将其放入 37℃ 的恒温器中。这种技术被称为"悬滴培养" [2]。

---

[1] 该机构为法国人类问题研究基金会（Fondation Française pour l'Etude des Problème Humaines），也称卡雷尔基金会，成立于法国维希（Vichy）政府时期。——译者注

[2] 利用表面张力将细胞培养液置于一张盖玻片表面制成悬滴，将组织或器官外植块接种培养液中，然后翻转盖玻片使外植块及培养液悬挂在盖玻片下，再置放于一凹形载玻片之上，最后用熔蜡密封盖玻片四周后放入培养箱中培养的技术。——译者注

接下来的日子里，细胞开始繁殖，并从组织切片中扩散出来，但它们受到了有毒物质聚集的严重影响。这时，卡雷尔又提出一个新颖的解决方案：他决定将组织切片切分、冲洗，并将一部分转移到一个新的凹形载片中，后者的温度仍然保持在原来的状态——这种工艺即"传代"。之后，细胞重新开始繁殖，在完全无菌的条件下进行连续几次"传代"之后，卡雷尔还成功地维持着培养细胞的存活。为了做到这一点，他借鉴了作为外科医生时的经验：每位工作人员都身穿白大褂、头戴医生帽、脚蹬黑色无菌鞋。卡雷尔对于他培养技术的描述，围绕着技术手法上的神秘感和对于无菌环境的严格要求，令许许多多的研究者们望而却步。卡雷尔被当作了真正意义上的领袖。1912年，他在实验室中用上面提到的技术成功培养了鸡胚胎心脏组织细胞，这些细胞在后来的34年里进行了无间断的传代，卡雷尔也由此成为细胞培养史上不可或缺的人物，而他也依据该实验得出"细胞不死"的结论。此事后被媒体转载报道，一直在传代的培养细胞被称为"永生细胞"，此后美国媒体甚至每年都要进行专门的年度报道。

除了用悬滴培养改良细胞繁殖，卡雷尔团队对细胞培养还做出了其他众多贡献。因此将卡雷尔视为细胞培养之父是完全在理的。

我们还要就"永生细胞系"再讲讲，这是卡雷尔细胞培养成果中毋庸置疑的巅峰。如何解释卡雷尔的细胞不死论呢？一位医学历史学家约翰·维特科夫斯基（Jan Witkowski）博士在卡雷尔去世后展开了长达 30 年的细致调查。在这里我们简要总结一下他的结论，这些结论里有一些猜想，也有一些新奇的发现。细胞能永生不死吗？可以，但有一个条件：细胞必须经历转化，即对其结构的大幅调整，实现无秩序无限制的生长繁殖才行。这一过程可自发产生（这是极其稀有的现象，但是在鼠细胞中发生过），或由外界因素诱发，例如某种致癌病毒。经历如此转变的细胞可无限增殖，且其中一些在被移植给动物时就具有了致癌性（即它们能够诱发癌症）。然而，卡氏细胞仿佛并不是因为发生转变才永生的，因为卡雷尔一直强调他培养出的细胞是正常的。

　　"永生细胞系"之所以能够无限繁殖，还有另一种可能性，那就是它们的培养环境条件使然。实际上，卡雷尔也谈到过，他用玻璃皿培养细胞，加入的营养成分是从鸡胚中提取出来的。这种成分是按照以下条件制成的：将胚胎切成细片，悬置于盐溶液之中，然后进行离心分离，分离出的清液层就构成了营养环境。这一流程可为我们提供卡氏细胞永生的线索。如果我们想将细胞和提取出的清液层彻底分离的话，离心的速度要足够快；否则，获得的清液层里就有可能含有新鲜的胚胎细胞，最后被注入细胞的培养环境之中。然而，在维特科夫斯基调查的这一阶段，迷雾重重，他对卡雷尔曾经的合作者们进行采访时，并没能得到当时离心分离的准确速度。

维特科夫斯基在他的报告中引用了一些阴谋论说法。这些话出自卡雷尔"永生细胞不死论"的一位坚决反对者——莱昂纳多·海弗里克（Leonard Hayflick）博士。后者 1963 年在波多黎各大学介绍自己对细胞培养的研究时，对卡式细胞的永生提出了质疑。演讲结束后，一位女士向他走去并做了自我介绍。她彼时已经退休，之前曾在卡雷尔实验室工作过多年。这位女士向海弗里克透露了如下内容："我之前从未向任何人提到过我今天告诉您的话。事实上，在卡雷尔的细胞培养中，我们加入的培养液含有新鲜细胞。我曾多次观察到这一现象，并报告给了实验室老板，但是他却对此置若罔闻。"

但是维特科夫斯基的调查并没有止步于此。他见了许多曾供职于洛克菲勒基金会或在那个时期见过卡雷尔的研究者，比如芝加哥大学年轻的研究员拉尔夫·布克斯鲍姆（Ralph Buchsbaum）。1930 年夏天，布克斯鲍姆前往纽约并请求参观卡雷尔实验室，未果，他一再坚持，终于，卡雷尔的助手答应趁老板在西班牙度假，带他在实验室中快速转了一圈。布克斯鲍姆进一步要求参观卡雷尔大名鼎鼎的不死细胞，旋即遭到拒绝，理由是这是一种珍贵的实验材料，有遭受感染的风险。他一再请求，未能得到许可。当卡雷尔的助手不再理会他时，布克斯鲍姆又遇到了卡雷尔实验室一名技术人员，并请求她带自己观察一下细胞的培养。在软磨硬泡了一段时间后，这位技术人员终于答应了。但她接着说道：

"如果卡雷尔博士知道了的话，他可能会心脏骤停的。"

布克斯鲍姆观察了那些细胞，却惊讶地发现它们的状态并不好，会很快死去。他把这一情况向这位女性技术人员说明，后者承认并说："不能让它们死了，卡雷尔医生会被吓得丢了魂的。我会向里面加入新的细胞，让培养继续下去。"布克斯鲍姆惊呆了，原来所谓的"永生细胞系"只是一次令人不齿的舞弊。他本人泡在自己的实验室中从未在几个星期内成功实现类似细胞的培养，最好的条件下也维持不了几个月。他的上级布鲁姆（Bloom）博士因此指责他无能时口头总挂着这句话："人家卡雷尔就做到了。布克斯鲍姆，您呐，还是缺点灵气。"这下子，这位年轻的研究员可以复仇了。他把自己在卡雷尔实验室的所见所闻报告给了布鲁姆博士，但是后者拒绝相信他。

卡雷尔在第二次世界大战前夕回到巴黎，于1944年11月5日在当地逝世，尔后"永生细胞系"的神话也未能维持多久。长达34年、迷雾重重的"永生细胞"奇遇记于1946年4月26日正式画上句号。在1946年10月2日的《先驱论坛报》（*Herald Tribune*）上，它最后一次登上报纸头条。

维特科夫斯基从未获得卡雷尔合作者们对布克斯鲍姆证言的证实。即使维特科夫斯基的调查引发了诸多联想，"永生细胞系"的秘密却从未得到盖棺定论。因为最重要的谜团还没有被解开：卡雷尔对其实验室内部发生的事情是否知情？

有诺贝尔奖的威望坐镇，怀疑者也望而却步，直到半个世纪后才有人拿出了一个压倒性证据：正常的细胞是无法永生的。可大把时间已经浪费了……

▶▷ 猴肾原代细胞和诺贝尔奖桂冠

卡雷尔和他在洛克菲勒研究所的团队做了一些技术性工作，这些工作与"永生细胞系"的作弊毫无干系，且对于细胞培养条件的研究是十分有用的。不过我们还是要承认，20世纪40年代的细胞培养技术还远远不能满足人们寄予的厚望。

这一时期，许多研究者都热衷于脊髓灰质炎疫苗的研发。其中有三位佼佼者找到了敲门砖，即希拉里·柯普洛夫斯基[1]（Hilary Koprowski）、乔纳斯·索尔克和阿尔伯特·萨宾，他们会在下一章中隆重出场。有了思路之后，还要迈出实质性的一步：生产数量可观的脊髓灰质炎病毒以制备疫苗。而当时有一种观点已然深入人心：脊髓灰质炎病毒只能在神经细胞中培养，所以繁殖这种病毒的最常用方法是对猴脑进行活体注射。虽然萨宾已经阐述过人工体外培养神经细胞来繁殖病毒的可能性，但这种工艺的难度很高，所以并不具有实践价值。

---

[1] 也译作希拉里·柯普斯基。——译者注

　　这时，著名学府哈佛大学的三名研究者参与了进来，令此事柳暗花明。这三人就是约翰·安德斯（John Enders）、托马斯·韦勒（Thomas Weller）和弗雷德里克·罗宾斯（Frederick Robbins）。安德斯是他们实验室的老板，更是一位老将，而另两位则是初出茅庐的新人，因为获得了美国国家研究委员会（National Research Council）的短期奖学金才得以进入该实验室。罗宾斯刚刚上岗时，就向安德斯表达了心声：他不想像当时大多数美国研究者一样从事脊髓灰质炎病毒的研究，真正令他感兴趣的是引起痢疾的病毒。韦勒则对水痘疫苗的研究情有独钟。

　　当时的细胞培养技术十分简陋：就是将人体组织的碎片悬置于充满营养液的试管中，并且每四天更换一次营养液，在其中加入可能含有病毒的样本。但相对于卡雷尔称雄的时代，这一技术仍然凸显了决定性进步：青霉素和链霉素这样的抗生素开始被用于保持培养环境的无菌，对病人粪便的病毒检测更是大有助益。

　　现在我们将时间的罗盘推进到1948年3月，此时罗宾斯正在尝试运用鼠肠细胞繁殖痢疾病毒，韦勒则在培养人胚胎细胞。罗宾斯谈道："我无法使这种病毒繁殖。我把这件事告诉了老板，同时向他提出我需要尝试另一种病毒。"安德斯回答他说："我寻思是否应尝试研究脊髓灰质炎病毒。毕竟，人类感染这种病时，病毒是在肠道内繁殖的，可为什么老鼠的肠道不会感染这种病毒呢？"

　　罗宾斯觉得这一看法有理。他们的实验室当时存有Ⅱ型脊髓灰质炎病毒株，即可致死老鼠的"Lansing病毒株"。罗宾斯从冷柜中取出该病毒株并将其注射进老鼠的肠道细胞中，同时建议韦勒对不同的人体胚胎细胞进行同样操作。令三人大感惊奇的是，Ⅱ型脊髓灰质炎病毒竟不是在罗宾斯试验的肠道细胞中开始繁殖，而是在韦勒准备的不同人体胚胎组织中。哈佛的"三驾马车"第一次成功地在非神经细胞中实现脊髓灰质炎病毒的繁殖，这将在病毒学家们的世界中掀起一场技术革命。

他们还有另一发现，与培养环境中的酸碱指示剂——苯酚红有关：细胞繁殖时会产生一种酸，从而使培养环境的颜色从红色变成橙色，最后成为黄色；然而，当阻碍细胞繁殖并摧毁细胞的病毒存在时，培养的环境仍然保持红色。用显微镜观察到的结果也证实了这一点：当培养环境保持红色时，其中的细胞已经被病毒破坏了。颜色的改变令培养环境可视化，人们就能轻易判断出脊髓灰质炎病毒是否存在其中。更为可喜的是，这种方法可以帮助人们为样本中的病毒定量（我们使用"滴定"这个术语），而之前工作人员要借助数十只动物才能完成病毒量测定。1949年1月28日，安德斯、罗宾斯和韦勒的工作成果在《科学》杂志发表，文章题为《不同人类胚胎组织中脊髓灰质炎"Lansing病毒株"的培养》[1]。同样的方法显示脊髓灰质炎的另外两种病毒株（Ⅰ型和Ⅲ型）也

---

[1] 原文为"Culture de la Souche Lansing du Virus de la Poliomyélite sur Différents Tissus Embronnaires d'Origine Humaine"。——译者注

以类似的方式繁殖。

故事的后续对脊髓灰质炎疫苗的发展产生了重大影响。脊髓灰质炎病毒被证实可在猴肾细胞中迅速繁殖（这些细胞被称为"原代细胞"，见下文楷体字）。病毒量化繁殖的大门已经开启，脊髓灰质炎疫苗的批量生产有了一丝曙光，并于几年后成为现实。

原代细胞、二倍体细胞和异倍体细胞

细胞培养的漫长历史可被划分为三个阶段：原代细胞、二倍体细胞和异倍体细胞的培养。

原代细胞培养，即对一个器官或其一部分的培养。通过一种酶——胰蛋白酶将细胞提取出来，进行培养。提取出的细胞会用玻璃器皿盛装，如培养瓶、试管或载玻片，再注入培养成分。细胞开始繁殖并形成细胞层，它们的生命周期很短。

20世纪60年代，海弗里克博士观察到从人类胚胎中提取的成纤维细胞可通过连续移植进行繁殖。当细胞层形成时，可使用胰蛋白酶将细胞分离出来并移入两个新的培养瓶。同样的操作可重复50余次。此外，细胞也会衰老、死去。由此得到的细胞在存活时完全正常，染色体也未出现任何异常。这种细胞被称为"二倍体细胞"。

后来，我们开始从肿瘤中提取细胞进行培养。这种细胞可无限繁殖，被称为"线性细胞"。它们被"改变过"，染色体的结构或数量存在异常现象，或二者皆有。人们把这种细胞称为"异倍体细胞"。这种变异的细胞也可从非恶性肿瘤的细胞获得。

索尔克和萨宾在这一领域进行了深耕。前者研发出了灭活的脊髓灰质炎疫苗，后者则研制出了减毒的口服脊髓灰质炎疫苗。这两种疫苗是病毒学和现代疫苗学的里程碑，也是第一批采用细胞培养研制出的疫苗。疫苗家族从这种技术中受益良多，却也不乏艰险。一个个故事和事故由此展开，并永远成为疫苗学历史不可抹去的一页（见下一章）。

1954 年，安德斯、韦勒和罗宾斯因他们在细胞培养领域的工作，获得了当年度的诺贝尔生理学或医学奖。

猴肾细胞迅速成为细胞培养领域的宠儿，在疫苗的生产中广为应用，但是一些间或发生的悲剧性事件又给这种使用的合理性蒙上了不确定性的面纱。1960 年，人们发现了 SV40 病毒[1]，即猴空泡病毒。这种存活在猴肾细胞中的病毒能够感染脊髓灰质炎疫苗。万幸，这事未对当时的公共卫生安全造成影响（见第二章）。

---

[1] SV40 是 20 世纪 60 年代初发现分离的猴肾细胞病毒，人为其自然宿主。见解慧琪、杨志明、屈艺《SV40 与细胞永生化》，《中国修复重建外科杂志》2000 年第 3 期。——译者注

　　然而这并不是唯一的危险信号，几年之后，欧洲制药界上演了一场悲剧。1967 年的八九月间，贝尔格莱德（Belgrade）和法兰克福（Francfort）的制药实验室工作人员纷纷染上了一种神秘的疾病。最后共有 37 人患病，其中 7 人不幸罹难。这些被感染者全部与为制备疫苗而从乌干达运来的长尾猴（也称绿猴[1]）接触过，他们中既有制药人员，也有饲养员。所有病例都表现为发热，尔后出现出血症状。人们那时尚不了解此事件中出现的病毒，暂命名为"马尔堡（Marburg）病毒"[2]。这种病毒与一样可怕的埃博拉病毒是"堂兄弟"，同属纤丝病毒科（Filoviridae）。调查显示，在猴子的运输过程中，乌干达的出口方和欧洲的制药实验室都没有遵守动物检验检疫的相关规定。

　　这一突发状况令原代细胞的可靠性大打折扣，尤其是猴肾细胞最受质疑。可是，在 20 世纪 60 年代，人们还未找到其他能够接受的细胞载体用于制备疫苗，真正的决定性进步直到十几年后才姗姗来迟。一位个性颇受质疑的医生锲而不舍，方才迈出了这一步，他就是莱昂纳多·海弗里克。

---

[1]　法语中为 Singe vert 或 Vervet，此名与后文提到的非洲绿猴肾细胞（Vero 细胞）有关。

[2]　马尔堡病毒（Marburg Virus，MARV），属于丝状病毒科，在电镜下呈细丝状，是烈性传染病马尔堡出血热的病原体，WHO 将其列为 4 级危害病原体。该病毒 1967 年由德国科学家发现，迄今已在非洲等地出现 14 次有记录的散在性暴发，感染总人数为 588 人，死亡 482 人，死亡率 >80%。见李拓、刘珠果、戴秋云《马尔堡病毒疫苗研究进展》，《军事医学》2016 年第 3 期。——译者注

▶▷ 二倍体细胞和"丑闻"缠身的海弗里克

1950 年，年轻的研究员莱昂纳多·海弗里克加入了费城久负盛名的威斯塔研究所（The Wistar Institute），在其建议下，他开始研究肿瘤病毒。技术层面上，就是将肿瘤组织碎末注射进细胞后，查证是否还有病毒存在。海弗里克培养的人类胚胎细胞是从治疗性流产中获得的。他之所以选择这样的细胞注入肿瘤组织匀浆，是因为它们与从成人身上提取的细胞不同，几乎不存在携带感染性病毒的可能性，不会影响结果。

这一计划并没有获得实质性成功，因为由始至终并未提取出任何病毒。但是海弗里克和他的合作者——保罗·穆尔黑德（Paul Moorhead）博士却观察到一类特殊胚胎细胞的明显增多，即成纤维细胞。后者在培养皿中显著增多，几天后当一个细胞层形成时，用胰蛋白酶就有可能将它们提取出来。那些分散的细胞由此就可能得到再次培养，这种连续性移植在业内被称为"传代"。就是这样，海弗里克和穆尔黑德可以连续几周，甚至几个月定时得到有活力的培养细胞。但是，细胞一段时间后就会无可避免地死亡。

在当时，由卡雷尔创立的"细胞永生论"仍然被世人所信服，于是细胞的迅速死亡被归咎于操作者的无能，或不适宜、甚至有毒的培养环境。而海弗里克和穆尔黑德并不认为自己没有培养细胞的能力。实际上，那些死去的"年老"细胞恰恰和正在培育的"年轻"细胞处于同一个环境之中，他们从这一点推断出：细胞并不能"长生不老"，它们的存活时长是有定数的[1]。

到了 1961 年，海弗里克和穆尔黑德决定将他们的成果公布于世。二人投稿给《实验医学杂志》（*Journal of Experimental Medicine, JEM*），却不想被泼了冷水。拒稿理由：文章内容与当时公论不一致。审稿人这样写道："近半个世纪以来，细胞培养的频频失败是由不恰当的培养环境造成的。"至于两位作者提出的细胞死亡是源于衰老现象，一位审稿人回复道："关于细胞死亡是由内在衰老现象造成的这一假设看起来极其大胆且缺乏文献依据。"写下这一评语的，正是该领域的权威之一裴顿·劳斯，我们在前文也提到过。他后来因发现了病毒在某些癌症中所扮演的角色而获得诺贝尔生理学或医学奖。简言之，这一记耳光十分响亮，可是按当时的认识水平却也完全在理。

海弗里克于是决定将本文另投他处：《实验细胞研究杂志》（*Experimental Cell Research*），令他喜出望外的是，稿件被接收

---

[1]　即非常著名的"Hayflick 极限"——正常的二倍体细胞在体外分种传代的次数有一个极限值。后来人们发现，细胞在人体内同样也遵循该规律。胎胚、幼年时细胞分裂次数多，中年时次之，到衰老时所剩不多了。人的年龄每增长一岁，海弗里克极限值就减小 0.2，所以这一发现能够帮助人们在一定程度上理解衰老的原因。见卢伟成、陈国章《用海尔弗列克极限解释人类的寿命》，《老年医学杂志》1982 年第 2 期。——译者注

了，也没有提出重大的修改要求。此文就是《人二倍体细胞株的连续培养》[1]，迄今为止还是科学界被引用次数最多的文献之一。这篇文章讲了什么呢？海弗里克是这么说的，如果我们将成纤维细胞从人类胚胎中分离出来，不管是用物理手段——镊子，还是化学方法——胰蛋白酶，然后将它们置于环境适宜的培养器皿中，这些细胞就会繁殖下去。当细胞的数量达到饱和时，我们就能将它们一分为二，分装到两只培养瓶中，之后细胞就会继续繁殖。据海弗里克的阐释，多次重复这一流程是有可能的。我们就此可以观察到，每次分装细胞的数量都会翻番，这可是不得了的。因为 n 次分装之后，细胞的数量会变成原始数量的 2^n 倍。例如，10 次传代之后，细胞的数量增至原来的 2^{10} 倍，就是要乘以 1024 了。

在 5 次传代之后，海弗里克注意到细胞状态恶化并相继死亡，其间伴随着细胞碎屑的增多，这一最后阶段被称为"衰老期"。在不同的传代培养中，细胞核的检测，即细胞染色体测定未显示任何非正常现象。这就是说，培养出的细胞与原始细胞一致，并仍然满足 2N=46 公式[2]。事实上，在一个具有有性生殖能力的有机体生命周期之中，变化会接连发生。在二倍体阶段，细胞的染色体都存在双份，人类染色体公式此时可写作 2N=46；而在单倍体

---

[1] 原文为 "The Serial Cultivation of Human Diploid Cell Strains"。——译者注
[2] 2N=46 指细胞中的染色体数量为 46，与人类体细胞染色体数量一致。——译者注

阶段，此公式为 N=23（针对人类来说）。染色体组型在二倍体阶段形成，所以其公式写作 2N=46。海弗里克将这些细胞称为"二倍体细胞"（见第 28—29 页）。

这是一个重大发现。实际上，在这一阶段，人们只了解原代细胞（如猴肾细胞）和转化细胞。后者也被称之为"异倍体细胞"或"线性细胞"（见第 28—29 页），它们可以无限制地繁殖（我们会在下一段中予以详细介绍）。所以可以说海弗里克将一组新的细胞加入了这一队列，即源自胚胎的人二倍体细胞。

海弗里克迅速察觉到这一发现具有广泛的应用前景，尤其是疫苗生产的安全性有了保障。事实上正如我们在上文中指出的，原代细胞——尤其是猴肾细胞，有可能含有危险的病毒，疫苗有被感染之风险。

这时，虽然海弗里克还需要做大量的工作，证明二倍体细胞可用于制备疫苗，但他的建树已在世界范围内得到认可。然而，历史却发生了一个急转弯：1977 年，《研究》（*La Recherche*）杂志刊发了一篇文章，在题目中冠之以"臭名昭著的海弗里克博士"——他不再是大众眼中优秀的研究者了。

让我们回望海弗里克遭受的这一磨难。在工作中，他准备了不同谱系的二倍体细胞，以 WI（威斯塔研究所的代称）为它们命名，并按照时间顺序称之为 WI-1、WI-2 等。1962 年 6 月，他制造出了一个新的谱系，WI-38，这是由瑞典一家医院的流产手术中提取出来的女婴"胚肺细胞"[1]而来。在第 8 次传代时，海弗里克已经培养出了 600 个安瓿瓶的细胞，并用极低的温度保存在液氮中。WI-38 后来成为全世界二倍体细胞的代表，却也给海弗里克带来了麻烦事。美国国立卫生研究院（National Institutes for Health, NIH）与海弗里克博士就该细胞的使用签订了合同，收到请求后，这些细胞就会被发往全世界。很快，海弗里克就恍然大悟，有私立机构正从中牟取暴利。尽管他本人慷慨地无偿捐献了这些细胞，一些企业却囤积居奇，获赠后转手卖给以问诊和科研为目的的医院和研究中心渔利。

据海弗里克估算，几年内制药商们因 WI-38 细胞而获得的利润高达 2000 万美元，赚得盆满钵满，而他本人、威斯塔研究所及美国国立卫生研究院都未能从中分得一杯羹。1962 年，威斯塔研究所曾尝试为 WI-38 细胞申请专利，可那时以自然活性形式存在的物质是无法申请专利的——该细胞没有经过任何修改，它是天然的。要等到 1978 年，美国最高法院才通过第一例天然活性组织的专利申请，对象是一种细菌。

1962 年时，库存的 WI-38 细胞是美国国立卫生研究院的财产，即属于美国政府。1962—1968 年期间，瓶装的 WI-38 细胞会被定期发送给不同实验室。1968 年，海弗里克从威斯塔研究所辞职，

---

[1] WI-38 人二倍体细胞系来自妊娠 3 个月的正常胚胎肺组织，该细胞系是首株用于人类疫苗制备的人二倍体细胞系。——译者注

加入位于加利福尼亚的斯坦福大学。他与美国国立卫生研究院签订的合同规定，只有 10 瓶细胞属于海弗里克本人，用于他的研究；而剩余的 400 瓶左右则归国立卫生研究院所有。但是当海弗里克离开威斯塔研究所时，他带走了所有的细胞瓶，他认为那是自己的"孩子"。

细胞瓶到底归谁所有？他与美国国立卫生研究院的恩恩怨怨就此开始。当国立卫生研究院重新找回剩下的细胞瓶时，就只有 50 只了。其他的去哪儿了呢？海弗里克申明一直在无偿提供分发那些细胞，许多都送给了英国的实验室，但有一些不幸在运输途中被打碎了。但是国立卫生研究院得知，海弗里克成立了一家公司，名为"联合细胞"（Cell Associates）。这家公司只有两名股东，海弗里克以及——他的配偶。这家家族企业出售了一些细胞瓶，主要交易对象是制药巨头默克，交易额总计 100 万美元 [1]。而默克作为重要的疫苗生产商，正企图略施巧计将 WI-38 细胞据为己有，实现基本垄断，因为那时这种细胞已经被广泛用于疫苗的生产了。

这时，一个谣言甚嚣尘上，令这件事再起波澜。传言说，海

---

[1] 在海弗里克事件发生时，100 万美元的数额对于将自己科研成果商用的研究者来说是一笔巨款。但对于购买者，即制药公司来说，用巨款买断这些细胞是绝对有利可图的。实际上，一只 WI-38 细胞瓶可再分制出多个新的细胞瓶，构成一个细胞子库。借助一个子库就能够维持抗病毒疫苗多年的生产，那将会带来数亿美元的营业额。此外，对于默克来说，赶在其竞争对手之前买断这些细胞瓶还能将他们挡在激烈竞争的大门之外。

弗里克剩下的细胞瓶已经感染了一种微生物，不能再使用了，他本人好像也早就知道有一些细胞瓶遭到了污染。这些被感染了的细胞也分发出去了吗？海弗里克予以否认。不过，一波未平，一波又起：国立卫生研究院怀疑他提供的细胞传代次数过多。海弗里克本来应该提供只传代了 8 次或 9 次的细胞，然而调查显示，发出的细胞里有的传代次数远高于这一标准。这可不是鸡毛蒜皮之事，要知道传代次数越多，细胞寿命越短。

事情发展到这一步，其中的真相愈加扑朔迷离。即便里面没有种种猫腻，至少海弗里克对于细胞瓶库存的管理是一塌糊涂的。时间推进到 1976 年，海弗里克从斯坦福大学辞职。不难想象，因为卷进这件事而麻烦缠身的海弗里克很难再找到新职位了。给海弗里克和他的 WI-38 细胞雪上加霜的是：只剩 50 瓶细胞了（可能还被污染了），这种细胞变得前途未卜；而剩下的细胞瓶被很快分发出去，这个细胞系用完了。

科学界对海弗里克的看法莫衷一是。当时供职于威斯塔研究所的斯坦利·普洛特金（Stanley Plotkin）教授曾用一句话描述了他这位同事所遭遇的悲剧："这是一部真正的希腊式悲剧，英雄登上了他荣誉的顶峰，却也萌发了令他一落千丈的种子。"

海弗里克有错吗？抑或他本人也是荒谬体系的受害者？再回首，我们才恍然大悟，看清此事的来龙去脉：研究者与卫生部签订了合约，在此期间工作获得了重大发现（WI-38 细胞）并将之无偿地提供给了需求方，最后该成果居然被一些不择手段的国际制药企业用于谋取巨额利润。制药商们赚得盆满钵满，研发者本人及资助了该研究的国家机构却一无所获、官司缠身。

从 1976 年起，海弗里克为洗雪冤屈而踏上了与美国行政机构对抗的漫漫长路，历时整整六个春秋。1981 年，他终于赢得了诉讼。所有涉案细胞瓶的销售盈利都直接归属他本人，WI-38 细胞的所有权由他和国立卫生研究院共有。他援引了 1977 年出台的一部关于活性微生物专利的法律，里面有这样一句话："本法不反对将微生物纳入专利系统，令发现者或创造者受益。"现在，私立或公立机构已经申请了数千份与活性微生物有关的专利（不论相关微生物是否被改变过）。

海弗里克的胜利一锤定音。里根政府后来鼓励公立部门的研究者们申请专利，专利产生的一部分利润直接归属科研人员。该政策旨在促进行业竞争，提高美国的科研生产力。几年后，美国人成为生物技术领域毋庸置疑的领导者。海弗里克对这一转变做出了重要贡献，他面对美国行政部门的抗争掀开了该国生物医学史上新的一页。

让我们重新回到疫苗的生产上来。正如我们讲过的，20 世纪 70 年代初，抗病毒疫苗多由原代细胞制备而来，主要是猴肾细胞。大家也知道这种细胞有一个重大劣势：它们可能会藏有致病病毒，后者可能继续存在于疫苗之中。此外，如果使用这种方法制作上百万支疫苗的话，每年都需要数千只猴子。相反，二倍体细胞 WI-38 却具有众多优势：它源自人类、可接受多种检测、不包含任何感染原、可使用低温细胞库贮存。人们只要解冻一个细胞瓶，就可通过连续传代的方式令细胞繁殖，几周之内，就能获得数十亿个细胞用于制造疫苗。总而言之，二倍体细胞看起来好像十全十美。然而，美国主管部门——食品药品监督管理局（U.S. Food and Drug Administration, FDA）多年后才接受了这一点。

我们就没有任何可以怪罪二倍体细胞的地方吗？只能批评它太新潮了？可作反驳的论据几乎是不存在的，但反对者们[1]提到了以下风险：这种细胞有可能携带一种现在人们未能察觉的病毒。原代细胞和二倍体细胞的对立在专家之中引起了热烈讨论。其中，美国食品药品监督管理局的生物制品办公室主任作了表态，说出了堪称美国医学史上预防原则的金句："宁尝昨日痛，不犯未知险。"也就是说，还是要继续使用我们已经知根知底的原代细胞，尽管它也不是万全之策。

但是最终胜负还未决出。海弗里克和斯坦利·普洛特金（当时后者刚刚用二倍体细胞研发出了风疹疫苗，前景广阔）带领美国一众研究者们，又踏上了推广二倍体细胞的征途。他们的宗旨

---

[1]　这些人多在卫生部门，现在尤其是这样，所持理由就是"预防原则"。

是："给卫生当局上一课！"这一号召得到了欧洲一些国家卫生部门的响应，比如英国、法国、南斯拉夫，它们是 20 世纪 70 年代第一批批准将二倍体细胞用于疫苗制备的国家。美国则在数年后才开了绿灯，法国生产的人二倍体细胞狂犬疫苗开始在美国销售使用。而普洛特金的风疹疫苗直到 1979 年才在美国获批，比英国的放行还晚了 9 年。

今天，WI-38 细胞已经退出了历史舞台：它已经被 MRC5 细胞 [1] 取代。这是由伦敦的医学研究委员会（Medical Research Council）研发出的二倍体细胞，是对 WI-38 的仿制（海弗里克经常会提起这一点）。许多现代使用的疫苗都是由 MRC5 制备而来，例如，狂犬疫苗、风疹疫苗、甲肝疫苗、脊髓灰质炎疫苗、麻疹疫苗、流行性腮腺炎疫苗等。

其实，海弗里克博士又何谈臭名昭著？关于使用二倍体细胞制作疫苗的争论还远未停止。2003 年，当时的红衣主教若瑟·拉青格（Joseph Ratzinger）——后来的教皇本笃十六世，加入了反对二倍体细胞 WI-38 和 MRC5 的阵营之中，由于这些细胞来自流产后的人类胚胎，他要求不再将这种细胞用于疫苗。普洛特金的风疹疫苗最受苛责，但是这种疫苗获得了巨大成功以至于完全取代了其他同类疫苗（其中就有一些是用其他细胞载体制成的）。这

---

[1]　即人胚肺成纤维细胞。——译者注

种疫苗已经不可或缺了，它被纳入了多个联合疫苗[1]，如麻风腮三联疫苗[2]（MMR）。宗座科学院[3]（Pontifical Academy of Sciences）在进行了深入研究后，考虑到疫苗接种的益处，终于永远地接受了二倍体细胞在疫苗中的使用，但同时，仍然鼓励制药界研发使用其他细胞载体的新型疫苗。

▶▷　转化细胞 ——生生不息的异倍体

在了解了原代细胞（比如猴肾细胞）和海弗里克的人二倍体细胞后，现在我们走进异倍体细胞，即那些转化过的、能够在我们供给营养时无限繁殖的细胞。这种细胞在疫苗和医用蛋白生产领域掀起了一场革命。

迅速知名的海拉细胞

海拉细胞的长生不老传奇源于美国的一位女性——海瑞

---

[1]　联合免疫是指将两种或两种以上抗原采用联合疫苗、结合疫苗、混合使用或同次使用等方式进行免疫接种，目的是通过 1 次接种预防多种或不同血清型的同种或不同生活周期传染病。联合疫苗包括多联疫苗（预防不同疾病）和多价疫苗（预防同一种疾病的多个亚型或血清型）。常见的多联疫苗有百白破疫苗、麻风腮疫苗、流感三价疫苗等。见王丽婵、侯启明、张庶民《国内外联合疫苗的研究新进展》，《中国生物制品学杂志》2012 年第 4 期。
[2]　即麻疹、风疹和腮腺炎联合疫苗。
[3]　宗座科学院（Pontifical Academy of Sciences），是梵蒂冈的科学研究机构，由教皇庇护十一世创建于 1936 年，旨在促进数学、物理和自然科学的进步和研究。见维基 百 科（https://zh.wikipedia.org/wiki/%E5%AE%97%E5%BA%A7%E7%A7%91%E5%AD%B8%E9%99%A2）。——译者注

塔·拉克丝（Henrietta Lacks），然而她本人其实对这一切一无所知。1951 年，拉克丝因癌症逝世，享年只有 30 岁。专家从她的肿瘤中提取出了一种细胞，并以她名字和姓氏的首字母命名，称为海拉细胞[1]（HeLa）。时至今日，这位不幸女性的名字已几乎被人忘却了，但"海拉细胞系"却闻名世界。

时间退回到 1951 年 2 月，海瑞塔·拉克丝到她的妇科医生处就医，被诊断为疑似宫颈癌。确诊后，她入院治疗，接受了放射性疗法。在这之前，一部分肿瘤样本已经被提取出来并送至了不同实验室，巴尔的摩市（Baltimore）约翰·霍普金斯大学的乔治和玛丽·格雷（Mary Grey）也收到了一份，二人都是知名的细胞培养专家，多年来一直尝试培养人体细胞，却一无所获。他们特别希望能对肿瘤细胞进行培养，尤其是宫颈癌细胞。海瑞塔·拉克丝的肿瘤切片是他们实验室收到的第十份样本。在用其他样本做的前九次试验中，细胞在营养环境中都活不了几天，会迅速死亡，可谓屡次失败，而这一次用海瑞塔·拉克丝的样本却得到了不同结果。这些细胞被放置到培养器皿中后，玛丽就发现它们的状态很好，不仅存活了下来，而且迅速增殖。几个星期内，它们像野草一样"长了一茬又一茬儿"，这是前所未有的成功。可是呀，

---

[1] 研究者曾想用拉克斯的原名为之命名，但为了防止其他科学家利用拉克斯，应保持匿名，于是选择了"海拉"——由 Henrietta Lacks 姓和名的前两个字母组成的词，来称呼这组细胞。海拉细胞的故事后被拍成电影《永生的海拉》（*The Immortal Life Of Henrietta Lacks*），2017 年已上映。——译者注

这些细胞蓬勃生长，就意味着海瑞塔·拉克丝要遭殃了。她不幸于 1951 年 10 月 4 日去世，距确诊还不到 8 个月。

海拉细胞的生命力很顽强，成为专家们培养细胞的范本。它被送到了美国所有的实验室，继而推广至全世界[1]。这是一种非常适合癌症研究的人体细胞，对于病毒培养也十分有用，病毒可在其中进行数小时的繁殖。这一特性使得海拉细胞被用于制备一种脊髓灰质炎候选疫苗。此外，这一发现也促进了其他取自肿瘤的细胞系的发展[2]，海拉细胞是人体细胞培养当之无愧的"永动机"。20 世纪 50 年代和 60 年代，众多实验室都使用异倍体细胞开展了多项研究，尤其是在癌症研究领域，各实验室之间也会互相交流发送不同的异倍体细胞系。

但是很快，问题就出现了。一些病毒本来在鼠细胞中繁殖良好，但是一夜之间，突然就偃旗息鼓了。研究者们发现，这可能是因为他们将细胞的种属来源张冠李戴了，为什么这么说呢？很有可能是标记出了问题，有的实验室同时拥有多种动物的不同细

---

[1] 2006 年获准上市的世界上第一种癌症疫苗——人乳头瘤病毒疫苗（Human Papillomavirus, HPV），其诞生也离不开海拉细胞。20 世纪 80 年代，德国病毒学家哈拉尔德·楚儿·豪森（Harald zur Hausen）发现，海拉细胞内含有大量 HPV-18，并证实其是导致海拉罹患宫颈癌的"元凶"。海拉在感染 HPV 后，其体内正常抑制肿瘤形成的基因表达被关闭。基于这些认知，科学家们开发出预防宫颈癌的 HPV 疫苗，现已在 100 多个国家使用。豪森也因此获得 2008 年诺贝尔生理学或医学奖。海拉细胞被世界各地的研究机构用于研究癌症和药物，甚至为 5 项诺贝尔奖成果做出过贡献。见李兵、褚嘉祐《"永生细胞库"让历史告诉未来》，《健康报》2006 年第 4 期。——译者注
[2] 科学家们在研究海拉细胞的过程中学会了分离特定细胞并使其繁殖，由此开始创建出细胞系。——译者注

胞系，发生交叉感染也不无可能：几名研究员共用 1 个试管，所以里面就装入过不同的细胞，那么繁殖最迅猛的细胞就会占山为王；而且不同人使用过的吸管则有可能在蘸取时污染了培养环境……感染的原因不一而足，但都会让一些细胞随之湮灭。这对于研究员们来说无疑是一场浩劫——这样的话就无法重复试验了。是时候立立规矩了。

于是，一家美国机构应运而生，即 1962 年成立的美国模式培养物集存库（ATCC）。[1] 这是一家不以营利为目的的非官方单位，负责从各实验室收集细胞系，并进行储存和派发，但在将细胞入库前，必须要辨别细胞的种类。动物细胞种类的核实相对容易，人体细胞的分门别类却要难得多。

这时，极其幸运的是，生物学家们获得了一位遗传学家的帮助，即斯坦利·加特勒（Stanley Gartler）博士。后者发明出了用同工酶鉴定区分人类细胞的方法，特别是可以使用一种缩写为 G6PD 的酶，全称为 6-磷酸葡萄糖脱氢酶。这种酶可以使葡萄糖发生转化，于是加特勒被请求使用他的方法辨认多份人类细胞。

---

[1] 据查证，美国模式培养物集存库（American Type Culture Collection, ATCC）应是在 1925 年组建。本书作者原文为 1962 年，此处存疑。ATCC 位于美国弗吉尼亚州，是美国活体微生物、细胞系等获得保存和发放的国家资源中心，为非官方、无利润学会单位，成员团体有美国免疫协会、美国生物化学会、美国细胞生物学会等。该单位主要用冷冻干燥和冷冻两种方法贮存细胞系，每年向全世界发送的培养物有数万份，其中以动物培养细胞株的发出量为最高。见刘作斌《美国模式培养物集存库简介》，《军事医学科学院院刊》1985 年第 6 期。——译者注

加特勒共测试了 18 份，奇从天降——这些细胞都是一样的。更令人惊奇的是，G6PD 配型结果证实所有受试细胞组都符合海拉细胞的特征。

作为遗传学家，加特勒并没有马上预见到这一发现的重大影响，他决定在宾夕法尼亚州贝德福德（Bedford）的会议上公布结果。众人看到他开头的结论已然错愕，一些生物学家并不愿相信这些数据。然而他们只能向证据投降：ATCC 保存的 34 份人体细胞的检验表明它们与海拉细胞完全一样。我们可以想见这对当时的研究者们是当头一棒：一些肿瘤学家在那之前已经通过培养肾细胞、肝细胞和肺细胞论证过不同肿瘤具备不同的特征，而现在他们却需要面对这些细胞都与海拉细胞一致的事实。其中一些人原来甚至还觉得自己发现了不同肿瘤的共同之处，现在则需承认这是海拉细胞的标志。这真是犹如晴天霹雳，多年的研究工作因为培养细胞遭到海拉细胞污染而付诸东流，所有涉及该研究的实验室都未能幸免。

之后，这件事便蒙上了政治色彩。1973 年，尼克松（Nixon）总统决定向癌症"宣战"。专家们十分肯定：通过对肿瘤研究的大力投资，在几年内攻克癌症不无希望。尼克松通过国家抗肿瘤研究院（National Cancer Institute）为这一倡议提供了大力支持。美国最优秀的生物学家都动员了起来，寄希望于迅速找到引发人类癌症的病毒并研发出特色疗法。

尼克松对这一计划还有政治上的考量（这在后面也确实起到了破冰作用），他希望就此事与苏联的研究者们建立合作关系，从而为结束"冷战"状态找到突破点。苏联当局对这一联合计划同样踊跃，两国旋即展开了交流。然而，当美国研究者们风尘仆仆地从苏联回国时，却对他们苏联同事取得突破的可能性忧心忡忡：苏联的实验室建成已久，设备不足，缺乏资金来源；而美国一方尼克松计划的预算却十分可观。

然而，苏联的研究者们迅速公布了重大发现，其中就包括甄别出多个肿瘤中的病毒。为证实这些现象级成果，一些细胞组织被送到加州大学伯克利分校的沃尔特·尼尔森－雷斯（Walter Nelson-Rees）实验室。这些细胞来自 6 位罹患不同肿瘤的病人，几周后，病毒学和细胞学检验结果令人们惊愕：确实有一种病毒在所有细胞中都存在，但是它竟来自猴类；而那些送检细胞正是海拉细胞。

这一消息被通报给美国一方负责该癌症研究项目的主管。他要求尼尔森－雷斯不要立刻散布该消息，而是在 1973 年 11 月 12 日苏联代表团到访贝塞斯达[1]（Bethesda）时再予以公布。该代表团由维克多·日丹诺夫（Victor Zhdanov）教授领衔，他是一位杰出的病毒学家、院士，也是苏联卫生部副部长和世界卫生组织统

---

[1] 贝塞斯达（Bethesda），美国马里兰州中西部一无法人地位的城市，是华盛顿特区的居住郊区。它是国立卫生研究院（NIH）和海军医疗中心所在地。——译者注

筹的天花根除计划的缔造者。当尼尔森－雷斯博士宣布他的结果后，众人沉默良久。随后，日丹诺夫教授对他说："您的结果说明什么呢？"尼尔森－雷斯把他的上级要求他谨言慎行的事忘到九霄云外，径直答道："你们的工作没有任何价值，要全部推倒从零开始。"众人听后颇为震惊，但日丹诺夫教授回答说："请到苏联来与我们的研究者们见面吧，给他们制定规则。"尼尔森－雷斯马上回应："没问题，只要您到时还允许我返回美国！"在这次充满戏剧性的会议上，参会者们脸上重新展开了笑颜。

尼尔森－雷斯和他的团队完全掌握了细胞识别技术和海拉细胞的染色体描绘技术。1974 年，他们决定在久负盛名的杂志《科学》一刊中公布他们在该领域获得的数据。该文章的发表犹如一石激起千层浪，被媒体报道后，引起了人们对该抗癌战争结果的广泛关注。《洛杉矶先驱考察家报》（*Los Angeles Herald Examiner*）这样写道："20 多年来，在全世界不同实验室中使用的同一组肿瘤细胞让投进癌症研究领域的数百万美元经费都打了水漂。"《迈阿密先驱报》（*Miami Herald*）说得更直白："细胞生物学最优秀的专家之一沃尔特·尼尔森－雷斯博士撰文称许多研究者在实验室中使用的细胞并不是他们实际上想要的。"

这一事件犹如海啸，影响巨大，甚至波及了野心勃勃的尼克松抗癌计划，该项目当时的预算高达 10 亿美元。从这时起，尼尔森就踏上了漫漫长路，开始甄别被海拉细胞感染了的细胞。他在全世界都有所发现——德国最为严重，中国也被波及。全球众多实验室都有海拉细胞，而后者已经偷偷感染了他们的细胞库。当然，尼尔森－雷斯在同行中变得颇为不受欢迎。他们拒绝接受其结论，因为一旦承认了，就说明他们的工作是竹篮打水一场空了。

除这件事外，海拉细胞还被卷入了疫苗的研发。1978年10月，一次科技会议在美国纽约旁的普莱西德湖村（Lake Placid）召开。其主题为：将不同细胞注入肿瘤患者机体以驱动免疫系统的意义。言下之意就是，注射不同于有机体的细胞——例如猴细胞——有可能诱发对人类肿瘤细胞同样适用的免疫反应。其结果就是，在注射了异类细胞之后，我们就有可能驱使免疫系统将异类细胞和肿瘤细胞一并干掉（如此的推理在今日是不可想象的）。

借开会的契机，乔纳斯·索尔克公布了一个令众人震惊的事实：他确认过去曾经为治疗一些肿瘤而进行过这样的注射。但是回溯起来，他以为当时注射的是猴细胞，但事实可能并非如此，很大概率是海拉细胞。索尔克进一步说明，在注射的区域出现了脓肿，但是接受注射的病人并未因此而并发其他肿瘤。于是索尔克得出结论，海拉细胞对人体并不致癌。参会的研究者们为此震惊不已，他们要求索尔克对外只字不提。尼尔森－雷斯建议索尔克将其保留的细胞样本转交自己，这一建议与后者一拍即合。而索尔克的猜想也得到了证实，他提供给尼尔森－雷斯实验室的细胞正是海拉细胞。为什么乔纳斯·索尔克会有如此惊人的发现？接下来我们马上就会揭晓，其实他是醉翁之意不在酒……

会议期间，人们还获得了另一个消息，20 世纪 50 年代初，美军曾在一些志愿者们身上试用过由海拉细胞制备的腺病毒疫苗，这是一种能造成呼吸系统感染的病毒。从 1980 年起，疫苗的制备不再有被海拉细胞污染之虞，因为，每一组在给定细胞系（人胚胎成纤维细胞或非洲绿猴肾细胞）基础上制成的疫苗都会使用基因印记技术，测定细胞的种类是否与之前保持一致。

现在让我们把目光转向另一种给疫苗产业带来革命性转变的细胞：非洲绿猴肾细胞（Vero 细胞[1]）。

非洲绿猴肾细胞：一场工业革命

"海拉细胞系"是从肿瘤上取下的，就是变异细胞的一种（这种细胞是从正常细胞变异而来，并无序繁殖、引发癌症）。它能够在培养中无限增殖，且呈现多种变异，尤其是染色体的构成会发生改变，是典型的异倍体细胞。

但不是所有异倍体细胞都是从肿瘤提取而来，非洲绿猴肾

---

[1] Vero 细胞是由日本千叶大学的安村（Yasumura）和川北（Kawakita）于 1962 年从非洲绿猴肾脏分离获得的贴附依赖性细胞系。该细胞系取 "Verda Reno"（世界语意为"绿色的肾脏"）的简写而命名为"Vero"，而"Vero"本身在世界语中也有"真相"的意思。见吴浩飞、杨晓明、黄仕和《Vero 细胞作为基质的病毒性疫苗研制进展》，《微生物学免疫学进展》2011 年第 3 期。——译者注

细胞就是一个明证。这个细胞是日本研究者安村义博（Yosihiro Yasumura）博士于1962年发现的，他彼时就职于日本千叶大学医学院，这一发现为疫苗产业做出了决定性贡献。

那时，安村是众多致力于病毒和癌症关联研究的科学家之一，他对刚刚在美国被发现的SV40病毒尤为感兴趣。这种病毒被证实可使实验室的动物患上癌症（见第二章），可在非洲绿猴细胞中进行培养，即属于原代细胞的培养。但是所有培育猿猴异倍体细胞系、将之用于繁殖SV40病毒的尝试都以失败告终。安村义博将失败的原因归结于猿猴病毒的存在，其入侵导致了细胞的迅速死亡。这种感染性病毒来源广泛，它们有可能早前已在动物体内存在，也有可能是在后来被带入了培养环境，还有可能是细胞增殖所需的营养成分——牛血清带来的。

这次安村极其小心，杜绝了感染性病毒存在的可能性，终于成功基于非洲绿猴的肾脏培养出一组异倍体细胞系。他将这种细胞命名为"Vero"，结合了世界语中的绿色（Vert）和肾（Rein）两个词。

像其他的细胞系一样，非洲绿猴肾细胞也经由长途跋涉后传播至全世界。它们也被存储到了美国模式培养物集存库中，梅里埃研究所1979年获得的非洲绿猴肾细胞正是来自于此。这一年一场非同凡响的冒险开始了，抗病毒疫苗的工业化生产掀开序幕。

我们再回到数年前，第一支脊髓灰质炎疫苗，即乔纳斯·索尔克制出的灭活疫苗，自1955年起开始在美国销售。1961年，它被阿尔伯特·萨宾的减毒疫苗所替代。乔纳斯·索尔克开始了一段漫长的无人问津的时光，人们纷纷抛弃他的疫苗，转投其竞争对手——萨宾的疫苗。法国巴斯德研究所的莱皮纳博士从1955年起就研发出了与索尔克版十分类似的灭活疫苗。1957年，里昂的梅里埃研究所获得了生产巴斯德式疫苗的许可，几年之中，疫苗的年产量达到500万支。由于这些疫苗是从猴肾原代细胞中制出的，上千只非洲猴子为此付出了生命的代价。这种质量可靠的疫苗制作起来十分困难，数量也就十分有限了。

查尔斯·梅里埃那时希望他在里昂当地实验室制作出的脊髓灰质炎疫苗能实现量产并行销世界。为此，他着手与乔纳斯·索尔克开展合作。后者也一直在等待着向其终生对手阿尔伯特·萨宾"复仇"的那一刻，他梦想有一天自己的疫苗能够重回世界舞台的中央。

第一重限制因素就是疫苗生产数量，为实现梅里埃的愿望，必须要大力提高疫苗的产能。这时又有一位人物登场了：就职于荷兰皇家公共健康和卫生学院（RIVM）的工程师图恩·范·韦策尔（Toon Van Wezel）。后者有一个极妙的想法，即将微珠悬挂在摇晃的大型发酵罐中，培养猴肾细胞。实际上，细胞培养的限制性因素正在于其繁殖的环境物料，也就是器皿。

这一时期，人们还用大型玻璃容器（400平方厘米起）培养细胞，其体积庞大，很难操控，培养出的细胞数量必然有限，每次病毒培养最多能使用500—600个玻璃容器。20世纪70年代末，人们开始使用玻璃珠培养细胞，细胞附着在滚珠周围并增殖，这就大大增加了可用的培养面积。我们可以算出，1500升容量试验罐的培养面积与10万个玻璃容器相当，产能可以被提升200倍——疫苗产业应运而生了。

还有一个重要问题有待解决：猴肾细胞的供应。毫无疑问，产能的提升必然伴随着非洲猴进口数量的增加，后者从此不再以千数计，而是以数十万计。梅里埃仿佛面临着物料供应上的绝境。于是乔纳斯·索尔克向他提议，用具有无限增殖能力的猿猴异倍体细胞替代，他们最终选中了 Vero 细胞。

但使用这种细胞必须得到当局许可，索尔克承担了这一使命。我们之前也看到了，海弗里克让他的二倍体细胞 WI–38 得到认可是多么困难，只不过因为其中可能存在一些未知病毒就引起了恐慌。可是，20世纪70年代末，里面潜在的病毒感染风险已经不是卫生当局的主要担忧。索尔克面对的是当局对疫苗诱发癌症的忧虑，作为转化细胞的非洲绿猴肾细胞是否会引发癌症呢？

很明显，人们无法验证这一猜想。但是我们现在能更加领会为什么乔纳斯·索尔克要在1978年的普莱西德湖会议上阐明"他很有可能给癌症患者注射了海拉细胞但任何事都未发生"了。他当时其实是希望为在灭活疫苗生产中使用异倍体细胞开辟道路。索尔克的论据简单明了：如果向一个健康的受体注射肿瘤细胞，它的有机体会把它们当作异类细胞迅速摧毁，那么什么事都不会发生。

但是这一解释太过大而化之，要说服当局，仍然需要其他论据。梅里埃研究所的团队完成了这一工作，提出了如下补充论据：细胞的致癌性与其基因（DNA）有关，所有促使摧毁或改变其基因的方法都能降低风险，比如过滤掉这类细胞和 DNA 大分子[1]、福尔马林处理以转变 DNA、提纯。研究所的工作人员证实非洲绿猴肾细胞最终残留在灭活疫苗里的 DNA 成分十分微弱，含量低于 100pg[2]。他们最终用这一点说服了国家卫生部门。

大功告成的梅里埃研究所于 1980 年新建了一座大楼，用于新型疫苗的生产。这座大楼由当时的卫生部长西蒙娜·韦伊[3]（Simone Veil）剪彩，时任总理雷蒙·巴尔（Raymond Barre）也一并出席。梅里埃研究所的技术员们得以在这座庞大的大楼里进行工作，里面有由小到大排列的发酵器，世界各地的制药商都慕名前来参观。很快，3000 万支灭活脊髓灰质炎疫苗就在这座大楼里被制造出来，而到了 2007 年，其年产能力已升至 1 亿支。欧洲首先采用了这种疫苗，美国从 1999 年开始也予以批准，用它取代了萨宾版减毒疫苗。可惜乔纳斯·索尔克已于 1995 年与世长辞，并未来得

---

[1]　生物大分子指的是作为生物体内主要活性成分的各种分子量达到上万或更多的有机分子，蛋白质、多糖、脂肪、核酸（DNA 和 RNA）都是生物大分子。——译者注

[2]　皮克（pg），1 pg=10^{-12} g。

[3]　西蒙娜·韦伊（Simone Veil），法国政坛传奇女性人物，推动了"自愿终止妊娠法"的出台，该法案在法国以"Veil"的名字命名。——译者注

及品尝成功的果实。

梅里埃研究所（即赛诺菲巴斯德制药公司的前身）的辉煌之路这才刚刚开始，该机构在 20 世纪 80 年代末还用非洲绿猴肾细胞制出了狂犬疫苗。

但异倍体细胞的前景并没有止步于这两种已经广泛应用的疫苗，大流行流感的预防有可能成为这种细胞的下一个用武之地，我们会在第五章讲到这个故事。

让我们以疫苗制备技术在不断变化中留下的线索为这一章作结并请世人公论。我们来看看当下的现状：还有一些疫苗是利用动物制备的，如流感疫苗、麻疹疫苗、流行性腮腺炎疫苗和蜱媒脑炎疫苗是由动物胚胎制成的；狂犬病、日本脑炎的疫苗是基于鼠脑制备的。还有其他一些疫苗是由二倍体细胞制成，如风疹疫苗、麻疹疫苗、流行性腮腺炎疫苗、甲型肝炎疫苗、脊髓灰质炎疫苗和狂犬病疫苗等。而最新的疫苗则是用异倍体细胞制成，它们被用在了脊髓灰质炎疫苗、狂犬病疫苗、轮状病毒疫苗、流感疫苗和日本脑炎疫苗上。制备方式的统一化还没有被提上日程：因为人们不会轻易更改一种尚且行之有效的疫苗！

| 第二章 |

猴肾细胞和传染性病毒

——疼痛刻骨，恐惧铭心

这是一段令人难以置信又轰动一时的传奇：1992 年，一位美国记者在畅销的《滚石》(Rolling Stone) 杂志上发表了一篇文章，声称找到了艾滋病的源头——感染了 HIV 源病毒的猴肾细胞曾被用于制备口服脊灰疫苗，并于 1950 年左右在非洲中部进行试验。

正如我们在上一章中看到的那样，20 世纪 50 年代前后，猴肾细胞培养技术开辟了疫苗家族的新纪元，尤其是对脊髓灰质炎疫苗 [1] 的问世具有重要作用。1960 年，制备脊灰疫苗的猴肾细胞被发现感染了一种病毒，且该病毒可令实验室动物患癌，此事引发了广泛关注。本章的第一部分将详述此事。人们开始意识到，制备疫苗的基质也可能具有危险性，这对疫苗的研发具有决定性意义。

在随后的几年里，这一发现使得人们开始放弃使用原代细胞制备疫苗，转而采用二倍体和异倍体细胞（见第一章）。今天，用于制造抗病毒疫苗的细胞库须经过 50 多项测试才能够获得许可，特别是必须检查是否有感染原的存在。医学界正是从 1960 年开始陆续确立检测的技术标准，并逐年改进，目前所使用的检验方法采用分子生物学技术，颇为有效。

而脊髓灰质炎 [2] 疫苗则又是另一篇故事了，这是一段令人难以置信又轰动一时的传奇：1992 年，一位美国记者在畅销的《滚石》（Rolling Stone）杂志上发表了一篇文章，声称找到了艾滋病的源头——感染了 HIV 源病毒的猴肾细胞曾被用于制备口服脊灰疫苗，

---

[1]　简称"脊灰疫苗"，也称"小儿麻痹疫苗"。——译者注
[2]　脊髓灰质炎（Poliomyelitis）是由脊髓灰质炎病毒（Poliovirus）感染所引起的以肢体麻痹为主的急性肠道传染病，主要影响五岁以下的儿童，即俗称的"小儿麻痹症"。目前脊髓灰质炎无特效治疗方法，只能以疫苗作为预防。见刘金花、董关木《脊髓灰质炎疫苗研究进展》，《微生物学免疫学进展》2011 年第 2 期。——译者注

并于 1950 年左右在非洲中部进行试验。

▶▷　不速之客——缠上脊灰疫苗的 SV40[1]

面对人类健康受到的各种威胁——血液感染、疯牛病和生长激素等，必须要学会预防风险。所以预防原则就应运而生了，对此全世界并不存在统一的定义。但是其应用可以这样描述："当需要对人类、动物、植物和环境的潜在威胁进行紧急干预，而又不掌握全部科学数据以估量该危险时，可采用预防原则。该原则不可作为保护主义行动的借口。在公共健康处于危险境地时，尤其应使用该原则。比如，可根据该原则，在市场上阻止或撤回一些可能危害健康的产品。"[2]

目前，预防原则已经被写入国际法，在 1992 年欧盟《马斯赫里特条约》签订时也被纳入了欧盟法律体系。法国 1995 年颁布了一项加强环保的法律，对该原则正式予以法定承认，并对该原则描述如下："依据此原则，在现行科学和技术认知的条件下，为预防对环境造成严重且不可逆损害之危险，即便有不确定因素的存在，也不应妨碍与之相应的、有效且经济成本可承受的预防措施的出台。"（1995 年 2 月 2 日通过的第 95–101 号法律）

---

[1]　SV40（Simian Virus 40）病毒，也称猴空泡病毒 40，见下文。——译者注
[2]　见《欧盟法律法规合集》。

法国当局已多次不顾科学家的意见，而采用了这一举措。这种做法引起了广泛讨论，政客们的做法并不令人信服，有人觉得这不过是他们提升民众支持率的一贯伎俩，实则置公共健康于不顾。

可就算谨慎至此，政府卫生部门也并不总是"火眼金睛"，能防患于未然。下面这个故事（大家在第一章中已经有所耳闻）可能就是一场重大健康危机的根源，甚至会累及整个人类。且听我徐徐道来。

在20世纪50年代的美国，科学家们狂热地投入到脊灰疫苗的研发中，在疫苗问世之前，每年会有4万余人遭遇"小儿麻痹症"的厄运。第一支有效的脊灰疫苗是由乔纳斯·索尔克博士研发的，他用福尔马林对脊髓灰质炎病毒[1]进行化学灭活后得到疫苗。我们在上文谈到过，医学家们于1949年就发现脊灰病毒可在猴肾细胞中繁殖，这使得该类型疫苗的批量化生产成为可能。当时，该疫苗的生产工艺如下：先将猴子麻醉，将其肾脏提取出来，并且切成细片以便于提取细胞（之后出现了一种借助胰蛋白酶进行提取的技术，更为先进）。这些细胞随后被放入玻璃试管或培养瓶中进行培养。培养环境营养充足，细胞会迅速繁殖，这时再将脊灰病毒注入其中，2—3天内便会得到上亿个病毒颗粒。接下来福尔马

---

[1]　简称脊灰病毒。——译者注

林上场，对病毒溶液进行灭活。一支脊灰灭活疫苗就这样制成了，我们也称之为"索尔克疫苗"[1]。在当代，这种灭活疫苗以非洲绿猴肾细胞作为基质，借助微珠在生物发酵罐内进行制备（见第一章）。不过其中的原理一以贯之——细胞就是病毒繁殖的"小房子"，之后再将病毒提纯后灭活。

美国自 1955 年起开始推广使用这一疫苗，并大获成功。如此幸事，要归功于医学界史无前例的大动员：数百万美国人慷慨解囊，才使其得以横空出世。索尔克博士把这种无私精神发扬光大，将他的成果贡献给了全人类——他没有为此申请专利，任何实验室都可免费获得这项技术。

但是很快，一些研究者就指出这些猴细胞可能取自携带隐形病毒的猴子。不过，有两个事实可抵消这种疑虑。一则，在培养疫苗株时，未感染脊灰病毒的猴肾细胞会被当作参照物，与那些已感染的进行比对。如果传染性病毒存在于制备疫苗的猴肾细胞中，就会在对比参照细胞时被监测到——因为病毒在大量繁殖时会令细胞发生异化，不同于参照组。二来，疫苗已经用甲醛灭活了，这种分子不仅可以完全杀死脊灰病毒，还可以消灭其他任何一种可能存在于猴细胞中的病毒。这些理论当时看起来是站得住脚的。

---

[1]　也称"沙克疫苗"（另一种音译）。——译者注

这时，细胞有可能被猿猴病毒感染的风险已为人知。早在1932年，一位年轻的病毒学家——威廉·布雷布纳（William Brebner）在对携带病毒的猴子进行实验时，不幸被感染了致命脑炎。另一名年轻的病毒学家将这一病原体分离了出来，并受此启发研发出了口服脊灰减毒活疫苗，这个人就是阿尔伯特·萨宾（Albert Sabin）。今天我们已经知道这种病毒是疱疹病毒家族的一员——乙型疱疹病毒，它是一种仍然在动物界作祟的微生物，自从其真面目被揭开后，美国已累计报告了40余例人感染病例。

猴子的器官中——尤其肾部含有病毒的发现，也应归功于罗伯特·赫尔（Robert Hull）博士，他描述了多个被称作"猿猴病毒"（Simian Virus, SV）的感染原。细胞培养中出现的不正常现象让这种病毒走入人们的视线，这种现象被描述为"细胞病理效应"[1]，如细胞层被破坏、出现巨大细胞、多个细胞合并等。SV病毒对猴类的影响还是个未知数，但是看起来这种病毒可以与携带它的灵长类动物"和睦共处"。虽然这种病毒很容易被识别出来，却也不容小觑——如果它们存在于制备脊灰疫苗的猴肾细胞中，就会带来大麻烦。所以生产商们必须将一切病变细胞拒之门外，不让它们染指疫苗。风险近在咫尺，但幸而尚在掌握之中。

---

[1] 细胞病理效应（Cytopathic effect，CPE），也称为"细胞病变作用"，是细胞出现异常的生长或突变，通常和病毒感染有关。在病毒培养的组织琼脂上，病毒的扩散受到了紧密琼脂的限制，因此只能感染旁边的细胞。被病毒感染后的细胞通常会在病毒分离后死亡然后在琼脂上留下透明的圈。——译者注

然而，美国制药巨头默克旗下病毒学研究实验室的一位年轻研究员获得了另一惊人发现，使这件事又疑窦丛生。这名研究员叫本·斯威特（Ben Sweet），他在抗病毒疫苗著名专家莫里斯·希勒曼（Maurice Hilleman）博士手下工作。1960 年，希勒曼团队正在研发高纯度脊灰疫苗（Purivax）和引起呼吸系统感染的腺病毒疫苗。两项研究有一个共同之处：它们的制备都使用了猴肾细胞。

在工作中，斯威特和希勒曼在一只亚洲恒河猕猴的肾细胞中发现了一种新猿猴病毒，这种病毒后来被称作 SV40——因为它是第 40 个进入 SV 列表（由赫尔发现并细心编著）的病毒。所以这只不过是 SV 家族的另一个"小兄弟"。可是这一病毒被发现时的情形却使人们对 SV 的检测手段产生了深深疑问。事实上，当他们培养含有此类病毒的细胞时，并未出现任何异常现象。但是斯威特在好奇心的驱使下，将病毒清液注入了非洲绿猴（Cercopithecus aethiops）肾细胞中，之后他发现空泡开始吞噬非洲绿猴肾细胞，因此这种病毒除 SV40 的名字以外，还被称作"空泡病毒"。

斯威特对他的发现大吃一惊，这种潜伏性病毒在亚洲猴肾细胞中就可以隐身，但在非洲猴肾细胞中却变得不安分了。斯威特立即在同样条件下测试了用于制备腺病毒（无包膜 DNA 病毒的一种）疫苗的细胞。结果令人瞠目：所有的细胞株都被空泡细胞感染了。虽然这种腺病毒疫苗仍处于试验阶段，但它已经被接种给志愿者了，他们可能已经注射了猿猴病毒！而用同一种细胞制备的脊灰疫苗已经投入使用，每年销量达数百万支，它的情况又会怎样呢？人们顿时如临大敌，但旋即又放宽了心：索尔克的脊灰疫苗已经用福尔马林灭活了，想来所有病毒应该都被消灭了。

正在此时，索尔克脊灰疫苗的竞争者——著名病毒学家阿尔伯特·萨宾研发的疫苗（已经在第一章中提到过）问世了。这种疫苗也用猴肾细胞制备，其特性在于：它未经灭活，而是口服的减毒活疫苗。这两种疫苗也被分别称为"索尔克疫苗"和"萨宾疫苗"，它们由此展开了一场旷日持久的竞赛，直至今日依然方兴未艾。

萨宾疫苗已经因在美国以外地区的接种而得到认可，比如苏联的数百万儿童都接种过，疫苗的效力已然有目共睹。这时萨宾已准备将他的疫苗引进美国。如果这样的话，希勒曼的 Purivax 灭活疫苗就有可能会被完全盖过风头，而空泡病毒的发现则给了他阻击萨宾疫苗的机会。

希勒曼要求斯威特测试萨宾的疫苗株，结果显示这些疫苗的 SV40 病毒检测呈阳性，而默克生产的灭活疫苗株（索尔克疫苗）则显示阴性，这是因为福尔马林起效了。结果出来几个星期了，这一发现都被秘而不宣，直到 1960 年 6 月在华盛顿召开脊髓灰质炎减毒活疫苗第二次世界大会时才被公之于众。

在这次大会上，全世界的专家们汇聚一堂。各界都在期待着阿尔伯特·萨宾讲述在苏联获得的惊人成果——他与一支"重量级"苏联代表团一同前来。代表团的灵魂人物是苏联著名的院士、教授米哈伊尔·丘马科夫（Mikhail Chumakov）。然而本应是"庆功宴"的大会却被莫里斯·希勒曼"搅和"了。大会一共开了五天，希勒曼第一天就上台发言了，他宣称在亚洲猴肾细胞中发现了一种病毒，后者能逐渐感染细胞却不被察觉，而非洲猴肾细胞中若存在这种病毒则会显现出来。莫里斯·希勒曼进一步说，这种病毒是在萨宾博士的脊灰减毒活疫苗中发现的，而索尔克博士的灭活疫苗中却没有发现这种病毒。

这对萨宾无异于当头一棒，希勒曼的发现令他硕果累累的报告黯然失色。这时，SV40病毒对人体的致病性还是个未知数。不过萨宾疫苗与注射式的索尔克疫苗不同，只用于口服，所以感染风险就大大降低了。有人戏谑地争辩道，"一日三餐里也有可能藏着病毒呀，总不能因噎废食吧"，试图让大家对口服疫苗放宽心。两派支持者之间的气氛剑拔弩张。

这时，一位著名病毒学家的一席话令沸沸扬扬的争论冷静下来，他就是后来的诺贝尔奖获得者雷纳托·杜尔贝科[1]（Renato Dulbecco）。杜尔贝科指出传染性病毒有可能是癌症的致病原，当然这还只是一个简单的假设，但是杜尔贝科对自己说的话心中有数。

---

[1]　雷纳托·杜尔贝科（Renato Dulbecco），意大利籍病毒学家，1914年2月22日生于意大利南部城市卡坦扎罗，1936年获意大利托里诺大学医学博士学位。杜尔贝科系索尔克生物研究所创立者之一，1975年获诺贝尔生理学或医学奖。——译者注

　　要弄明白杜尔贝科的话，我们需要追述一段往事。数十年来，关于病毒是不是癌症源头的争论从未停歇。研究者已经能够通过注射病毒令实验室动物长出肿瘤，但是从未有证据证实病毒能在人体上诱发癌症。

　　20世纪60年代，供职于美国国立卫生研究院（NIH）的年轻科学家莎拉·斯图亚特（Sarah Steward）萌发了对病毒与动物肿瘤研究的兴趣。她常常与一位在同一园区工作的老友伯妮斯·艾迪（Bernice Eddy）见面，后者同样就职于一家公立部门——生物检验实验室的生物标准部（Division of Biologics Standards）。艾迪的工作是负责在制药公司销售前对疫苗进行检测。斯图亚特建议她也加入病毒和癌的关联研究，当然这并不属于检测实验室的工作范畴，但是任务十分简单：将老鼠的肿瘤匀浆注入猴肾细胞，几天后取出病毒清液并注射给实验室动物，检测病毒是否在细胞内扩散并诱发肿瘤。

　　这点额外的任务与伯妮斯·艾迪本身的工作并不冲突。她得到的结果出乎意料：将猴肾细胞培养的清液注射给老鼠后，会令它患上肿瘤——由此可证明确实有一种病毒在这些细胞内扩散。但是，令人意外的是，其他同样接受注射的动物（仓鼠、兔子、印度豪猪、猫、各种鼠科动物）也长出了肿瘤。这一神秘的病毒被称作"多瘤病毒"，意思就是"诱发多种肉瘤的病毒"，其时是1959年。艾迪和斯图亚特的发现永垂生物学史，这标志着一个新兴学科——肿瘤科的诞生。在本学科的众多研究者中，有一个人的名字显得格外耀眼，他就是——雷纳托·杜尔贝科。

多瘤病毒在病毒引发癌症的研究中可作为一个重要模型，它被发现时，人类正对于病毒和癌症之间的关联一筹莫展。这一惊人发现促使伯妮斯·艾迪开始寻找答案：是否还有其他病毒可对灵长类动物，尤其是猴子致癌呢？诚然，已有的科学文献从未提到过能令猴子患癌的病毒，可为什么不大胆求证呢？反正自己手上正好有数百个猴肾细胞，其中有上百个已被病毒感染。这些病毒的现形方式与多瘤病毒别无二致。要做的就是求证它们对实验室动物的致病性了。说不定有的病毒会露出癌症元凶的真面目呢？

但该想法并没有得到实验室同事的热烈响应，于是艾迪决定单枪匹马作战。她取出猴肾细胞清液并注射给仓鼠，结果是惊人的：几乎所有的样本都呈阳性，而157只实验动物中有70%都长出了肿瘤。她再接再厉，发现所有的结果都与此一致：大部分曾用于制作脊灰疫苗的细胞都含有一种可使仓鼠患癌的病毒。这与多瘤病毒的"剧本"何其相似，但亦有大相径庭之处：猿猴病毒导致的肿瘤在三四个月后才会长出，而多瘤病毒则只要几天时间。

最终，伯妮斯·艾迪发现了与斯威特和希勒曼研究中不谋而合的关键点：她刚刚发现的病毒来自亚洲猿猴，而同类猴子的肾细胞在培养时并不会因之出现病理反应。我们将会在后面讲到：

这种病毒与斯威特和希勒曼发现的正是同一个——SV40。

　　那时，伯妮斯·艾迪还不知道它们是同一种。于是她在第一时间向她的研究主管约瑟夫·斯马德尔（Joseph Smadel）博士汇报了自己的工作：她发现了一种来自猴肾细胞的新型病毒，能使仓鼠患上慢性肿瘤。大部分脊髓灰质炎疫苗都使用这种携带致癌病毒的细胞进行制备，所以伯妮斯·艾迪自问道："如果这种病毒不能被福尔马林杀死呢？"——换言之，数百万儿童是否已经接触了一种可使动物患上肿瘤的神秘病毒？斯马德尔闻言颇为惊愕，但还是努力在下属面前故作镇定。而他迅速意识到：这对自己来说是滔天大祸，于是要求艾迪在不掌握百分之百确切证据的情况下不要公布结果。

　　让我们回放一下这段故事。国立疫苗检测实验室的主管从他的下属处得知，大部分脊灰疫苗有可能被一种对动物致癌的病毒感染了，而他却选择了对这一发现秘而不宣。

　　放在今天，他为什么做出这一选择是难以想象的，而要明白当时他这么做的初衷，就得了解那时癌症在人们心中的形象。研究者们已经证实一些病毒能够在动物体内诱发肿瘤，但尚无任何确切证据表明它们能在人体内诱发肿瘤。此外，由于细胞在动物体内不断繁殖，肿瘤会快速显现出来，而这与人们当时对人类癌症的认知大相径庭。当时人们认为癌症是一种由变异细胞无序扩散导致的慢性疾病，这一疾病很可能是由化学制剂或辐射造成的。

而另一方面，脊灰疫苗已经获得了举世瞩目的成功，它不仅使美国医学研究声名卓著，更在五年内令脊髓灰质炎发病数量减少了90%以上。若将伯妮斯·艾迪的观察报告公之于众，就会严重破坏正在进行的疫苗接种运动，在民众心里种下怀疑的种子，关键是——此时一切还没有定论。显而易见，那时"预防原则"还没影哩。

然而，斯马德尔似乎小瞧了自己下属的胆量。伯妮斯·艾迪并不愿对上司亦步亦趋，毅然将自己的发现昭告世界。她受到癌症研究协会的邀请，到纽约参会并介绍她发现的多瘤病毒。在发言快要结束时，她请求听众关注其近期的研究工作，并进一步解释说发现了"一种与多瘤病毒很像的微生物"，将她对脊灰疫苗基质——猴肾细胞中含有致癌病毒的研究公之于众。在座听众顿时哑然失色，其中还有一些癌症专家。伯妮斯·艾迪真的估量到她汇报的后果了吗？因为这一消息很可能会使举世哗然，并终结自己的科学生涯。

在几个月的辛勤研究之后，人们最终证明伯妮斯·艾迪发现的致癌病毒其实就是空泡病毒SV40。让我们再将这段历史快进，看看莫里斯·希勒曼和他待检的改进型脊灰疫苗Purivax等来的坏消息：在检测实验室工作的保罗·格伯（Paul Gerber）受命检验索尔克疫苗，第一批疫苗株显示为SV40阴性。但从1961年3月起，格伯发现若干病毒株检测呈阳性。他的结果显示多个脊灰疫苗株和腺病毒疫苗株含有活性 SV40 病毒，这证实部分 SV40 病毒的确对福尔马林具有抵抗力。

　　这为什么与斯威特原来的结论不同呢？保罗·格伯研究显示 SV40 病毒可被福尔马林快速分解杀死，但几小时后，还会留下一些病毒颗粒在负隅顽抗（大概因病毒株的不同会留下 200—2000 个）。病毒浓度对病毒颗粒的残留程度有影响是确凿无疑的，但研究者很快发现这不是唯一的因素。斯威特已经研究过福尔马林对 SV40 的影响，他将化学处理过的病毒悬液注入细胞，在之后的 10 天内进行细心观察，其间空泡没有出现。他因此得出结论：SV40 病毒已经被消灭了。格伯则根据自己的经验耐心观察了 14 天，发现病毒会随疫苗不同在第 11—14 天时逐渐显现出来。这两种不同的技术指标，即 SV40 病毒的原始浓度和观察时长，会决定人们能否发现疫苗中活性 SV40 病毒的微弱数量。

　　于是，一个结论呼之欲出：灭活脊灰疫苗（索尔克疫苗）可能包含少量的传染性 SV40 病毒。而且灭活疫苗采用注射式接种，就像致癌病毒的传播试验一样，让人们又离危险更近了一步。希勒曼和默克公司知道已经输掉了这一仗，他们撤回了 Purivax 疫苗，并永远放弃了脊髓灰质炎疫苗的生产。其他生产索尔克疫苗的公司则继续使用 SV40 病毒阴性的细胞生产疫苗；对于已经注射的和已经投入市场的疫苗，问题仍然存在——已经卖出的疫苗并没有被召回，仍然会被投入使用。

　　默克研发出的疫苗种类居全球之冠，对于行业伦理规范是非常注重的。而希勒曼也了解猴肾细胞——或更宽泛地说是原代细胞所包含的风险。其他的疫苗生产商则对该问题没有那么如临大敌了。

　　另一边，萨宾却愈挫愈勇。诚然，其减毒活疫苗也被污染了，但是这种疫苗是用于口服的，看起来风险要小很多。他还提出另外一点，苏联的数百万儿童都服用了这一被污染了的疫苗，在多年后并没有报告任何异常事件。此外，在被测试的孩子中，没有任何一个孩子显示有 SV40 病毒的抗体，这更补充说明了病毒是无法通过口服途径传染的。萨宾疫苗于 1961 年在美国获得许可，在该国取代了索尔克疫苗。时至今日，仍在使用的脊灰疫苗唯剩萨宾疫苗和索尔克疫苗了。在美国，索尔克疫苗于 1992 年重新取代了萨宾疫苗（见第六章）；索尔克的灭活疫苗被用于工业化国家，与其他疫苗构成联合疫苗；而萨宾的口服疫苗还被用于脊髓灰质炎的根除（见第六章）。从 1962 年起，所有用于脊灰疫苗的猴肾细胞都应事先排除被 SV40 病毒污染的可能性。

　　是时候公布结果了：1954—1961 年，即灭活的索尔克疫苗在美国应用时期，有数百万儿童可能接触到了 SV40 病毒，此外一些正在试验中的候选疫苗也面临相同风险。我们估计共有 9300 万美国人有可能感染了 SV40 病毒。其他各国也面临着同样问题，毕竟索尔克疫苗已经在世界各地投入生产，尤其是在斯堪的纳维亚半岛。但法国是一个例外，在该国基于索尔克原理制出的疫苗采用了其发明者莱皮纳（Lépine）教授的名字，他是巴斯德研究所著名的病毒学家。莱皮纳疫苗因两点与其他疫苗显著不同：疫苗制备使用的猴肾细胞来自非洲猴子（狒狒和东非狒狒），且疫苗要经历两次灭活"加持"——首先是福尔马林灭活，其次是 β-丙内酯[1] 灭活。因此，接受检定的疫苗全部显示 SV40 阴性。

让我们再次提出这个关键问题：若人体接种了遭 SV40 病毒污染的疫苗，会有哪些后果？

这一系列事件的曝出已经过去 40 年了，但人们对这次大规模污染仍然心有余悸，就此展开的讨论依然如火如荼。一些人认为 SV40 病毒有可能是一些罕见癌症的病因；然而，有 70 万名瑞典儿童于 1957 年接种了可能感染 SV40 病毒的疫苗，对这批孩子的跟踪研究表明（这一研究仍在继续），他们患癌的风险并未显示任何升高。

可我们不得不承认，这件事总让人有如芒在背之感。

▶▷ "糖丸"[2] 和艾滋病疑云

正如我在本章序言中所提到的，1992 年 3 月 19 日的《滚石》

---

[1]　无色有刺激气味的液体，用作药物、树脂和纤维改性剂的中间体，也用作血浆、疫苗的杀菌消毒剂。——译者注
[2]　即口服脊髓灰质炎疫苗，也称小儿麻痹症疫苗，在中国俗称"糖丸"。——译者注

杂志刊登了一篇署名为汤姆·柯蒂斯的文章，标题颇为醒目：《艾滋病的起源：是上帝之举还是人类自作自受？回答这一问题的新想法》[1]。

自 20 世纪 80 年代初起，就出现了一些艾滋病病例。人们提出了各种各样的假设，想方设法弄明白该严重流行性疾病为什么会祸及人间。一些人认为是生物战争武器，另一些人则解读为神的惩罚……1992 年柯蒂斯的文章问世时，人类免疫缺陷病毒[2]（Human Immunodeficiency Virus, HIV）的来源已经被明确了：非洲和猴子。更确切地说，存在两种不同类型的 HIV 病毒：来源于非洲中部并传播至全世界的 HIV-1 型、起源自非洲西部至今传播极其有限的 HIV-2 型。柯蒂斯提出了这样的假设：HIV-1 型有可能来自 20 世纪 60 年代在非洲中部测试的口服脊髓灰质炎疫苗。据他所说，这种基于猴肾细胞的疫苗很可能被某种猴类病毒污染了。

猴类身上携带了多种与 HIV 相近的病毒，统称为猴免疫缺陷病毒[3]（Simian Immunodeficiency Virus, SIV），是比照人类免疫缺

[1]　原文为 "L'Origine du Sida. Une Nouvelle Hypothèse en vue de Répondre à la Question: Est-ce une Action de Dieu ou une Action Humaine?" ——译者注

[2]　HIV，法文为 VIH，即 Virus de l'Immunodéficience Humaine 的缩写，意为人类免疫缺陷病毒，即艾滋病病毒。该病毒分为 2 个型，HIV-1 和 HIV-2。HIV-1 流行于全世界，HIV-2 仅在非洲，其他国家很少。HIV-2 病毒的致病性远较 HIV-1 病毒低。见曾毅《艾滋病和艾滋病病毒的发现及其起源（一）》，《中国艾滋病性病》1999 年第 6 期。——译者注

[3]　猴免疫缺陷病毒（Simian Immunodeficiency Virus, SIV），也称为非洲绿猴病毒（African Green Monkey Virus），也有人称猴艾滋病病毒，是一种可影响至少 33 种非洲灵长目的逆转录病毒。——译者注

陷病毒（Human Immunodeficiency Virus, HIV）命名的，但是这种病毒对于非洲猴类来说并不具有致病性。对于 HIV 和 SIV 的分子学比较研究显示，HIV-1 型病毒正是来自大猩猩携带的 SIV 病毒，而 HIV-2 型则来自白眉猴属携带的一种 SIV 病毒。如果柯蒂斯的假设成立，那么被送到成千上万孩子口中的疫苗可能会是一颗"病毒"炸弹，其中一些孩子可能因此受到感染，病毒借此在人类中传播，并演变为 HIV-1 型。

疫苗接种地区正好与猴类病毒来源地一致，这使得柯蒂斯的假设具备了可能性。要证实这一判断，就得明确萨宾疫苗和索尔克疫苗的构成成分。今天，我们使用的这两种疫苗共含有三种病毒，分别被称为脊髓灰质炎 I 型、II 型和 III 型。研究者们最先研发出的是单价疫苗，而后才逐渐升级到这种组分的疫苗（三价疫苗）。有时，我们会提到非洲使用的 I 型脊髓灰质炎疫苗，即指只含有 I 型脊髓灰质炎病毒。还得说明一件事：虽然 20 世纪 60 年代索尔克和萨宾的疫苗已经成为主流，但其他研究者们并没有放弃，依然对参与这场脊灰疫苗研发竞赛跃跃欲试。希拉里·柯普洛夫斯基就是如此，他也是首批投身于口服脊髓灰质炎疫苗研究的学者之一。这也成为我们现在所述之事的导火索。

为了让自己的假设站得住脚，柯蒂斯还进行了一些说明：由希拉里·柯普洛夫斯基在费城威斯塔研究所研发的 I 型脊髓灰质炎疫苗也被称为 CHAT 疫苗，于 1957—1960 年在 30 万名刚果、卢旺达和布隆迪的儿童体内进行了测试。对于这一接种运动进行详细分析后（数据公布于 1958 年的《英国医学杂志》[1]），人们证实其接种地区与赤道非洲 HIV-1 型高发地区存在一致性，但是柯蒂斯的假设还远未得到科学家们的一致认同。

我们曾经说过，20 世纪 90 年代初的 HIV 分子学研究显示一种大猩猩 SIV 病毒——猴免疫缺陷病毒，衍生出了后来的人类 HIV 病毒，而 CHAT 疫苗则是使用其他猴属动物细胞进行制备的。此外，看起来 SIV 病毒并不是在肾细胞内进行繁殖的，而且该病毒十分脆弱，要想通过口服途径传播也没那么容易。

如果不是一位作家——爱德华·霍普（Edward Hooper）将其重新提上日程，可能柯蒂斯的假设会像其他异想天开的想法一样，渐渐被人遗忘而烟消云散了。在长达七年的调查之后，霍普于 1999 年出版了一部 1070 页的巨著——《河流，一次回溯 HIV 病毒和艾滋病起源的旅程》[2]，让科学界躁动起来。里面讲了什么呢？

霍普看到《滚石》杂志上登载的文章之后，就立刻联系了汤姆·柯蒂斯，后者将自己 1992 年撰写论文时使用的资料源转给了他。柯蒂斯首先提到了一篇名为《脊髓灰质炎疫苗和艾滋病起

---

[1] 《英国医学杂志》（*British Medical Journal*），作为 BMJ 出版集团旗下享誉世界的顶级综合医学期刊，是世界著名的四大综合性医学期刊之一（其他三刊为《新英格兰医学杂志》《柳叶刀》和《美国医学会杂志》）。在 150 年的历史中，《英国医学杂志》以其学术严谨、内容新颖、排版活泼的鲜明特点，受到世界很多国家读者的欢迎（http://www.bmjchina.com.cn/journals/aboutjournals/journals/theBMJ/）。——译者注
[2] 原文为 *The River. A Journey Back to the Source of HIV and AIDS*。——译者注

源》[1] 的文章，这篇文章于 1993 年 2 月 2 日刊登于巴黎巴斯德研究所旗下的《病毒学研究》(*Research in Virology*) 杂志，作者是加利福尼亚大学的布莱恩·埃尔斯伍德 (Blaine Elswood) 和拉斐尔·斯特里克 (Raphael Stricker)。该文章出版比柯蒂斯发表在《滚石》上的要晚，但是文中作者们提到的数据在 1991 年 9 月就被公布了。

对于埃尔斯伍德和斯特里克来说，毫无疑问，艾滋病毒源自柯普洛夫斯基于 1957—1959 年在赤道非洲地区开展的疫苗注射运动。二人建议："如需证实这一假设，只要前往费城威斯塔研究所，取出那些可能至今还存放在冷柜中的疫苗样本即可。"《病毒学研究》的编辑们立刻对他们的猜想作出回应："1961 年以前，用于制备脊髓灰质炎疫苗的细胞取自恒河猕猴和食蟹猕猴。二者都源于亚洲，并非天然的艾滋病毒携带者。只有非洲猴类才具有这种属性。灵长类动物中只有非洲黑猩猩携带的猴免疫缺陷病毒 (SIVcpz) 与人类免疫缺陷病毒 HIV-1 型类似。然而非洲黑猩猩细胞从未被用作脊髓灰质炎疫苗的物料。"编辑们在回复中还提到，1959 年一位英国水兵因艾滋病去世后，一项回溯性研究立即启动，最终发现该病人在赤道非洲脊髓灰质炎疫苗注射运动前就已染病。我们可以看到，有非常有力的论据可以证伪脊髓灰质炎疫苗作为 HIV-1 型病毒源头的设想。

---

[1]　原文为 "Polio Vaccines and the Origin of Aids"。——译者注

上文提到的文章被认为是该假设的主要来源。除此之外，柯蒂斯还转给霍普一位神秘人——路易·帕斯卡尔（Louis Pascal）的联系方式，此人住在纽约，自学成才，而且外界只能通过邮件与之取得联系。霍普立刻依样行事，并在几天后收到了一个包裹，里面装有一系列关于脊灰疫苗与艾滋病毒关联性的资料。

路易·帕斯卡尔多年来一直致力于对脊灰疫苗和艾滋病毒关联假设的研究。自 1987 年 11 月起，他开始撰写一篇名为《现代医学带来了艾滋病毒》[1] 的文章，1990 年，另一篇《艾滋病毒是如何产生的？》[2] 也面世了。这两篇文章从未被任何科学杂志出版。直到 1991 年，路易·帕斯卡尔的另一篇文章《科学误入歧途的后果》[3]，才被离澳大利亚悉尼不远的伍伦贡（Wollongong）大学发表。这篇文章包含所有脊灰疫苗与艾滋病毒相关的线索。霍普阅读了路易·帕斯卡尔提供的大量文献，得以了解疫苗制备方式，并发现疫苗接种运动中的多个关键技术问题。

掌握了这些初步资料之后，霍普投入到自己的调研之中。要知道，这一研究可是持续了七年之久。为什么他竟要如此执着？显而易见，将脊髓灰质炎疫苗和艾滋病联系起来的假设可是存在缺陷的——制备疫苗的细胞源不一样。此外，还有一点可令他

[1]　原文为 "Modern Medecine Started AIDS"。——译者注
[2]　原文为 "How AIDS Began"。——译者注
[3]　原文为 "What Happens When Science Goes Bad"。——译者注

的假设不攻自破：如果承认 HIV-1 型病毒在赤道非洲地区出现是源于脊灰疫苗接种，那么我们如何解释同时在西非地区出现了 HIV-2 型病毒呢？要知道，西非地区当时并没有开展任何疫苗接种运动，疫苗引起艾滋病一说似乎站不住脚。但是霍普和他之前的柯蒂斯一样，正是因为科学家们拒绝同自己交流对话反而加深了怀疑——这些科学家会否有所隐瞒呢？

霍普将搜集到的脊灰疫苗研发初期的大量资料汇集成了鸿篇巨制，仅注释和参考书目就有 170 页之多。为了完善自己的调查，他还联络了当时参与疫苗研发的一些主要科学家，希拉里·柯普洛夫斯基自然是第一个。

我们在第一章中已经对这一人物提过寥寥几笔，之后在以狂犬疫苗为主题的第三章中也会用大幅笔墨讲述他的故事。柯普洛夫斯基于 1917 年出生于波兰华沙，他还是一位出色的钢琴手，于是就需要在医学和音乐生涯之间做出选择。心中壮志令他弃乐投医：他要站在一个学科的顶峰。"他很早就明白，在生物医学领域可发挥的余地要比音乐家的世界大得多"，其传记作者罗杰·佛汉（Roger Vaughan）如是说。柯普洛夫斯基最终成为医生，但音乐作为爱好伴其一生，所以 1940 年时还有人在罗马音乐学院（Conservatorio Santa Cecilia di ROMA）见到他的身影。然而做出投身医学的决定不久，战争就爆发开来，柯普洛夫斯基被迫离开意大利赶赴西班牙，他的太太伊雷娜和年幼的孩子也从法国出发到那里与他会合。他们决定离开欧洲，借道葡萄牙前往巴西。

一家人终于在里约热内卢团聚。柯普洛夫斯基在那里以音乐天赋谋生，而他的太太伊雷娜[1]原本也是一名受过良好教育的科学家，则在里约一间大型医院担任护士。一天，柯普洛夫斯基偶然遇到了一位同样被驱逐出境的波兰朋友，后者在里约洛克菲勒基金会工作。朋友向他提议说："我们在招聘年轻的研究员，你愿意来吗？"第二天柯普洛夫斯基就成为该基金会的一员。在那里他还结识了著名的美国病毒学家埃德温·兰尼特（Edwin Lennette），这位专家主要从事黄热病领域的研究。柯普洛夫斯基后来也成为病毒学家。

在兰尼特的指导下，柯普洛夫斯基很快入门了病毒的研究技术，还领教到了它们的厉害：他一开始就感染了委内瑞拉马脑炎病毒（EEV）。脱险之后的柯普洛夫斯基于1943年发表了第一篇文章，名为《关于在实验室发生的8次委内瑞拉马脑炎病毒感染》[2]。他和兰尼特组成了一支非常有活力的团队，发表了多篇科研文献。

巴西的生活十分惬意，然而柯普洛夫斯基一家还有一个梦想尚待实现：到美国去生活。1944年12月1日，希拉里、伊雷娜和他们5岁的儿子抵达纽约。柯普洛夫斯基在纽约洛克菲勒基金会

---

[1] 希拉里·柯普洛夫斯基的夫人 Irena Koprowska 也是一名病理学家。——译者注
[2] 原文为 "Au Sujet de Huit Cas de Contaminations au Laboratoire par le Virus EEV"。——译者注

任职不久，就被制药巨头——立达[1]（Lederle）的病毒学分部新任主管黑若尔德·考克斯（Herald Cox）相中。从这时起，他开始投身于脊灰病毒的研究，这也是当时美国医学研究的重中之重。

研究之初，柯普洛夫斯基就倾向于研发一种减毒活疫苗。正是基于在巴西黄热病病毒的研究经验，他才做出了这个决定——他明白，当一种病毒在细胞系统内或动物身上进行连续传代时，它会发生突变，其特性会发生不可逆的转变。因此，从一种毒性很强的病毒中得到减毒病毒是有可能的。1951 年，他获得了一株 Ⅱ 型脊髓灰质炎减毒病毒株，将其命名为 TN，以致敬他亲密的合作者汤姆·诺顿。后者也是"黄热病疫苗之父"马克斯·泰雷尔（Max Theiler）的学生（见第四章）。到了 1953 年，柯普洛夫斯基成功将 Ⅰ 型脊髓灰质炎病毒减毒，并将这一新毒株命名为 SM。

临床研究证明了这些候选疫苗的价值。毋庸置疑，柯普洛夫斯基是脊髓灰质炎减毒活疫苗领域的先驱。但是很快，竞争的苗头初现端倪，他的对手有研发灭活疫苗的乔纳斯·索尔克，还有选择了同一方向——减毒活疫苗的阿尔伯特·萨宾。赛跑开始了。

看来必须要扩大临床试验范围了。柯普洛夫斯基、立达实验室团队和英国病毒学家乔治·迪克（George Dick）联合起来，后者毛遂自荐，要在爱尔兰的贝尔法斯特（Belfast）检验柯普洛夫

---

[1]　立达实验室，即 Lederle 实验室，也译作莱德利实验室。——译者注

斯基的两种候选疫苗：TN 和 SM。大规模试验如期于 1956 年展开，乔治·迪克首先为一些大学生志愿者进行了接种，后又给他四岁的女儿注射了疫苗——要知道这种操作在今天简直是不可想象的。然后他逐日跟踪病毒在他女儿身上的变化，并在排泄出的粪便内发现了病毒，而且这种病毒也被传染给了他的太太和其他两个孩子。这是个出乎意料的重大发现。但之后发生的事情更令人大感意外：病毒在他女儿体内繁殖了之后，毒性并没有减弱——当它再次被注入猴脑后，仍然具有致病性。

除这些日常观察外，初步临床研究搜集的数据也令人失望，在接种的 21 名成人和 169 名儿童之中，分别只有 22% 和 77% 出现抗体。疫苗并没有诱发人体不良反应，但是被排泄出的病毒却对猴子具有致病性。1957 年，乔治·迪克（George Dick）博士和大卫·戴恩（David Dane）博士（迪克年轻的合作者）在《英国医学杂志》发表了他们的成果，认为这两株脊灰毒株不能在爱尔兰进行大规模应用。

多米诺骨牌立刻倒下——柯普洛夫斯基和他的老板考克斯之间产生了分歧。柯普洛夫斯基离开了立达实验室，带着忠诚的汤姆·诺顿和几个技术人员重新回到了费城威斯塔研究所。他很快重整旗鼓，带着两种候选疫苗回到"赛场"之上，他派出的"参赛者"分别是 CHAT 疫苗（含有脊髓灰质炎 Ⅰ 型病毒）和福克斯 Ⅲ 型（含有脊髓灰质炎 Ⅲ 型病毒）。所有这些疫苗株都是由猴肾细胞制备的。但是一个困难横亘在他眼前：由乔纳斯·索尔克研发的灭活脊灰疫苗自 1955 年 4 月起已在美国获得许可了。出于行业伦理，该国已经不能继续研发相同类型的新疫苗，必须前往其他国家才行。于是他们选择了非洲。

1955 年，希拉里·柯普洛夫斯基参与了在肯尼亚姆加亚（Muguga）召开的关于狂犬病的会议。他在那儿认识了一位同胞：塔杜斯·维克托（Tadeusz Wiktor），此人后来也加入了威斯塔研究所（见第三章）。他还结识了领导比属刚果[1]斯坦利维尔[2]（Stanleyville）医学实验室的吉斯兰·库尔图瓦（Ghislain Courtois）。柯普洛夫斯基向库尔图瓦建议共同合作，评估一种减毒脊灰疫苗。

很快，人们就在比属刚果斯坦利维尔旁的林迪（Lindi）地区[3]建起了动物饲养区，对大猩猩的研究可以开始了。CHAT 疫苗和 Fox 疫苗在动物身上都保持了减毒状态，并使它们获得了针对野生脊灰病毒[4]的免疫性。之后他们以口服液体疫苗的形式对人体开展实验。在 1957 年和 1958 年中，约有 26 万成人和儿童分别

---

[1]　即今天的刚果民主共和国，因其首都名金沙萨而俗称"刚果（金）"。

[2]　Stanleyville，就是今天的基桑加尼（Kisangani）。

[3]　林迪（Lindi），是坦桑尼亚东南部的海边小镇、林迪区的首府，位于达累斯萨拉姆以南 450 公里、姆特瓦拉以北 105 公里，处于全国人口最稀少的地区，2002 年人口普查总计人口为 41549。——译者注

[4]　野生脊灰病毒主要感染 5 岁以下的儿童，发病后，病人出现发烧、颈部僵硬、呕吐等症状。大约有 1/200 的病人最终肢体残疾，严重的会因为呼吸肌肉麻痹而死亡。——译者注

在 7 个站点接种了疫苗。1958 年 2 月 24 日—4 月 10 日在鲁济济河 [1]（Ruzizi）峡谷进行的大规模接种行动中，共有 215504 人接种了 CHAT 株疫苗，即每天接种人次在 3000—10000 人，其间并未报告任何严重不良反应。疫苗不仅没有被人体排异，而且还十分高效。1957 年 11 月—1958 年 11 月，为抵御一场肆虐的 I 型脊髓灰质炎传染，另一场接种运动开始了，结果依然如此。其间共有 22886 人接种了 CHAT 株疫苗，疾病的蔓延被迅速遏制住了。

一言以蔽之，威斯塔研究所在赤道非洲地区推行的疫苗研究获得了毋庸置疑的成功。之后柯普洛夫斯基回到他的祖国波兰，在那里为他的候选疫苗进行资格评估，其间有超过 700 万人接种。但是在他与阿尔伯特·萨宾的竞赛之中，后者声称有超过 5000 万人接种了自己的疫苗，尤以苏联接种的人为多。看起来威斯塔团队要输掉这场比赛了。1960 年，阿尔伯特·萨宾的口服脊灰疫苗在美国注册获得许可，之后在全世界确立了地位。此后，柯普洛夫斯基的脊灰疫苗一直寂寂无闻，直到 1992 年才重回人们视线。

让我们重新谈谈霍普及其一丝不苟的"探案"。他顺藤摸瓜，对当年刚果大规模接种行动的每一个参与者都进行了围追堵截般

---

[1]　鲁济济河（Ruzizi River），是一条中部非洲的河流，由基伏湖流至坦噶尼喀湖。鲁济济河由海拔高度 1500 米处下降至约 770 米处。在鲁济济河的南端终点，形成了鲁济济冲积平原，地形起伏非常平缓。在流入坦噶尼喀湖前，鲁济济河形成了一个三角洲。——译者注

的调查。在他的著作中，霍普首先抨击了柯普洛夫斯基 1992 年 8 月在《科学》杂志发表的《艾滋病和脊髓灰质炎疫苗》[1] 一文。这篇文章是对柯蒂斯 1992 年 2 月提出假设的回应。霍普举出了这短短一篇文章中的 11 处不一致及一些不准确之处。他继续循着这些作者们的出版作品探索，发现了 1958 年《英国医学杂志》发表的一份报告，名为《关于在比属刚果和卢旺达－乌隆迪 [2] 开展脊髓灰质炎减毒活疫苗大规模人体接种的报告》[3]。这篇报告的主要作者是吉斯兰·库尔图瓦、阿尼埃斯·夫拉克（Agnes Flack）、格瑞之·杰维斯（Gerage Jervis）和加斯东·尼内恩（Gaston Ninane），当然希拉里·柯普洛夫斯基也参与了撰写。霍普知道当时只有尼内恩和柯普洛夫斯基还在世，于是他拜访了这两个人。

虽然霍普一再坚持，却并未得到任何使用大猩猩肾细胞制备脊灰疫苗的确认，尼内恩还是肯定疫苗生产时仅使用了亚洲猴肾细胞。在林迪地区饲养区中的大猩猩仅被用于验证候选疫苗是否减毒（即构成疫苗的减毒病毒不再具有毒性）。然而霍普的中心论点恰恰在于，他确认 CHAT 疫苗是用感染 SIV 的大猩猩肾细胞制备的，这种大猩猩免疫缺陷病毒正是 HIV 的前身。

---

[1] 原文为 "AIDS and the Polio Vaccine"。——译者注

[2] 卢旺达－乌隆迪（Ruanda-Urundi），原先在 1916—1924 年是比利时的附庸国；1924—1945 年则为国际联盟的托管地；"二战"后又成为联合国的托管地，至 1962 年，卢旺达和布隆迪同时独立为止。

[3] 原文为 "Preliminary Report on Mass Vaccination of Man With Live Attenuated Poliomyelitis Virus in the Belgian Congo and Ruanda-Urundi"。——译者注

威斯塔研究所的相关备忘录已在多次迁址中散佚。要知道那是在20世纪50年代，在缺乏CHAT疫苗制备规范和文献的情况下，很难为霍普的这一断言找到确切证据。此外，柯普洛夫斯基团队发表的文章中并未提到CHAT脊髓灰质炎减毒活疫苗使用的培养细胞是来自哪种猴类。因此，霍普提出的所有假设都建立在人们对40年前旧事的口头证言之上。

毫无疑问，威斯塔团队可能从林迪地区库尔图瓦团队圈养的大猩猩身上提取了肾细胞。但若用这些细胞制作疫苗，他们就需要将这些细胞从斯坦利维尔运送到费城（那时两地的空运需在布鲁塞尔中转，时长达3—6天），且途中细胞的储存环境必须满足特定条件方可进行后续培养。既然他们当时能从恒河猴和食蟹猴身上轻易地得到猴肾细胞，那为什么还要如此大费周折呢？其实20世纪50年代，已经有逾万只恒河猴从印度（恒河猕猴）和印度尼西亚（食蟹猕猴）被进口到了美国和欧洲。随着细胞培养技术的发展，从1955年起，美国国内陆续建立起了这些猴类饲养区，猴肾细胞可以直接在美国国内进行交易了，要获得猴肾细胞定期供应不费吹灰之力。因此为了方便，威斯塔团队几乎不可能自找麻烦——千里迢迢远赴非洲基地，采集那里的大猩猩肾细胞制备疫苗。柯普洛夫斯基亲密的合作者斯坦利·普洛特金也这么说过："恒河猴细胞是向美国的一个供应商购买的。"

1993年夏天，霍普搜集到了一份有关柯普洛夫斯基工作的文件，其丰富程度超出人们的想象。其中不仅包括了《科学》杂志刊登的文章，还有各种会议总结汇报。于是霍普得以成功复原全部临床研究情况，并发现那些曾在非洲使用的疫苗株同样也在欧洲使用过。10A-11 株就是这样，在鲁济济河峡谷、瑞士和瑞典都曾经进行了大规模接种，于是霍普投入了对欧洲这条线的研究。

他结识了一名曾负责瑞士接种试验的儿科医生——弗里茨·布瑟（Fritz Buser）教授。1958—1960 年，瑞士超过 30 万名儿童都接种了柯普洛夫斯基生产的疫苗。在瑞典，大约 5000 名儿童接种了 CHAT 疫苗，大多是 10A-11 株。于是霍普得到如下结论：1957—1960 年，这两个国家的 14000 名儿童接种了被控具有传染性的病毒株，但是在接种后几年里，却没有报告任何一例艾滋病感染症状。于是他非常诚实地总结说，欧洲的这些数据资料严重地动摇了脊髓灰质炎疫苗是艾滋病源头的假设。

1993 年 10 月 20 日，霍普第一次见到希拉里·柯普洛夫斯基，后者有其律师陪伴在侧，在这次接触之后他们又多次会面。那时柯普洛夫斯基已经 73 岁高龄，他已于两年前离开了威斯塔研究所，转而到费城的托马斯·杰斐逊大学[1]担任微生物学和免疫学教授。根据霍普对此次见面的描述，就脊灰疫苗发展史而言，他了解得比柯普洛夫斯基更深入，至少在细节方面是这样：后者多次记不清

---

[1] 托马斯·杰斐逊（Thomas Jefferson）大学是一所私立卫生科学大学，成立于 1825 年，坐落于美国宾夕法尼亚州中心城市费城。——译者注

这点或那点，或提供的信息是不确切甚至是错误的。霍普则在对话里占据了上风，不断就 40 年前的试验进行诘问。可是这些活动的文件资料大都散佚了，两人此番交锋并未产生任何决定性结论。

霍普继续进行他的调查，并于 1999 年出版成书。面对这一惊世骇俗的调查，科学家们感到有必要予以回应了——不仅因为它是皇皇巨著，更因为它包含了太多细节性信息。科学家们通过现代化手段对威斯塔研究所冷柜里的疫苗样本进行了分析，发现存在一种疑似 SIV 的病毒。同时，基因印记[1] 测定能够帮助他们证实该疫苗是不是用大猩猩细胞制备的。2000 年 9 月 12 日，世界卫生组织向媒体发出一份公函，作为正式回应，名为《关于实验性脊髓灰质炎疫苗有可能是 HIV 源头假设的声明》[2]。结论如下：本周（即 2000年 9 月 11 日所在周），为检测 HIV 病毒来源，伦敦皇家学会[3] 召开会议。最终证实下列科学发现与霍普先生的假设并不相符：

---

[1]　基因印记，经典孟德尔遗传学认为所有父系及母系等位基因有同等表达，但随着对遗传学研究的深入，人们发现了一种称为基因印记的非孟德尔遗传现象，它指在配子或合子的发生期间，来自亲本的等位基因或染色体在发育过程中产生专一性的加工修饰，导致后代体细胞中两个亲本来源的等位基因有不同的表达方式，又称遗传印记或配子印记。它是一种伴有基因组改变的非孟德尔遗传形式，可遗传给子代细胞，但并不包括 DNA 序列的改变。此现象已知可见于昆虫、哺乳类动物及开花植物。——译者注

[2]　原文为 "Déclaration concernant l'Hypotyèse selon laquelle un Vaccin Poliomyélite Expérimental a été à l'Origine du VIH"。——译者注

[3]　伦敦皇家自然知识促进学会（Royal Society of London），学会宗旨是促进自然科学的发展，它是世界上历史最长而又从未中断过的科学学会，在英国起着全国科学院的作用。——译者注

　　——依据基因测序数据，人类第一次感染 HIV 病毒可回溯至 1930 年左右，即早于 20 世纪 50 年代的疫苗接种试验。

　　——试验性脊髓灰质炎疫苗样本（自 20 世纪 50 年代末起就被存储于安全环境之下）于近期接受了准确度极高的分子生物学技术测试。测试结果显示 HIV 病毒阴性、猴类免疫缺陷病毒阴性、大猩猩 DNA 阴性。这些最新结果排除了试验性脊髓灰质炎疫苗是由大猩猩肾细胞制备的假设。

　　——此外，试验性疫苗的制备流程使其不具备被人类或猴类免疫缺陷病毒感染的可能性。这一制备流程包含了胰蛋白酶灭活（一种高效可轻易灭活 HIV 的酶）、冻结、解冻和过滤（注意：这一环节可解除感染或携带病毒细胞存在于疫苗最终版本的风险），即许多环节都可消除 HIV 或猴类免疫缺陷病毒。因此 HIV 病毒是不可能被传播至疫苗成品的 [1]。

　　以上结果与其他流行病学、生物学和病毒学研究成果相符，显示霍普先生的假设不能成立。

此事就此画上句号。

但是还有一个问题悬而未决：是谁资助了爱德华·霍普在全世界范围内长达七年的调查呢？

---

[1]　以上资料来源，Horaul F.:《艾滋病是不是医源性疾病？》,《病毒学》2000 年第 4 期。医源性疾病：指由药物引起的疾病。

| 第三章 |
狂犬疫苗
——法兰西出品

　　这段故事堪称一段巴黎和里昂的"双城记"。分别来自这两座城市的两位著名人物：皮埃尔－维克多·盖尔提（Pierre-Victor Galtier）博士和路易·巴斯德，在这一幕里唱了对台戏。巴斯德被认为是第一个提出狂犬疫苗概念的人，而盖尔提对此不以为然，此人是里昂医学院的教授。

当路易·巴斯德[1]有意研究狂犬病[2]疫苗时，他已经58岁了，并且已享誉世界。而给小约瑟夫·梅斯特接种的疫苗，则使他成为人类的福音。

此处我就不再赘述巴斯德的功绩了——历史上此类著作早已汗牛充栋。但是我想通过展开狂犬疫苗的发展史，谈谈我国研究者在这个纯法兰西"特产"领域中所扮演的角色。

▶▷ 里昂悲情

这段故事堪称一段巴黎和里昂的"双城记"。分别来自这两座城市的两位著名人物：皮埃尔-维克多·盖尔提（Pierre-Victor Galtier）博士和路易·巴斯德，在这一幕里唱了对台戏。巴斯德被认为是第一个提出狂犬疫苗概念的人，而盖尔提对此不以为然，此人是里昂医学院的教授。

1846年10月15日，盖尔提在洛泽尔（Lozère）省朗洛涅（Langogne）的一个农场主家庭出生。他在芒德[3]（Mende）学习了

---

[1] 路易·巴斯德（Louis Pasteur，1822—1895），法国微生物学家、化学家，微生物学的奠基人之一，被称为"微生物学之父"，研发狂犬疫苗之前，巴斯德已然成就卓著。——译者注
[2] 狂犬病是由一种形状像子弹头的狂犬病毒引起的全球性的传染病，人、兽都可以感染，民间又称为疯狗病。狂犬病发病以后许多人还表现出怕水的症状，所以又称恐水症，但是动物得了狂犬病，恐水症状不明显或没有恐水症状。见谢世宏《狂犬病》，陕西科学技术出版社2005年版。——译者注
[3] 芒德（Mende），是法国朗格多克-鲁西永大区洛泽尔省的省会。——译者注

兽医专业，取得文凭之后便开始在里昂行医。他研究了多种影响家养动物的传染性疾病，并于1887年开始进行狂犬病的研究，比巴斯德还早三年。

盖尔提在对该病的研究中做出了大量贡献，其中有两项最引人注目。第一，是关于狂犬病可传播给兔子的研究。1879年，他将该项研究的工作汇报给了法国科学院[1]，证明将含有狂犬病毒的唾液注射给兔子可使后者也患上该病，并描述了兔子患上狂犬病后的详细症状。他还证实患有狂犬病的兔子可将该病再传染给其他兔子，正是依据这一经验，兔子成为狂犬病毒实验的主要动物之一。

盖尔提的第二大贡献与狂犬病疫苗概念的问世有关。他证实，将疯犬唾液静脉注射给绵羊或者山羊并不会令它们患上狂犬病。另外，如果这些动物事先被皮下注射[2]了狂犬病毒，那么以后就再也不会受到狂犬病的侵扰了。因此盖尔提得出结论，认为令动物对狂犬病免疫是有可能的。1881年，他首次将这些结论报告给了科学院，并在后续工作中逐渐丰富了这些成果。盖尔提在其大部头著作《传染病论》（*Traité des Maladies Contagieuses*）中也深化了这些研究。下面是书中《狂犬病》一章的节选："在我对狂犬

---

[1]　法国科学院（Académie des Sciences），是法兰西学会（Institut de France）下属的五个学院之一，集中了最出色的法国科学家和与法国有联系的外国科学家。——译者注

[2]　这是为了模仿狗咬的伤口。

病的研究中，为使人们了解兔子患病后的真正症状以利后者研究，我从 1879 年以来通过颈部注射一定量狂犬病毒的方式，多次对绵羊进行了免疫操作，而这并没有令它们丧生……1881 年 8 月，我向法国科学院汇报了 7 次连续实验的结果，在这些实验中，9 只绵羊和 1 只山羊的颈部在被注射了狂犬病毒后，不仅活了下来，而且还获得了免疫性。这种免疫力使它们还扛过了之后对于皮肤和皮下组织的病毒注射。而另外十只在其他部位注射了狂犬病毒的动物则死于狂犬病发作[1]。正是基于这一重大发现，我们才可以设想对狂犬病的免疫"。

而巴斯德在实验动物上和盖尔提有所不同，他选择在狗类身上继续这项操作。对这一问题，盖尔提在 1887 年这样写道："是我第一个证实，若绵羊或山羊被狂犬咬伤或者被进行了等同咬伤情形的注射后，我们可以通过对其颈部注射狂犬病毒令其获得免疫性。巴斯德先生却在 1882 年 12 月 11 日的一篇报告中声称，'通过静脉注射的方式将含有狂犬病毒的唾液或血液注射给狗，在注射之后狗仍然存活。之后再次将新的含有狂犬病毒的物质以环颅或静脉注射的方式注入其体内，发现狗仍然存活且未出现狂犬症状。这些结果与盖尔提先生 1881 年 8 月 1 日对科学院所宣称的不符。'"

---

[1] 中枢神经系统是狂犬病毒复制的主要部位，因而在其他部位注射未令这些动物获得免疫性。——译者注

盖尔提在这里略显激动，他是这样写的："我讨论的是绵羊或山羊的情形，而巴斯德却用狗的例子回应，于是人们才会觉得我的结论是错的，虽然他并未断言用山羊或绵羊试验得出的结果会与我的不同。不过，这并未翻起什么水花。现在，我发现的真实性已经被全面承认了，不仅山羊和绵羊的情形相符，所有反刍动物[1]都是如此。"依据这个解释，可以说盖尔提模糊地提出了通过静脉注射狂犬病毒给大型反刍动物接种的可能性。

让我们暂且将"狗羊之争"放下，先来看一下盖尔提还说了些什么，这与治疗性狂犬疫苗的原理异曲同工。实际上，对于已经感染狂犬病毒的动物，他也研究过如何令之具有抗病性。他写道："经过一年对绵羊的研究，实验表明，绵羊被注射狂犬病毒或被狂犬咬伤后，在几个小时或一天内进行狂犬病毒静脉注射可使其存活下来 [……] 从今天起，这些已知结果让我们有理由设想被狂犬咬伤的食草动物有办法存活下去。"

我们不得不承认，盖尔提对后来的巴氏狂犬疫苗的诞生[2]起到了决定性作用，然而，他却被遗忘在了历史的角落。在其《传染病论》1892 年版中，他的失望之情溢于言表："我最先得出了

---

[1] 反刍动物属哺乳纲，偶蹄目，均是食草性动物，拥有分为多个胃室的胃进行反刍的动作。这些动物在休息时将半消化的食浆重新咀嚼，然后将这样再次磨碎的食物咽下，进行真正的消化。骆驼、鹿、长颈鹿、羊驼、羚羊、牛和羊等都是反刍动物。——译者注
[2] 即巴斯德带领团队研发出的狂犬疫苗。——译者注

对绵羊和山羊的研究结论，巴斯德先生却用他关于狗的经验予以反驳，针锋相对之后发生了什么呢？最终，我的结论被承认是绝对真实和准确的。可是误解已成，我的工作已然信誉扫地；虽然我的发现明明是完全真实的，却生不逢时，直到 1886 年才为人所知。"

1897 年，盖尔提的《传染病论》第三版问世。在《狂犬病》一章中，我们已经找不到他对路易·巴斯德的追问了。关于这件事，他的女儿后来这样写道："在此期间，作者的两名孩子去世，他陷入深切的悲痛之中。此后，他决定以慷慨之道行事，所有希冀自尊得到满足的求索都轻于鸿毛了。"

终于，同代人们认可了这位感性男人的成就。1907 年 10 月，他得到斯德哥尔摩卡罗林斯卡学院[1]的邀请，介绍他关于狂犬病的研究，因为该学院有意提议授予他 1908 年诺贝尔生理学或医学奖。非常不幸的是，盖尔提于 1908 年 4 月 24 日在里昂与世长辞，与诺奖失之交臂。

▶▷　巴斯德牛刀初试

现在我们来谈谈路易·巴斯德。从 1880 年 12 月起，他开始

---

[1]　卡罗林斯卡学院是世界排名前十的医学院，承担了瑞典全国 43% 的医药类学术研究，同时下设附属医院卡罗林斯卡大学医院（Karolinska University Hospital）。该学院的诺贝尔委员会每年负责评审和颁发诺贝尔生理学或医学奖。——译者注

投入到狂犬病研究之中，有可能他在某次到访里昂时已经听闻了盖尔提的工作。这边，盖尔提一人单打独斗，而另一边，巴斯德身边却是人才济济，包括埃米尔·鲁（Emile Roux）、查尔斯·尚博朗（Charles Chamberland）和路易·图利尔（Louis Thuillier）。其中图利尔1883年在埃及亚历山大城研究霍乱时不幸感染而英年早逝。

历史学家们仍然在追问，为什么巴斯德会将狂犬病作为研究的主题？诚然，该病让普罗大众有诸多想象，但是在巴斯德所处的年代，狂犬病的发作在法国相对少见，而且当时卫生部门可通过打击流浪犬控制疫情。据传闻，巴斯德童年时遭遇的一件事在他脑海里留下了深深烙印：一头狼发作了狂犬病，在阿瑞波娃（Arbois）地区横冲直撞，所到之处人畜皆被撕咬。小巴斯德看到，有的受害者不得不用烧得通红的烙铁燎灼伤口[1]，而另一些则在极端痛苦中死去。确定无疑的是，虽然巴斯德也曾经对可怕的霍乱或者梅毒的医治感兴趣，但他作出了正确的选择，不然的话，就不会有今日的巴斯德研究所了。

早期，巴斯德团队借鉴了盖尔提的经验，从狗身上提取出狂犬病毒并令兔子感染。然而，巴斯德很快对这一做法作出重要修正：不再向皮下注射病毒样本，改为直接对兔脑进行注射。新的方法可保证狂犬病毒百分之百得到转移，从而便于实验中病毒的繁殖。

---

[1] 当时欧洲人认为火焰和高温能够净化一切事物，包括肉眼看不见的细菌（http://www.y-lp.com/pages/Article.aspx?id=5523302502930348275）。——译者注

　　为了进一步了解狂犬病，巴斯德又准备向狗脑注射病毒。鲁是这样向巴斯德描述该技术的：先麻醉动物，对头部进行消毒，然后使用穿颅锥（曲柄手摇钻的一种）穿过颅脑，通过硬脑膜进行注射，最后对伤口进行消毒并缝合三针。这项工作几分钟就可以完成。

　　鲁接受过医学教育并具有解剖学知识，所以这项工作对于他来说不过是例行操作。而巴斯德却犹豫不决，他发现动物接受注射后会受到深度折磨，认为这种折磨完全是让它们白受罪。但这一步其实是必不可少的。于是有一天，鲁就趁巴斯德不在时借机对一条狗进行了第一次注射，并在第二天巴斯德回来后告诉了他。巴斯德立刻要求看看那条狗并担忧地说道："可怜的动物，它瘫痪了吗？"鲁后来是这么讲述的："我没有回答他，径直走到动物笼子将那条狗放出来，带到了实验室。巴斯德不是特别喜欢狗，但是当他看到这条狗充满活力，在实验室里四处溜达时，他满意极了，凑到狗的跟前，说了很多温柔的话。"但是那只狗并没有长久地保持健康：14 天后，它出现了狂犬病的初步症状。

　　更多发现接踵而至：当他们将染病的兔脑匀浆注射进健康的兔子脑部后，巴斯德观察到病毒逐渐适应。实际上，兔子会在或短或长的时间间隔后死去，但通过对兔子进行病毒的传代注射，这一间隔期会变得越来越短。如此进行几次之后，巴斯德观察到动物会固定在 7 天后死去。于是他将此病毒称为狂犬病毒"固定毒"[1]。

现在巴斯德团队已经熟练掌握了向实验动物注入病毒的技巧，鲁已然是开颅法注射病毒的专家。接下来要做的就是在不同种类的动物之间传输病毒了：先从狗向兔子，再由兔子向猴子，然后就是猴子之间的相互传播。这时巴斯德又有了新的发现：在病毒从一个物种传播到另一个物种的过程中，狂犬病的发作会越来越晚，病毒的毒性也逐渐减弱——狂犬疫苗问世的曙光不期而至。但是，巴斯德突然放弃了这一方案，实际上，他担心用这种方法得到的疫苗毒会很弱，从而不再具有免疫性。灭活狂犬疫苗的历史证实巴斯德是有道理的：这些疫苗的病毒性太弱了，人类并不能因此而获得免疫。放弃了这一方法后，巴斯德决定使用含毒量非常高的固定毒疫苗。但如何使这种疫苗对人无害呢？天才的巴斯德找到了解决方法。

此时，在巴斯德不知情的情况下，埃米尔·鲁这边正在研究将狂犬病毒注入兔脑的后果。他将延髓注入有两个开口的培养瓶[2]中，并进行调配。巴斯德发现了这些装置。他思忖着，这些是做什么用的呢？一个又一个小时过去了，巴斯德沉浸在思考之中。

---

[1]　直接从病人或感染的动物体内分离得到的狂犬病毒称为街毒或野毒，毒力大，致病性强；野毒株在实验室动物体内传代后，适应了这种动物的体内环境，毒力有所减弱，引起实验动物发病的时间逐步固定下来，这种病毒株称为固定毒。固定毒也称"实验株"。见谢世宏《狂犬病》，陕西科学技术出版社2005年版。——译者注
[2]　一个开口在瓶口，一个开口在瓶身，见后文提到的画作《路易·巴斯德肖像》。——译者注

当然鲁对这时的情形一无所知。而大师的这一刻则被永远地定格在了阿尔伯特[1]的画作之中。那时巴斯德想把这些延髓放入氯化钾中保存，避免发生腐败，同时保持通风，让狂犬病毒毒性逐日减弱。如此，将注射了狂犬病毒的延髓暴露在空气中，他就得到了因干燥时长不一而毒性不同的制剂。第一种狂犬疫苗就这样诞生了。

巴斯德先将以这种方式放置了 15 天的兔延髓注射给狗（放置这么长时间后，病毒已失去活性），然后注射放置了 14 天的延髓，以此类推，最后注射仅通风一天、尚具有毒性的延髓。之后，接受注射的动物不仅能够存活下来，而且还能够抵御后来直接注射到其脑部或者皮下的病毒侵袭。

巴斯德继续对狗类进行实验。鉴于狂犬病是一种感染后病程演变非常慢的疾病[2]，因此他认为在病毒从被撕咬处转移至脑部期间，有机会通过注射刚刚研发出的疫苗阻止病毒的扩散。

▶ ▷ 疫苗横空出世，成功接踵而至

之后，历史进程因为一件突如其来的事而开启了"加速

---

[1] 阿尔伯特·艾德尔费尔特（Albert Gustaf Aristides Edelfelt，1854—1905）芬兰瑞典族画家、平面设计师及插画家。埃德尔费尔特的作品涵盖从历史画和肖像到描写普通民众生活的自然主义画作和描写巴黎市井生活和美女的印象派画作。文中提到的画作名为《路易·巴斯德肖像》（1885 年）。——译者注
[2] 若是人感染狂犬病，潜伏期一般是半个月到三个月，多数病例的潜伏期集中在30—90 天。见谢世宏《狂犬病》，陕西科学技术出版社 2005 年版。——译者注

器"——1885 年 7 月 6 日，有人把 9 岁的小约瑟夫·梅斯特[1] 带到巴斯德面前，3 天前，他被一只疯狗咬了，手上、腿部、胯部伤痕累累。从当时的情形来看，小约瑟夫·梅斯特应该只有死路一条了。临近傍晚时分，巴斯德独自和这个孩子待在一起，他颇为彷徨——能在这个孩子身上使用在狗身上获得成功的方法吗？显然，就像他在给狂犬病研究委员会主席亨利·布雷（Henri Bouley）教授信中所写的那样，他还没有下定决心迈出这关键的一步。这封信的日期是 1885 年 7 月 1 日，也就是小梅斯特被送来的 5 天前。巴斯德在信中这样写道："尊敬的主席，这个卡片的正面是我昨天为委员会成员准备的召集函。但是当我准备把它投进邮箱时，我十分犹豫困惑，害怕自己的方法不够安全。我希望能再佐证一下我的结论。请原谅，可能还需要一段时间。"

7 月 6 日的下午，巴斯德听取了两位医学院[2] 院士——阿尔弗莱德·韦尔帕（Alfred Vulpain）博士和雅克 - 约瑟夫·格朗诗（Jacques-Joseph Grancher）博士的建议。他们的意见十分明确：虽然巴斯德制成的疫苗还处在试验阶段，但倘若不采用，这个孩子几天后就必死无疑。晚上 8 点左右，格朗诗将放置了 15 天的兔延髓注射给了小梅斯特（巴斯德不是医生，不能自行注射）。接下来

---

[1]　约瑟夫·梅斯特（Joseph Meister），也译作约瑟夫·迈斯特尔。——译者注
[2]　法国国立医学科学院（Académie natioanle de Médecine），法国的国立医学研究机构，位于巴黎第六区。国立医学科学院成立于 1820 年路易十八统治时期。——译者注

的日子里，他们给孩子注射了放置时间越来越短的延髓，最终在
7 月 16 日给他注射了仅通风过一天的延髓。

此后，巴斯德度过了许多个难捱的漫漫长夜，终于在三个月
后迎来了胜利——小梅斯特是第一个被巴斯德救下的狂犬病人。
这个幸运儿后来在巴斯德研究所做了门房，并在那里度过了余
生。1940 年，就是在梅斯特获得成功救治 55 年后，德国士兵逼
迫他打开巴斯德长眠之地——地下墓室的大门，他宁死不屈，最
终愤而自杀[1]。

巴斯德治疗的第二个病人是一个 15 岁的男孩，叫让－巴提
斯特·于比尔（Jean-Baptiste Jupille）。一天，在汝拉山[2] 下的维
立叶－法尔莱（Villers-Farlay），一只疯狗正在肆意攻击村落里的
孩子们，年轻的于比尔挺身而出，抓住了狗尾巴梢，试图制服它。
他成功令狗动弹不得，并用自己的鞋敲碎了狗头。今天，纪念他
不朽英雄事迹的雕塑依然屹立在巴斯德研究所的入口处。

这次还是忠诚的格朗诗博士进行延髓匀浆的注射，而当注射
程序进展到放置 4 天的延髓时（里面仍然含有大量传染性病毒），
格朗诗竟不小心扎到了自己的大腿。然而，他之前可没有像那名

---

[1] 路易·巴斯德墓位于巴黎巴斯德研究所一幢最古老建筑入口处的地下室。此情
景有人描述为，德国士兵用枪指着梅斯特，命他就范，梅斯特视死如归，自己扣动
了德军士兵的扳机。另一说梅斯特阻止德军士兵进入巴斯德墓室未果后，回到自己
房间用一战时从军的手枪自尽而亡。见王哲《微战争 1：对决细菌·病毒》，陕西人
民出版社 2014 年版。——译者注
[2] 汝拉山（Jura），又称侏罗山，是一座位于阿尔卑斯山以北的山脉，横跨法国、
瑞士和德国三国，分隔莱茵河和罗纳河。——译者注

年轻人一样，接受过由少到多、循序渐进的病毒注射，从而获得对狂犬病毒的免疫性。悲剧近在咫尺！大家迅速下定决心：必须给格朗诗注射疫苗。万幸，后来一切顺利。阿德里安·卢瓦尔[1]那时还年轻，是实验室的助理，他在所写的《在巴斯德影子之下》（A l'ombre de Pasteur）一书中讲述了当时的情形——巴斯德团队沉浸在深深的担忧之中，这些人都曾数天在没有防护措施的情况下操作过狂犬病病毒实验。卢瓦尔这样写道："当时，鲁、维尔拉[2]和我，大家都在尝试摸索一门还处于萌芽阶段的科学，整日惶惶。对于这一初来乍到的方法，我们团队是唯一了解其中风险的人，鲁更是表现出深深的担忧（鲁这时还认为进行人体接种为时尚早），大家亦有此感。当时接种就在巴斯德诊所里进行，之前被咬伤的人也是在那里轮番就诊。当这些人走了以后，巴斯德关上了他办公室的门，里面还有格朗诗、维尔拉和我。巴斯德对格朗诗说：

'在给您注射之前，您得先给我注射。'

'不，巴斯德先生'，格朗诗回应道，'您没有理由接受注射，您并没有接触到狂犬病毒，我坚决拒绝给您接种。'

于是巴斯德转而对我说：

'格朗诗不愿意，那你给我接种。'

---

[1]　路易·巴斯德是他的姨父。
[2]　Viala，实验室的另一名助理。

'不，我不是医生，没有这个资格。只有在格朗诗医生给我下达命令后才能这么做，可他什么也没说。'"

卢瓦尔接着写道："这是我人生中第一次违抗巴斯德先生的命令，到现在，我还在自问那时为何会有这样的勇气。当时我正想提议由自己来接受注射，可姨父已经开始脱衣服了，他已经准备好了接受注射。于是我说道：

'我和维尔拉要求接受预防注射。'

'同意'，格朗诗医生应允了，他又说，'这些年轻人说得有道理，他们整天与狂犬病毒接触。'"

就这样，治疗性疫苗诞生的同时，针对狂犬病的预防接种也出现了。今天，所有实验室中参与狂犬病毒操作的人都需要接种，并在接种后定期接受抗体检测。一旦发生事故不慎接触到狂犬病毒，还需要根据暴露[1]的严重程度酌情打加强针。

在本书后面的内容中，我们将不会区分治疗性接种和预防性接种，因为它们涉及的是同一种疫苗，只是接种规程和剂量有所变化。正如我刚刚讲到的，预防性接种在路易·巴斯德时期就出现了，但直到20世纪90年代末这一操作才渐渐被广泛接受。时至今日，取自动物的疫苗免疫原性仍然较弱，并不适用于预防性接种，因此在实验室中发生感染事故时，暴露者必须接受全面治

---

[1] 医学常用语，即遭到感染的意思。——译者注

疗。比如 1977 年在一次感染后，我不得不注射了十二支乳鼠脑组织狂犬疫苗。20 世纪 70 年代末，随着免疫原性更强的细胞培养技术登上舞台，预防性接种逐渐被实验室工作人员普遍接受；另外，我们建议前往疫区的游客在出发前也接种疫苗。

▶▷ 声名远播，技术完善

成功史无前例，巴斯德声誉更隆。狂犬疫苗接种令四面八方的受害者们获得了一线生机。其时，巴斯德为之孜孜不倦的这种疾病还是比较低发的，在发达国家就更为罕见了，但是对小梅斯特的成功接种却引发了一次始料未及的热潮。当时，路易·巴斯德之名在美国还不是如雷贯耳，是后来被媒体广泛报道的"疯狗咬伤 6 童事件"令巴斯德在美国变得家喻户晓。事发时间：1885 年 12 月 2 日；坐标：美国纽约附近的纽瓦克（Newark）。12 月 4 日，《先驱报》头版写道："纽瓦克 6 名儿童被疑似疯犬咬伤。已请求巴斯德支援。目前正尝试将伤者送往巴黎。"

巴斯德迅速回电："如有危险，请即刻将孩子们送来。"6 名孩子中的 4 名伤势严重，众人认为远赴巴黎治疗是他们仅存的一线生机。事件一经登报，就募集到了送孩子们去法国所需的资金，各大报刊都报道了他们登船横渡大西洋的情形，里面还提到连船舱都被改造成了临时医院。12 月 10 日是出发的日子，目的地——

法国勒阿弗尔城 [1]（Le Havre）。一边，患儿们在波涛汹涌的大洋上破浪行船，另一边，美国的媒体们也不是风平浪静。有关巴斯德的绘画甚至是具有讽刺意味的漫画常常占据着美国大报小报的头条。其中幽默杂志《恶作剧小妖》[2]（Puck）刊出的一幅画让巴斯德本人都忍俊不禁，下面还配了这样的旁白："巴斯德潮——狂犬病学家的高光时代 [3]。现在要做的就是找只疯狗咬上自己一口，然后去巴黎报到了"。

12 月 21 日，孩子们终于抵达巴黎。第二天，《纽约时报》就如此配文："纽瓦克的孩子们于昨晚在巴斯德实验室接受了疫苗注射。他们抵达巴黎时状态良好，先是勇敢地接受治疗，最后躺下并睡着了。"治疗期间，美国媒体还追踪报道了 4 名儿童在巴黎的一应日常起居。在人们的盼望中，救治行动大获全胜，巴斯德的大名在大洋彼岸也成为传奇。

20 世纪初，疫苗制备技术日臻完善，接种工作规范也已经确立了。

就预防性疫苗的制备而言，固定毒（会令兔子在 8—12 天内如期死亡）可通过动物脑部的传代注射获得。等到兔子奄奄一息

---

[1]　勒阿弗尔（Le Havre），是法国北部诺曼底地区第二大城市，位于塞纳河河口，濒临英吉利海峡，具有重要航运地位，被称为"巴黎外港"。——译者注

[2]　Puck（也音译为"帕克"），美国漫画讽刺杂志，发行于 1871—1918 年，以莎士比亚喜剧《仲夏夜之梦》中的人物"Puck"为名。——译者注

[3]　原文为"The Pasteur Boom – High times for the hydrophobists"。"Hydrophobie"指恐水症，是狂犬病的另一种说法。——译者注

时，工作人员会遵循最严格的无菌措施，小心翼翼地取出延髓，并将之分为3份。每一份都会用一根线悬吊在特制无菌瓶[1]中。这种瓶子顶端开口，用于置入病毒，下端也有一个开口，用于放入几管苛性钾[2]，这种设计可使抹上了防腐剂的髓质获得通风。同时每一个无菌瓶都贴有标签，注明延髓的切除时间，之后这些瓶子会被置于一间恒温22℃的暗室之中。

至于治疗性疫苗，我们会用火烧过的剪刀提取2—5毫米放置时间最久（14天）的干髓。取下的延髓会被置于玻璃容器之中，研碎并用无菌水稀释[3]，由此得到一种乳状物质，再用注射器抽取并注入患者的肋部。接下来的时间继续使用放置时间较短的延髓进行同样操作。在发生多处伤口时，以下程式最为常用：

治疗日期	注射髓质放置时长（/天）
第1天	14—13
第2天	12—11
第3天	10—9
第4天	8—7
第5天	6
第6天、第7天	5
第8天、第9天	4—3
第10—18天	4—3

---

[1] 无菌瓶形状可见于前文提到的阿尔伯特画作《路易·巴斯德肖像》。——译者注
[2] 苛性钾，即氢氧化钾（KOH）的俗称，白色固体，在空气中极易吸湿而潮解，有强烈腐蚀性。——译者注。
[3] 此操作生物学上称为"乳化"。——译者注

　　操作人员可依据伤势轻重酌情调整接种规程（特别针对被狼咬伤的伤口）。杰出的狂犬病专家保罗·瑞姆林格（Paul Remlinger）教授说得更加详细："一些研究所治疗之初并没有采用干燥了14天或13天的延髓，而是从仅仅干燥了10—7天的延髓开始。还有一些机构则更加大胆，在这条路上走得更远，治疗刚开始时就敢使用毒性尚强的髓质。"

▶▷　治疗性疫苗接种——后无来者

　　今天我们如何用科学理论解释这一最早用于实践的狂犬疫苗[1]呢？——现在已不使用这种方法了，目前的狂犬疫苗都是灭活的。当时，人们将狂犬疫苗视作一种减毒活疫苗（见第一章），今天看来其实是不恰当的。为什么呢？因为在巴氏狂犬疫苗中，处理了14—8天的延髓中所含的狂犬病毒已经完全失去活性了，因此可以将这一时期的疫苗称为灭活狂犬疫苗，其灭活则是通过冷冻干燥[2]实现的。而放置时间较短的延髓则不同，它是病毒"尸体"和活病毒的结合体。这两种情形会否出现取决于延髓的干燥时长。

　　在巴斯德施行的接种规程中，他首先会使用灭毒的延髓悬

[1]　即治疗性狂犬病疫苗。——译者注
[2]　即"冻干"。——译者注

液进行几次注射，让受体产生免疫性，以抵御之后放置时间较短延髓中的活性病毒颗粒。但后面注射的延髓其实是一种根据经验制出的混合物，颇具危险性，因而有时会发生一些事故。因此，巴氏狂犬疫苗独一无二，并不属于现代疫苗的任何一类：它既没有减毒，也没有完全灭活，而是一种凭经验制成的活病毒和死病毒的结合体。在后世，没有任何一种疫苗是用相同方法制备的。

令人吃惊的是，巴斯德本人其实十分明了其疫苗的构成。他从投身该工作之初就认为，疫苗之所以起作用并不是因为病毒的减毒，而是由于活性病毒粒子数量的减少。为此他这样总结道："免疫性并不是因为活性病毒本身而产生的，而是来自长时间干燥后灭活物质所保存的免疫力。"而实际上，巴斯德早在1888年就证实，在35℃的条件下被保存48小时后[1]，含有灭活病毒的延髓可使狗类获得免疫性。他这样写道："事不宜迟，化学狂犬疫苗应该被认识并使用了。"巴斯德希望在狂犬疫苗研究中开辟出一条新的路径。他强调，对于狂犬病毒产生免疫性并不需要具备繁殖能力的完整病毒，只要病毒的一些片段就足矣。可惜，已然身患重疾的他再没有时间继续在这个方向上求索了。

今天，现代的疫苗在效力和安全性上都取得了技术性进步，

---

[1] 在这种条件下，狂犬病毒可以被完全灭活。

但其原理仍然与巴氏疫苗别无二致，狂犬病的治疗技术尚未取得任何显著提高。这可能是因为巴斯德疫苗已经十分有效了，反而使得其身后的研究价值和空间有限。

让我们简要总结一下盖尔提和巴斯德各自的贡献。诚然，盖尔提的初步经验对巴斯德有所启发，两位研究者彪炳史册，亦各有千秋：巴斯德是一位麾下有出色合作团队的天才，而盖尔提则是一名单打独斗的卓越技术人员——两位狂犬疫苗"大家长"的争论就此告终。

▶▷　后巴斯德时代

巴斯德之后，继续撰写狂犬疫苗的故事是否有意义呢？毕竟，现在用于制备狂犬疫苗的病毒还是大师那时使用的——路易·巴斯德株已经通过兔子间的穿颅注射进行了3000多次传代，疫苗接种的概念也没有任何改变[1]。如此一成不变，还有必要写写续集吗？当然。大师身后，这个剧本又增添了流光溢彩的几幕——还是有一些光辉事迹值得浓墨重彩一记的，其中法国研究者们的工作尤为出色。

---

[1]　巴斯德创立了街毒与固定毒理论，其减毒的狂犬病固定毒株衍生了多种疫苗株，到目前依然被奉为经典。见蔡黎、朱政纲等《人用狂犬病疫苗研究进展》，《药物流行病学杂志》2017年第26卷第12期。——译者注

巴黎的巴斯德研究所 [1] 于 1888 年成立后，全世界相继涌现出了许多狂犬病研究中心，从敖德萨 [2] 到纽约，从巴西到墨西哥，都可见其身影，而且大多数都拥有狂犬疫苗生产车间和接种中心。巴斯德研究所正是这一庞大机构网的"领头羊"。

同时，巴斯德对延髓的处理逐渐被后人改进为用动物脑组织（绵羊、山羊、兔子、乳鼠等）制备疫苗。在这一代狂犬疫苗中，病毒灭活方法推陈出新，开始用化学（苯酚、β-丙内酯和福尔马林）或物理（高温加热、紫外线照射）等方法。新生代们构思出了不同的疫苗，因取材动物和灭活方法不同而各异，有 Fermi 疫苗（取自绵羊脑组织 / 苯酚灭活）、Semple 疫苗（兔脑组织 / 苯酚）或 Fuenzalida 疫苗（乳鼠脑组织 / β-丙内酯）。治疗性狂犬疫苗接种规程也因疫苗而不同，但大都需要注射 12—21 剂次。

这些疫苗的不良反应率相对较高，有时非常严重。1960 年，在巴西东北部的城市福塔莱萨 [3]（Fortaleza），一种疫苗灭活不当，加之生产商监控不力，不幸造成 18 人死亡。这一疫苗正是用巴斯德的原始病毒株制备的，事故的发生为"巴斯德株对人体减毒"

---

[1] 巴斯德研究所是一家公益型私立基金会，致力于对疾病的预防和治疗的科学研究、培训和其他公共卫生行为，在世界各地拥有多个分所。——译者注

[2] 敖德萨（Odessa），乌克兰敖德萨州首府，位于德涅斯特河流入黑海的海口附近。——译者注

[3] 福塔莱萨（Fortaleza），巴西北部地区仅次于累西腓、萨尔瓦多之外的重要城市，旅游业亦甚发达。——译者注

的神话画上了句号。此外，还发生了一些神经后遗症事故[1]，这是因为注射疫苗后人体对疫苗内残留的神经物质产生了反应。当时，用于制备疫苗的动物脑部含有神经蛋白质（尤其是髓磷脂[2]），有可能引发人体对这些蛋白质形成抗体，诱发神经事故。此外，这些疫苗可能还残留着来自动物的活性感染病毒。这种由动物脑组织制备的疫苗至今仍广泛用于发展中国家，尤其是印度[3]。

接种后人体所面临的风险中，朊毒体[4]的传播也值得重视，它是一种不具有基因组的蛋白微粒，可感染活细胞。鉴于羊瘙痒症[5]

---

[1]　人用狂犬病疫苗在 1882 年巴斯德首次成功发明之后，先后经历了早期的动物神经组织疫苗、禽胚疫苗、细胞培养的粗制疫苗，发展到目前技术日趋完善的原代地鼠肾细胞、鸡胚细胞、人二倍体细胞和 Vero 细胞培养的纯化疫苗。早期的神经组织疫苗免疫效果不佳，且疫苗中含有动物脑组织的髓磷脂成分，接种后可能引起神经性麻痹反应（变态反应性脑脊髓炎）。世界卫生组织于 1984 年建议停止接种、生产和使用神经组织疫苗。见《狂犬病预防控制技术指南（2016 版）》，中国疾病预防控制中心，2016 年 1 月。使用 Semple 疫苗后严重的神经麻痹事故的发生率在 1/500—1/2000 之间。见王继麟、严家新《人用狂犬病疫苗的过去，现在和未来》，《中华流行病学杂志》2001 年第 22 卷第 1 期。——译者注

[2]　髓磷脂（Myelin），也称髓鞘质，是神经元内包裹在轴突上的一层绝缘物质。髓磷脂的存在可减少各神经元之间传递信号的衰减，为轴突供给营养。髓磷脂损失后，会损害主体的感官、行为、认知以及其他一些功能。——译者注

[3]　新型的人二倍体细胞疫苗价格昂贵，暴露后一个疗程费用高达一千多美元；而在巴基斯坦，用 semple 疫苗进行全疗程处理只需要 2.5 美元。价格的差异影响了疫苗在发展中国家的更新换代。见王继麟、严家新《人用狂犬病疫苗的过去，现在和未来》，《中华流行病学杂志》2001 年第 22 卷第 1 期。印度是世界上狂犬病流行最严重的国家，每年约有 2 万多人死于该病。见胡志鹏，钟江，《狂犬病病毒研究进展》，《微生物与感染》，2007 年第 2 卷第 2 期。近年来，印度和尼泊尔已经逐步停止了这种动物神经组织疫苗的生产和使用。见世界卫生组织，《狂犬病疫苗 WHO 立场文件》，2007 年。——译者注

[4]　朊毒体（Prion），又译为普利昂蛋白、感染性蛋白质等，是一类具感染性的致病因子，并能引发人及哺乳动物的传染性海绵状脑病，如羊瘙痒症。朊毒体严格来说不是病毒，而是一类不含核酸，仅由蛋白质构成的致病因子，但可自我复制并具感染性。——译者注

[5]　羊瘙痒症是一种退化性疾病，发生在绵羊及山羊身上，造成其神经系统异常。它跟牛海绵状脑病与鹿的慢性消耗病相同，都是传染性海绵状脑病，由异常的朊病毒所引起。它在 1732 年于英国的牧场发现，目前没有传染至人体的病例。——译者注

的发病率，一些接种了羊脑狂犬疫苗的人很有可能也接收了数量不可忽视的朊毒体。这会造成什么后果呢？我们至今还不得而知。但是对羊脑狂犬疫苗接种者的追踪监测也许会告诉我们一些后续信息，让我们了解其中是否有羊瘙痒症传播给人类的风险。

这里我要说一些关于减毒狂犬活疫苗的题外话，尤其是弗拉里（Flury）株，这一段历史值得我们记上一笔。1939年3月，一位名叫弗拉里的年轻女孩在被狗舔了外阴部位后感染了狂犬病，并于4天后去世。人们从她的中枢神经系统提取出了病毒，发现这种病毒可在鸡脑组织内繁殖。在进行多次传代后，这一病毒株毒性减弱，由此产生了新的减毒活疫苗。但它只能用于兽医学而不能用于人类，因为在人体内这种病毒的毒性太弱，已不能再繁殖了。这一发现令我们不由得回想起前文出现过的一幕：在巴斯德的初步工作中，当他想方设法使狂犬病毒在猴子体内适应时，却意外发现病毒的毒性逐步减弱。由于担心减弱的病毒株所含病毒量不足，无法引发良好的免疫应答，他毅然决然地放弃了这条看起来颇有希望的研究路径。半个世纪过去了，我们才恍然大悟，大师的这一预感并非空中楼阁。

狂犬疫苗的接种迅速获得了巨大成功，但是人们也注意到了一些失败案例。造成事故的主要原因是疫苗质量不过关（效力不足）及伤口部位。当一个被咬伤者接种疫苗后，在他身上就会上演一场免疫力和病毒的"生死时速",而大脑就是终点。如果伤处是在面部,那么疫苗基本就无力回天,因为病毒只要走很短的路就能到达脑部,疫苗根本来不及唤醒免疫系统。于是,有人想到了直接在伤口涂抹狂犬疫苗血清来抑制病毒的主意。

这种血清主要取自注射过狂犬疫苗和狂犬病毒的马。巴斯德研究所起草的操作规范非常严格,大家可从下文略窥一二:马接受一个系列 30 针 20ml 的疫苗注射,然后再打 10 针剂量更大的未减毒狂犬病毒。在第 106 天时,动物会进行第一次放血,之后每周都注射未减毒的狂犬兔脑匀浆。在最后一次注射的 8—12 天内,动物会连续进行放血,那时其血清浓度和纯度都比较高,人们会再调整它的浓度以达到固定标准。直到今天,我们仍然使用相同的操作规程,但是也进行了一些显著改良。而工业化国家还会使用一些源于人体的特殊抗体。

为完善疫苗接种而制定的规程,是德黑兰巴斯德研究所 1954 年从一次冒险经历中总结出来的。那时,研究所负责评估作为接种补充的抗狂犬病血清的效力。实际上在这个地区所属国家,我们统计到了很多面部被狼严重咬伤、接种疫苗后仍然死去的病例——死亡率达 40%。德黑兰巴斯德研究所自 1949 年起由一位出色的巴氏传人领导——马赛尔·巴尔塔扎(Marcel Baltazard)博士,他是世界知名的鼠疫研究专家。巴尔塔扎仅用了几年时间,就将德黑兰巴斯德研究所变成了一家设备精良的现代化研究中心,其新建大楼由伊朗沙阿[1]于 1956 年揭牌。巴尔塔扎和他的合作者伊朗人穆罕默德·巴曼亚（Mahmoud Bahmanyar）博士负责批准世界卫生组织专家委员会起草的抗狂犬病治疗规范。

1954 年 8 月 21—22 日夜间，一只疯狼闯入了萨哈内村（Sahané），此时村民们早已入睡。这间村子处在从德黑兰到巴格达的常用国际公路上，村里不仅有加油站，还有众多小旅馆，所以卡车和客车随处可见。炎热的夏夜十分难捱，这天夜里许多司机都睡在了车里或路边。那头疯狼穿过田地突袭了村子。在农田里，守护果园和葡萄园的农民都是睡在露天之中。狼先后袭击了13 个人，其中大部分人之前都睡着了，所以他们头部有很多伤口。在果园的袭击大约持续了两小时，人们迅速和狼展开了搏斗，多人在斗争中被咬伤。之后狼又进入了村子，所经之处胡乱撕咬那些惊慌失措、四下逃散的人。尔后它又冲向公路，袭击了卡车司机和客栈旅客。这时狼已经筋疲力尽，没有力气再攻击了，最后被一名村民用十字镐打死。

疯狼在村内外的奔袭持续了大约 5 小时，共咬伤 29 人，其中17 人头部有伤口，有的伤员伤势严重。一名 6 岁的孩子头部被狼咬出了深达 10cm 的伤口。伤员们挤坐在一辆卡车里，准备被送往

---

[1]　沙阿又称沙赫，是波斯语古代皇帝头衔شاه（Shah）的汉译名。波斯语的头衔"沙阿"在历史上为伊朗语民族和很多非伊朗语民族所使用，此处指伊朗当时的君主。1979 年伊朗沙阿被推翻，伊朗成立了政教合一的伊斯兰教共和国。——译者注

500 公里外的德黑兰。他们至少在 24 小时后才能抵达，巴尔塔扎团队在那里等着他们。

面部被咬伤的人被分为了两组：第一组伤者只接种疫苗（21针）；第二组伤者除接种疫苗外，还要依据面部伤情使用剂量不同的血清（1 支或 2 支）。那名伤势严重的 6 岁孩子共接受了 6 针抗狂犬病血清以及 21 针疫苗。这次大胆的冒险操作带来了显而易见的结果：只接种疫苗的 7 人中，有 3 人去世，而在疫苗与血清并用的 13 人中，仅有 1 例死亡，那名伤势严重的孩子也活了下来。对血清注射数量的进一步分析证实，所有注射了 2 针血清的伤者都得以生还。

于是，联合使用治疗性疫苗和血清的重要性被最终证实了，人们后来再也没做过上文这种实验。今天，血清和疫苗仍然会被联合起来使用，但抗狂犬病血清已经使用不同方式进行制备了，用在疫苗志愿者身上进行短期实验，同时辅以现代化的完全灭活的疫苗。

▶▷ 威斯塔 & 梅里埃: 硕果累累的强强联合

现在，让我们穿越大西洋前往费城的威斯塔研究所，该机构的科研活动很长时间内都与希拉里·柯普洛夫斯基的名字密不可分。我们在第二章介绍脊髓灰质炎疫苗的研发时，已经介绍了这一鼎鼎大名的人物，他也给梅里埃研究所留下了生动鲜活的回忆，那里至今还流传着他的许多逸闻趣事。比如，当他参观设备时，有一名工作人员专门在侧负责带一盒雪茄，方便他在参观时随时取用。如此种种，使我们看到了一位颇具威严的出色科学家和天才艺术家的传奇形象，而他的科学成就也是非同凡响的。柯普洛夫斯基于1957年抵达威斯塔研究所，并担任该所主任达40余年之久。就让我们跟随上任不久的"柯"主任回到20世纪60年代的威斯塔研究所看一看吧。

除这位大咖外，梅里埃研究所还涌现出了许多著名人物："臭名昭著"的海弗里克博士（见第一章），他研发了用于制备新型狂犬疫苗的二倍体细胞系WI-38；普洛特金博士，他是儿科专家，后来在20世纪90年代成为梅里埃研究所的科研主任，也是疫苗学界的泰斗级人物——他领导编纂的《疫苗学》（Vaccines）一书，是该领域毋庸置疑的圣经。

虽然威斯塔研究所已经拥有像海弗里克博士那样的细胞学专家，但他们还缺少一名狂犬病毒专家，塔多兹·威克托尔（Tadeusz Wiktor）的到来填补了这一空白。柯普洛夫斯基在20世纪50年代的比属刚果第一次见到他，当时，威克托尔正在当地加丹加省的伊丽莎白城担任兽医实验室主任。与他未来的老板不同，威克托尔是一个平静又谦逊的人，他也是一名出色的研究员。还在比属刚果时，他就因为被一只疯狗咬伤而了解到了狂犬疫苗。当时他不得不注射了20多针由动物脑部制备的巴斯德疫苗，这是他永远难以忘怀的经历。当人们就这次磨难询问他时，威克托尔答道："有点痒。"威克托尔后来成为威斯塔研究所的狂犬病研究权威，但不幸于 1981 年早逝。

柯普洛夫斯基已在狂犬疫苗的研发中获得了重要经验。此外，巴尔塔扎团队在德黑兰巴斯德研究所使用抗狂犬病血清[1]的想法也是由他提出的。后来，海弗里克研发出了著名的 WI-38 细胞后，柯普洛夫斯基就萌发了用更现代化的新方法制备疫苗的想法。但他要突破一个困境才行：狂犬病毒是在神经细胞内复制的[2]，必须令其适应于 WI-38 细胞[3]的培养（后者并非来源于神经细胞）。

这就是威克托尔的工作了，他花费了六年时间成功使这种病毒在 WI-38 内大量繁殖。六个寒来暑往，倾注的耐心和心血无以复加！最初，实验结果令人失望：当他将病毒植入玻璃皿底部的细胞之中后，只有微量的细胞被感染了，里面的清液层被取出后，所含有的病毒不足以在新的细胞内繁殖。威克托尔屡败屡战，坚持不懈，最终发现了解决这一问题的妙招，即不再采用在容器底部平铺细胞层，然后植入病毒的方法，而是对细胞悬浮培养[4]，令

---

[1] 抗狂犬病血清，用于配合狂犬病疫苗对被疯动物严重咬伤如头、脸、颈部或多部位咬伤者进行预防注射。被疯动物咬伤后注射越早越好，咬后 48 小时内注射本品，可减少发病率。对已有狂犬病症状的患者，注射本品无效。——译者注
[2] 中枢神经系统是狂犬病毒复制的主要部位。——译者注
[3] WI-38 细胞，威斯塔研究所从女性高加索人的正常胚肺组织中获得的一株人二倍体细胞系，被用于生产人用疫苗。——译者注
[4] 悬浮培养（Suspension culture），需要不断搅动或摇动液体培养基，不同于贴壁培养。——译者注

其感染。在这种环境下，病毒终于适应了。之后，威克托尔又花费了一年时间，培养出了完全适应 WI-38 细胞环境的病毒。

　　这时是 1964 年，到了检验候选疫苗的时候。第一批对猴子的检测结果激动人心，还不曾有一支狂犬疫苗令猴子获得如此强的免疫力。于是团队转而对人类进行实验：柯普洛夫斯基、威克托尔和普罗特金是第一批接种疫苗的志愿者，他们的合作者和宾夕法尼亚大学兽医学院的学生们也纷纷效仿。1968 年，被称为"人二倍体细胞疫苗"（Human Diploid Cell Vaccine，HDCV）的狂犬疫苗在美国获得了许可。这支疫苗后来成为全世界的通用疫苗，除不含神经物质的优势外，它不仅可被用于治疗（5 针，有加强针），也可用于预防（3 针）。

　　最后但绝非无足轻重的一步，就是要实现这种疫苗的量产了。生产包括脊灰疫苗在内的多种疫苗的美国制药巨头惠氏（Wyeth）获得了专利和生产许可，但令柯普洛夫斯基失望的是，惠氏的产能并不充足。这时多亏有里昂的梅里埃研究所出手相助，查尔斯·梅里埃和希拉里·柯普洛夫斯基的多年友谊促成了这一合作。[1]

　　其实 20 世纪 60 年代，狂犬病已经在法国消失了，它在欧洲西部也变得十分罕见，于是这些地区制药企业的相关疫苗产品市

---

[1]　查尔斯·梅里埃和希拉里·柯普洛夫斯基友情深厚。1992 年，由查尔斯·梅里埃在巴黎圣恩谷（Val-de-Grâce）军医院的办公地为柯普洛夫斯基颁发了法国荣誉军团勋章。——译者注

场随之萎缩。作为梅里埃研究所的老板，查尔斯·梅里埃在当时做出这种决定，十分具有先见之明。关于这个问题，他在《病毒激情》（*Virus Passion*）一书中这样写道："可是这种疾病还存在于欧洲东部，而'扩散'乃是疾病的天性。如果我们不加以控制（从当时我们的条件来看，要抑制疾病的传播是十分困难的），它会在很短的时间内重新跨越国境线，在法国死灰复燃。回到研究所后，我对同事们说起这件事，我看到他们脸上浮起了敷衍的笑容，好像在说，'狂犬病？好啊，那可要比巴斯德有过之而无不及'[1]。但是他们的反应并没有打击我的信心，于是我迫切需要梳理出狂犬病的现状，对该病的传播地区和我们现有的诊疗手段进行摸底。鉴于巴斯德研究所的疫苗还远不够完美，卡普兰和柯普洛夫斯基一起着手发起了专题研讨会，这次会议后来在法国安纳西湖边的庞西埃尔（Pensières）召开。会上，针对狂犬病的国际性切磋得出了令人警醒的结论——终于指出在巴斯德之后，我们在该领域再未前进一步：疫苗仍是使用活体动物制备的。"

1968 年，HDCV 疫苗的生产被转移到法国。很快，梅里埃研究所的病毒学家们就实现了这种疫苗的量产，年产量可达 60 万支。其他实验室也开始尝试生产这种疫苗，且投入甚巨，比如配有机器人的瑞士伯尔纳（Berna）实验室。但是他们无功而返，只有里

---

[1] 这里是一种戏谑的说法，意思是巴斯德在该领域的成就已经很难突破。——译者注

昂人[1]做到了，其产品成为全世界狂犬疫苗的标杆。他们在这一领域取得的成功是举足轻重的，而法国人也一直在这一优势地盘遥遥领先。

几年之后，梅里埃研究所更进一步，借助一项新技术和 Vero 细胞（见第一章）的使用，其狂犬疫苗年产量达 1000 万—2000 万支——人用病毒性疫苗的工业化生产就此拉开了序幕。时至今日，里昂的梅里埃还是世界第一大狂犬疫苗生产商。

让我们继续在里昂盘桓，更确切地说，我们继续讲讲梅里埃研究所兽医部门的故事。他们见证了狂犬疫苗接种史上最辉煌的篇章，见证了欧洲西部通过口服疫苗根除狐狸狂犬病的历史。

20 世纪初，德国只报告了几例罕见的狂犬病发作。但是，由于第二次世界大战战火汹涌，狐狸狂犬病[2]迅速在欧洲蔓延。它如泼墨一般从东欧四溢开来：战争初期，波兰就出现了第一批病例，尔后德国被迅速波及，先是东部，后逐渐扩散至德国西部；1956 年，疫情势如破竹，已经进展到了巴伐利亚，并于 1960 年越过了莱茵河；1964 年，狐狸狂犬病传染至丹麦，1966 年蔓延至奥地利和比利时；瑞士和法国分别于 1967 年和 1968 年出现疫情。1968 年 3 月 26 日，在摩泽尔河谷右岸的蒙特纳克（Montenach），

---

[1]　指梅里埃研究所，其总部设于里昂。——译者注
[2]　狐狸狂犬病（Vulpin rabies），野生狐狸作为狂犬病的传染源已被广泛证实，如在欧洲、北美等发达国家。随着犬中狂犬病的控制，野生动物如狐狸、吸血蝙蝠、臭鼬和浣熊已成为重要的感染源。——译者注

离德国边境线几公里之处，一只狐狸袭击了农庄院子里的家禽。狐狸这种动物一向胆怯，它的异常行为立刻引起了人们的警觉，因此，它在被打死后送去解剖，结果显示其携带狂犬病毒。狂犬病就这样在法国重现，并在其东部四分之一的国土上肆虐至 1998 年。

于是人们开始组织防御行动。必须注意的是，狐狸可在短时间内大量繁殖，更何况人类的行为已经为它们除去了大量天敌，比如狼、猞猁和熊。自然的节制消失后，狐狸的密度急剧增加，这就使得狂犬病毒更加顽固了。人们为抗击狂犬病而施行的第一个举措，就是减少狐狸的数量。当时甚至建立了奖励制度，每打死一只狐狸都能获得奖励，名为"论尾巴行赏"。还成立了特殊的行动队，专门负责对狐狸窝施放毒气，这种方法非常有效但花费高昂。然而这种消灭一部分狐狸的措施不过是杯水车薪，狂犬病还是不停蔓延。于是有人想到了给狐狸接种疫苗的法子。

在欧洲，为动物接种狂犬疫苗是常见做法，给狗接种更为普遍。可是注射疫苗就需要动物保持静止不动，但野生动物又怎会乖乖就范？于是人们又想出了口服疫苗的法子，瑞士人率先尝试给野生狐狸服用疫苗。他们先用鸡头作诱饵，每个鸡头里都放置了胶囊，里面含有减毒的狂犬病毒，也就是疫苗。刚开始由一个特别小组分发诱饵，之后改用直升机播撒诱饵。这一方法十分新颖，但其发明者在一次接种行动中不幸遇难——他乘坐的直升机撞上了高压电线。

　　德国人紧跟瑞士的步伐并做了改良——将鸡头换成了干炸丸子，因为后者更让狐狸垂涎三尺。结果令人鼓舞，看起来给狐狸接种疫苗是找对了路子，只要在此基础上再行优化即可。当时人们使用了 SAD 和 SAG 两种减毒疫苗株，但是这也有在环境中散播病毒的风险，因为可能会有其他啮齿动物[1]因此而染病。

　　于是第三种口服疫苗出现了。这种使用了基因工程技术[2]的新产品是由斯特拉斯堡跨基因（Transgène）公司的一名年轻科学家——玛丽－保罗·基尼[3]（Marie-Paule Kieny）研发的，当地一家实验室的罗伯特·德日连（Robert Drillien）和丹尼埃尔·斯宾纳（Danièle Spehner）也参与其中。他们将狂犬病毒的糖蛋白基因加入牛痘疫苗（即痘病毒）的病毒株中，得到了一种重组体[4]。玛丽－保罗·基尼在威斯塔研究所访问期间，验证了这种疫苗可令老鼠对狂犬病毒产生免疫。这是第一个被用作减毒活疫苗的转基因体，玛丽－保罗·基尼打了一场漂亮仗。

　　但是又一个难题出现了——痘苗病毒的重组技术已被纽约州

[1]　啮齿动物是一个包含了啮齿目和兔形目的演化支，常见的有松鼠、豪猪、野兔等。——译者注

[2]　基因工程（Genetic engineering）又称基因拼接技术和 DNA 重组技术，是以分子遗传学为理论基础，以分子生物学和微生物学的现代方法为手段，将不同来源的基因按预先设计的蓝图，在体外构建杂种 DNA 分子，然后导入活细胞，以改变生物原有的遗传特性、获得新品种、生产新产品。基因工程技术为基因的结构和功能研究提供了有力手段。——译者注

[3]　玛丽－保罗·基尼（Marie-Paule Kieny），现为世界卫生组织医疗体系和创新（Health Systems and Innovation）助理总干事。——译者注

[4]　重组体是指两种（或两种以上）不同来源的 DNA 片段，经 DNA 连接酶处理拼接而构成的重新组合的 DNA。——译者注

卫生局注册了专利，看起来他们的工作只能戛然而止了。这时幸而有梅里埃研究所出手，买下了这项专利。于是玛丽－保罗·基尼得以和该学院合作，研发商品化疫苗。这种被命名为 Raboral 的疫苗具有划时代意义，有望成为抗击狂犬病毒的排头兵。到了 20 世纪 80 年代，一切就绪，只欠当局许可的东风了。那这支疫苗有何痛点可供卫生部门指摘呢？首先，它是一种能够自行增殖的转基因生物，这是前所未有的；此外，其用途也并不广泛；而且，鉴于牛痘病毒 1977 年时业已被根除，20 世纪 80 年代初起不再施行天花疫苗（内含牛痘病毒）接种。因此当局对将其重新引入人类环境的做法十分迟疑，担心牛痘病毒会引起不良反应。出于以上原因，该人用重组疫苗没有得到许可，但用它给动物接种却得到了允许。后来梅里埃研究所的兽医部门致力于此，并逐渐将之用于给狐狸接种。

▶ ▷ 棘手的试验

威斯塔研究所的柯普洛夫斯基已经迫不及待了，自从玛丽－保罗·基尼研发出了重组疫苗，他就意识到了其重要性并希望顺利将其投入使用。1985 年，他得到了一个机会。泛美卫生组织[1]（Pan American Health Organization, PAHO）找到威斯塔研究所，希

---

[1]　泛美卫生组织（Pan American Health Organization, PAHO）是一个国际性公共卫生机构，成立于 1902 年，总部设在华盛顿特区，作为世界卫生组织的美洲区办事处，致力于提高美洲地区的卫生状况。——译者注

望他们给南美洲的家养牲畜注射疫苗。后者因为蝙蝠[1]传染的狂犬病毒而大批死亡（我们称之为"吸血鬼狂犬病"，即 Rage des vampires）。泛美卫生组织和柯普洛夫斯基相熟，他们已经合作了很长时间，双方迅速签署了协议。疫苗将由威斯塔研究所提供，疫苗的接种和后续跟踪将由泛美卫生组织的团队负责。

试验在阿根廷展开，启动一年之后，《纽约时报》得知了此事。信息是由一名在威斯塔研究所实习的年轻阿根廷籍学生透露给报馆的，她还上报给了阿根廷当局，揭发该机构正在其国土上使用实验性疫苗[2]一事。《纽约时报》报道了这一重组狂犬疫苗投入使用的细节，并披露这些进行中的实验不仅没有得到阿根廷当局的许可，也未得到其研发地——美国的同意。

一波未平，一波又起。1986 年 12 月，34 名阿根廷籍研究员联名给《自然》（Nature）杂志发出了一封控告信。信里写了什么呢？首先，作者们证实了《纽约时报》披露的内容，并提供了实验条件方面的技术细节：接种的动物（40 头母牛）并没有按涉转基因实验要求被圈禁起来，技术人员也未提前接种疫苗，有被重组病毒感染的风险。之后，信中还罗列了许多该实验对环境产生

---

[1]　狂犬病系病毒性人兽共患病，许多食肉动物和蝙蝠为本病的自然宿主。见世界卫生组织狂犬病疫苗立场文件（http://www.who.int/immunization/Rabies_Chinese_updated_Mar08.pdf）。——译者注

[2]　实验性疫苗（Experimental vaccine），即中间实验阶段所制备的疫苗。实验性疫苗经国家检定部门检定合格后，仅用于临床试验，而不能上市销售。——译者注

的潜在风险，甚至包括："这些接种母牛的牛奶已被销售出去了"。这封信是如此结尾的："我们认为，我国领土正在被以不合法的方式用于进行一项许多国家尚未接受的产品实验，包括其研发国。"简言之，这算是威斯塔研究所一段"不光彩"的历史，这一冒险的科学实践最终染上了浓厚的政治色彩。但十分幸运的是，此事未对公共卫生造成危害。

让我们回到欧洲，在那里兽用重组疫苗距得到许可只有一步之遥，为跨过这一关，还得证明重组疫苗对于野生动物的无害性。在大西洋对岸的亚特兰大（Atlanta），美国疾病控制与预防中心[1]的鲁普雷希特（Rupprecht）博士灵机一动，想到向一位动物营养专家求助，终于琢磨出了适合目标动物的诱饵。这次鱼粉派上了用场，只消在里面加入含有病毒颗粒的黏合剂，然后用袋子热封，外面再包一层保护壳，狐狸自己就会送上门来。当它啃咬诱饵时，含有上亿病毒颗粒的液体就会流进它的嘴里，接触到扁桃体，触发其免疫机制。免疫系统的回击可令狐狸获得对狂犬病毒感染的免疫。非常重要的一点是，这种疫苗不会被动物排泄出来，因此并不会在自然环境中扩散。

一个与诱饵有关的安全问题又出现了：其他动物也可能吃下它并感染疫苗病毒，那么这种诱饵会在某些物种内诱发疾病吗？

---

[1] 美国疾病控制与预防中心（Center for Disease Control and Prevention, CDC）是美国卫生与公众服务部（即卫生部）下辖机构，工作重点为疾病预防和控制、环境卫生、职业健康、预防及教育活动，其前身是二战期间的"战区疟疾控制小组"，因亚特兰大是重要交通枢纽而选址于此。——译者注

卫生部门显然会想到这个问题。为确切地评估这一风险，研究人员花费数年，对 52 种动物进行感染性实验，其中包括了熊、野猪、鸟、灵长类动物等。实验证明，动物有可能感染重组病毒，但并不会由此生病，且感染了病毒的动物也不会将之再传播给健康的动物。

这时，疫苗许可文件已经草拟出来，但当局仍然怀有顾虑，尤其是在法国。在减毒狂犬疫苗和重组疫苗之间，当局更倾向于前者。最终，比利时率先给重组疫苗开了绿灯，这一放行要得益于列日（Liège）大学保罗 - 皮埃尔·帕斯托雷（Paul-Pierre Pastoret）教授的实验。最初，他将含有重组疫苗的诱饵散布到比利时北部的一处封闭军营内，然后观察它对野生动物的影响。那里一切都顺利进行，并无异样，下一步就是转移至比利时的卢森堡省，以评估疫苗对野生动物的无害性。

许可已经获得，事不宜迟，狐狸接种行动可以提上日程了。直升机一年春秋两次播撒诱饵，密度为每 15 平方米一个诱饵，投放 10 个诱饵可使一只狐狸完成接种。1989—1991 年，比利时共进行了 5 次接种疫苗行动，狐狸狂犬病发病量急剧下降，这一成果令人欣慰。

首战告捷，于是其他欧洲国家也陆续采纳了相同策略。但德国是个例外，继续由猎人人工散布疫苗。但是猎人们很快就发现，狐狸自从不再受到狂犬病威胁后，会大量繁殖，那它们的猎物可就遭了殃——尤其是野鸡蛋和小山鹑。于是这些猎人不愿再散布诱饵，反而私自将它们毁掉了。这样我们就不难明白为什么相对于其他欧洲国家，德国消除狐狸狂犬病要晚得多。

另一边，法国的狐狸和家禽狂犬病发病量也迅速下降，从1989 年的 4212 例降至 1996 年的 10 例。从 1998 年起，法国就未再统计到食肉动物狂犬病，并于 2001 年 4 月宣告了地面狂犬病的根除。开展大规模狐狸免疫接种的其他国家也获得了大同小异的成功。今天，欧洲西部的狐狸狂犬病已经得到了遏制。

而 Raboral 疫苗在大西洋对岸也是风光无限，当地对其构成稍作修改，用于打击野生动物狂犬病，主要是对浣熊进行免疫接种，这种动物是北美狂犬病毒的主要宿主。

在这篇狂犬疫苗纪事中，从巴斯德的第一批实验一直到重组疫苗的研发，法国团队都担当主角。但别急着谢幕，还有一个彩蛋，这才是大结局。当然这同样是巴斯德团队的成果：狂犬病毒的基因测序。该工作是由年轻的生物学家诺埃尔·图尔朵（Noël Tordo）完成的。诺埃尔先是在斯特拉斯堡法国国家科学研究院（Centre National de la Recherche Scientifique, CNRS）的生物分子和细胞研究院开始他的研究工作，后又加入了巴斯德研究所——因为狂犬病毒的测序只能在狂犬病研究的圣殿进行。1986 年，第一支狂犬疫苗接种 100 周年时，测序完成了。后人献礼与历史传奇两相辉映，相得益彰！

| 第四章 |
黄热病疫苗
——研究者并肩而行的黄金时代

20世纪20年代，在新大陆上，灭除埃及伊蚊的斗争正在如火如荼地开展。这种蚊子是黄热病的传播媒介，这一除蚊运动使得黄热病在美国东部的大城市、南美洲和加勒比群岛几乎绝迹。但该病仍在非洲大行其道，那里的传染病仍然肆虐。

重大科学发现一旦投入批量生产，就离不开"专利""竞赛"和"诉讼"等纷纷扰扰。这些词也与当下一些已经实现工业化应用的重大科学发现紧密相关。比如，法国人吕克·蒙泰涅（Luc Montagnier）和美国人罗贝尔·盖洛（Robert Gallo）之间，就因为谁先发现艾滋病毒、谁先进行第一次有效诊断这两个问题而争执不下。非常幸运，生物医学界并非一直都是如此，本章就见证了法国和美国的研究者们在黄热病[1]疫苗研制中所开展的积极合作。

▶▷ "热"病来袭，美法协力

在殖民主义时代，黄热病[2]对于西非构成了实实在在的威胁，对于当地的外来人口尤甚[3]。他们与当地原住民不同，从来没有接

---

[1] 黄热病是一种由受感染的蚊子传播的急性病毒性出血疾病。病名中的"黄"是指影响一些患者的黄疸，其症状包括发热、头痛、黄疸、肌肉疼痛、恶心、呕吐和乏力。一小部分感染病毒的患者会出现严重症状，其中近半数在7—10天内死亡。该病毒在非洲以及中美洲和南美洲的热带地区流行。疫苗是预防黄热病最为重要的方法。见世界卫生组织官网（http://www.who.int/zh/news-room/fact-sheets/detail/yellow-fever）及中国疾病预防控制中心官网（http://www.chinacdc.cn/jkzt/crb/qt/szkb_6196/zstd/201603/t20160318_126269.html）。——译者注

[2] 历史上的黄热病最早记载的已有300多年的历史，最初是由奴隶贸易引起，主要发生在欧美的港口地区。盛装饮用淡水大木桶的帆船在欧美港口之间商贸游弋，舱底居住着用于买卖的奴隶，蚊子在盛装淡水的木桶中产卵，此后孵化出了孑孓（音jiejue，蚊子的幼虫），黄热病在居住于舱底的奴隶中流行，孑孓成蚊后在染病的奴隶中叮咬获得感染性，因此一到港口后，随着人、蚊子下船引起黄热病在港口城市蔓延，致使浩劫发生。见杨秀秀、严延生《黄热病的防控研究进展》，《中国人兽共患病学报》2017年第10期。——译者注

[3] 指由欧洲或其他殖民国家到此的移民。——译者注

触过这种病毒，因此也从未获得相关免疫性。1878 年，塞内加尔爆发的瘟疫就是明证：疾病造成了格雷（Gorée）、达喀尔（Dakar）和圣 - 路易（Saint-Louis）白色人种的大量死亡，1474 名欧洲人中就有 749 名罹难，海军 26 名医药人员中有 22 名不幸殉职。当地人还在格雷岛上树立了石碑，以示纪念。因此，在 20 世纪初的西非，人们谈黄热病而色变。塞内加尔达喀尔的巴斯德研究所 [1] 开展了对这一疾病的研究。

美国科学界对该病毒的关注要回溯到瓦尔特·里德 [2]（Walter Reed），他于 1901 年 [3] 发现了黄热病病原及其传播方式。这一重大发现不仅铸就了传染病学历史上最光辉的篇章之一，也开创了美国对于热带疾病的微生物研究。

让我们将目光转回 20 世纪 20 年代，在新大陆 [4] 上，灭除埃及伊蚊 [5] 的斗争正在如火如荼地开展。这种蚊子是黄热病的传播媒介，这一除蚊运动使得黄热病在美国东部的大城市、南美洲和加勒比群岛几乎绝迹。但该病仍在非洲大行其道，那里的传染病仍然肆虐。

---

[1]　达喀尔的巴斯德研究所是世界卫生组织认证的黄热病研究示范中心，也是黄热病疫苗的主要生产者。

[2]　瓦尔特·里德（Walter Reed），美国医疗部队队医，证明了埃及伊蚊是黄热病的主要传播媒介。——译者注

[3]　见让 - 佛朗索瓦·萨吕佐《征战病毒之路》（À la Conquête des Virus），巴黎：贝兰出版社科技卷 2009 年版。

[4]　美洲的别称。——译者注

[5]　埃及伊蚊（Aedes aegypti），中小型黑色蚊种，是黄热病的重要传播媒介。——译者注

　　研究人员在尝试攻克黄热病时无异于以身犯险，1931 年美国的一份报告就证实了这一点：在该年度之前的五年之中，各实验室中共计发生 32 起感染，其中 5 起是致命的——纽约洛克菲勒基金会和波士顿哈佛大学的研究员们受到的影响尤其大，简直等同于一次大屠杀。为使研究员们对该可怕疾病的研究得以继续，研制一种疫苗迫在眉睫。这一疫苗的问世要得益于美法两国研究员们的精诚合作。

　　1927 年 11 月 24 日，哈佛大学的安德鲁斯·塞拉德（Andrews Sellards）博士来到了达喀尔的巴斯德研究所。研究所所长，同时也是全科医生的康斯坦特·马蒂斯（Constant Mathis）接待了他。塞拉德携带了十几只亚洲恒河猕猴和一些古巴岛埃及伊蚊。为什么要带亚洲的猴子呢？塞拉德在 1927 年 10 月 1 日出版的《英国医学杂志》上读到了一则阿德里安·斯多克（Adrian Stoke）博士的讣告，其因在亚洲恒河猕猴的黄热病传染研究中感染病毒而逝世。这位曾在尼日利亚工作过的研究者已经证实，亚洲猴子尤其容易感染黄热病，而非洲的猴子相对来说免疫力更高。此外，他还从一名良性黄热病感染者阿斯比[1]（Asibi）的血样中提取到了感染原，将这些感染原注射给亚洲恒河猕猴后，后者染上了致命疾病，出现了具有黄热病特征的肝部病变。

---

[1]　阿斯比（Asibi）株在黄热病疫苗的制备中扮演了重要角色。——译者注

而在巴斯德研究所，关于黄热病，尤其是其致病原的研究，也在开展。瓦尔特·里德的研究在 1901 年证实，黄热病致病原是一种病毒。但是到了 1919 年，野口英世 [1]（Hideyo Noguchi）博士对这一结论提出异议，他指出，黄热病是由一种属于钩端螺旋体 [2] 的病原体引起的。野口被人称为"日本的路易·巴斯德"，有此威望坐镇，无人敢质疑其论断的真实性。然而，20 世纪 20 年代末，达喀尔巴斯德研究所以及其他实验室的研究结论与野口并不一致，一时流言四起，大家对于钩端螺旋体论的怀疑不断加剧。

1927 年，利比里亚的阿克拉 [3]（Accra）爆发了黄热病，这使得野口意外获得了证实其结论的机会。在离开纽约前往非洲大陆前，他像先知一般声明："践行使命，或凯旋而归，或一去不返。"他可能没有想到自己竟一语成谶：1928 年 5 月，野口在非洲丛林中对钩端螺旋体进行研究时，不幸死于一种病毒感染，享年 52 岁，元凶就是——黄热病病毒。他在弥留之际哀叹："我不明白。"令他不解的是，在没有钩端螺旋体的情况下，自己为何会命丧黄

---

[1]　野口英世（Hideyo Noguchi），日本医学士、细菌学家，对细菌学有深入的研究，三度被提名诺贝尔医学奖。野口英世为研究黄热病而前往西非的英属黄金海岸（今加纳共和国）生活，最后感染黄热病而离世，享年 52 岁。——译者注

[2]　钩端螺旋体（Leptospira），是一种细菌，会引起钩端螺旋体病。后者是一种人、畜共患病。疾病早期阶段可出现高烧、严重头痛、肌肉疼痛、寒战、眼睛发红、腹痛、黄疸、皮肤和黏膜出血（包括肺出血）、呕吐、腹泻和皮疹等症状。黄热病在病程初期易与钩端螺旋体病相混淆，故野口英世认为钩端螺旋体就是黄热病的致病原。——译者注

[3]　阿克拉（Accra），加纳共和国首都。1927 年时加纳尚为英国殖民地，因盛产黄金得名"黄金海岸"。加纳和利比里亚同属西非几内亚湾国家，故"利比里亚"疑为作者笔误。——译者注

热病。

野口之死可谓悲怆，令世人嗟叹。大家都知道他为何会远赴非洲：野口感到人们对于他的结论非常不认可，于是前往非洲进行一项"细菌性的切腹自杀"。在他去世后，病毒是黄热病病原的结论被最终认可 [1]。塞拉德投入到了对这种病毒的研究之中，他得到了法国人让·莱格莱（Jean Laigret）的帮助，后者此时是达喀尔地区卫生部门的负责人。

1927 年 12 月 20 日，一名年轻的叙利亚人——17 岁的弗朗斯瓦·玛亚利（François Mayali），来到他感染了黄热病的妈妈的床头。他妈妈在塞内加尔马努尔角（Manuel）的检疫站染上此病。当天晚上，玛亚利也发起高烧，颤抖不止。第二天，他来到巴斯德研究所，并在那里接受了数天的跟踪观察。12 月 21 日，就是他被送到医院的那一天，巴斯德研究所的研究者们即认为他们面对的可能就是一个与其母亲相似的黄热病病例。他们仿佛看到了机会的微笑，因为患者在第一时间就前往了研究所就诊（剧透：这个年轻人确实获救了），这样的条件有利于将感染原分离出来。

巴斯德研究所的研究员们首先让 16 只埃及伊蚊叮咬了患者的背部，这些蚊子一旦吸满血后，便被放到了一个铁笼子里。医护人员对患者进行了血样提取并注射给了一只恒河猕猴，这只猴子

---

[1]　前文提到的钩端螺旋体是一种细菌。——译者注

第二天就出现高烧，第 8 天被发现死亡。解剖证实，这只猴子出现了感染黄热病症状。而那些待在笼子里的蚊子在 28 天后又被放出来，去叮咬另一只恒河猕猴，该猴子之后也被感染，并在 5 天内离世。所有这些实验对象都呈现明显的黄热病症状。

染病猴子的肝脏被切片并冷藏，塞拉德将这些切片中含有的病毒称为"黄热病法国株"，这一病毒株被分发到世界各地的不同实验室。塞拉德带着他"宝贝"一样的行李回到了哈佛，与其年轻的合作者马克斯·泰雷尔（Max Theiler）一起，继续深入对黄热病的研究。

让我们来认识一下这位当时崭露头角的青年才俊，不仅小时了了，后来还在 1951 年摘得了诺贝尔生理学或医学奖 [1] 的桂冠。1899 年，马克斯·泰雷尔出生于南非比勒陀利亚 [2]（Prétoria），他父亲是瑞士裔兽医病毒学家——阿诺德·泰雷尔勋爵（Sir Arnold Theiler）。马克斯在父母的农场里度过了自由自在的童年，他从小就对动物十分感兴趣，并且从父亲那里接受了微生物学的启蒙洗礼，当时这还是一门新兴学科。他 18 岁进入开普敦大学，开始学习医学，两年后又前往伦敦，但伦敦方面并不承认他原来的学习

[1] 1951 年，泰雷尔正是凭借其在"黄热病及其治疗方法上的发现"获得诺贝尔生理学或医学奖。依照作者习惯，下文称其为"马克斯"或"泰雷尔"。——译者注
[2] 现名茨瓦内，是南非的政治决策中心兼行政首都，也是豪登省的主要城市。位于南非东北部高原上的马加利山麓谷地，海拔 1378 米，与南非北方的约翰内斯堡相距仅 40 分钟车程。——译者注

经历。马克斯没有选择其他专业从零开始，而是重新注册了一个医学本科专业，这一学习经历令他获得了良好基础，但是却没有获得医生头衔。

泰雷尔非常热爱自己的医学学业，但这也不耽误他享受伦敦式的生活，剧院、画廊尤其是酒吧，都是泰雷尔的流连之所。简言之，年轻的马克斯在父母慷慨的经济资助下，在异国他乡过着十分舒适的生活。父亲也会定期去看他，言传身教地为他启蒙美酒佳肴的享乐主义生活，教他享受珍馐美味，并选出琼浆玉液作配。获得学士学位后，马克斯进入了著名的伦敦卫生与热带医学院 [1]，继续完善他的学业。

在伦敦期间，有人建议马克斯·泰雷尔到美国哈佛大学去工作。1922 年的马克斯 23 岁了，他就在那时到了波士顿。马克斯丝毫不想回到南非，但后来也没有申请美国国籍，而是一直旅居美国直至去世。马克斯很适应新的生活，但当地的禁酒令 [2] 让他苦恼不已，在长达八年的时间里，他为了能喝上啤酒只能自力更生——窝在自己公寓里造起酒来。在实验室，他师从那时还是医学教授的塞拉德先生，他们的主要研究对象为黄热病。于是，马

---

[1]　伦敦卫生与热带医学院（London School of Hygiene & Tropical Medicine），是一所公立研究型大学，研究领域主要为公共健康和热带医学。英国三分之一的研究生医疗教育和研究都是在该校进行的。——译者注

[2]　禁酒令（Prohibition Era），又称禁酒时期，是指美国历史上一段推行全国性禁酒的时期，1920—1933 年，一共持续了 13 年 10 个月又 19 日。其间禁止酿造、运输和销售含酒精饮料。——译者注

克斯与执迷于钩端螺旋体的野口登上了同一个擂台。

之后的事大家已经看过"前情提要"了。1928 年，塞拉德从达喀尔归来，带回了感染黄热病病毒的肝部碎片，并将这些交给了马克斯·泰雷尔。但从一开始，二人就分歧重重：塞拉德认为可沿用病毒学家通常使用的培养环境培植感染原，而泰雷尔则觉得黄热病病毒只能在动物身上繁殖。这时，猴子是唯一可用的动物，但是获得这种动物并把它囚禁起来却很难。泰雷尔是路易·巴斯德的忠实拥趸，他联想到自己的偶像曾经通过穿颅注射，先将狂犬病毒传给了兔子，继而传给了狗，最终才传给了猴子。为什么不在黄热病病毒研究中采用同样方法呢？是否可以先将塞拉德带回来的猴肝碎片磨成匀浆，再将其注射至另一种动物的脑部呢？泰雷尔选择了对小白鼠进行注射。

这一设计看起来不太靠谱。巴斯德将狂犬病毒注射给动物脑部的方法之所以可行，是因为狂犬病毒本来就可以在脑中繁殖。而黄热病病毒的情况则不同，其靶器官[1]在肝部，没有任何证据显示这种病毒能在脑内繁殖。不过泰雷尔进行了多次实验，小白鼠都是在脑部被注射了法国黄热病病毒株后几天内死去。

实验期间，泰雷尔感染了黄热病病毒。万幸，他的症状显示

---

[1]　靶器官也称"目标器官"，指因某种毒物进入而出现典型病变的部位。病毒侵入人体后，会如"子弹"般针对性地攻击其靶器官，如肝炎病毒的靶器官是肝脏。——译者注

为良性，但这也没能让他远离实验室。在美国 32 位感染此病毒的研究者中，他是第 17 个。

待到检查时，泰雷尔大吃一惊：小白鼠的各个器官并没有呈现出黄热病的标志性病变，特别是肝部并无异常，只有个别小白鼠脑部出现了炎症，但并没有呈现出一致性。于是泰雷尔总结出，黄热病病毒是能在脑内繁殖的亲神经性病毒[1]，他断言："当小白鼠被注射了黄热病病毒之后，它不会出现黄疸，只会患上脑炎。"但其他人对该结论不以为然。

获得这一发现之后该怎么做呢？首先肯定要在科技杂志上发表啦——《科学》登载了这一发现。但是这些结果一经公布，泰雷尔就饱受批评，他还需要做更多的实验。于是他准备了感染病毒的鼠脑匀浆，并注射给猴子，后者迅速出现了黄热病的标志性症状。这一结果令泰雷尔的结论更具说服力了。下面的步骤发挥了关键作用：像巴斯德曾经令狂犬病毒完全适应了兔子那样，他令黄热病病毒完全适应了小白鼠，所有感染了的小白鼠都在固定时间段死去。之后他又将感染黄热病后康复的病人血清[2]与含有病毒的鼠脑匀浆混合，然后再注射给小白鼠，这些小白鼠活下来了。换言之，康复病人血清内的抗体中和了病毒，救了小白鼠一命；

---

[1]　亲神经性也称向神经性，简单来说就是病毒能够在大脑内繁殖，诱发脑炎。亲神经性是病毒亲和性或向性的一种，亲和性表现在病毒特别对某内脏器官具有亲和性或病毒必须在与其相应的细胞内才能繁殖。——译者注
[2]　在他的实验室中很容易获得这些血清。

但如果使用的血清来自从未感染黄热病的人，那么病毒就不会被中和，小白鼠就得一命呜呼了。小白鼠脑中出现的病毒就是黄热病病毒。泰雷尔想："有了这个实验，任批评声四起又如何。"

而这次从四面八方飞来的则是心悦诚服的祝贺，因为他所做的中和实验具有广泛用途。比如，我们可以借此确认黄热病的流行区域——只要验证居民体内是否有中和抗体血清就行。这是怎么回事呢？因为如果受试者的血清能够中和黄热病病毒的话，那说明他曾经感染过该病毒。多亏有了这种方法，流行病学调查得以迅速确定了黄热病病毒的传播地区，尤其是在非洲的发病地区。泰雷尔的工作从这时起得到了认可，他后来甚至被冠以"小白鼠之父"的称号。

1930 年，纽约洛克菲勒基金会向泰雷尔发出了邀请，希望他加入其生物研究部门。他十分乐意接受这一工作，因为在哈佛他只是一名小助手，同老板塞拉德的关系也越来越不妙，薪资更是少得可怜（洛克菲勒基金会给了他两倍于哈佛的薪水），所以离开哈佛他并不觉得若有所失。一位未来的诺贝尔奖获得者就这样转投他门，哈佛大学后来也要为这个巨大损失悔不当初了！

在洛克菲勒基金会，泰雷尔在威尔伯·索耶（Wilbur Sawyer）教授麾下工作。索耶教授计划用适应了小白鼠的法国病毒株制作疫苗，以保护实验室的工作人员。他的想法很新颖：将黄热病病毒和人血清混合，后者会略微中和前者。也就是说，一些没有被中和的病毒颗粒会残存下来，产生不显著的感染，进而引发机体的免疫力。这个计划非常大胆，很难以标准化的方式实行。如果拿捏不好尺度，会十分危险：若大量的病毒颗粒都残留下来而未被中和，那就可能适得其反——引发黄热病了。

然而，这种病毒—血清的混合物 [1] 居然起效了，没有染过此病的志愿者接受注射后获得了免疫性。虽然索耶制作此疫苗时从未计划将其投入大规模应用，但是他还是被视作黄热病疫苗的第一个发明者。多亏了这一混合物的诞生，洛克菲勒基金会再未发生过相关实验室事故。

而泰雷尔对这种依据经验得到的方法仍颇为犹豫，他又生一计。就且让泰雷尔继续在洛克菲勒基金会埋头苦干吧，之后他会重新将我们的镜头拉回非洲。

泰雷尔和塞拉德已经证实，法国病毒株在适应了小白鼠之后不会再诱发黄热病，可作为一种候选疫苗。1931 年 9 月，塞拉德前往法国进行人体接种疫苗的实验，但是他并没能获得当局的必要许可。夏尔·尼科勒 [2]（Charles Nicolle，1928 年生理学或医学奖获得者，已经领导了突尼斯巴斯德研究所多年），建议他转道突尼斯，到那里开展实验。塞拉德接受了这一建议并前往突尼

---

[1]　病毒学家们称之为"病毒汤"（法文为 soupe）。
[2]　夏尔·尼科勒（Charles Nicolle），法国细菌学家，曾经因为辨认出虱子为斑疹伤寒的传染者，而获得 1928 年诺贝尔生理学或医学奖。——译者注

斯，在那儿他还遇到了曾经在达喀尔共事过的朋友——让·莱格莱。经他们合作，一种基于鼠脑制备的黄热病候选疫苗就此诞生，衍生出的减毒活疫苗后被命名为"法国嗜神经毒疫苗"[1]（French Neurotropic Vaccine，FNV），闻名世界。

塞拉德没多久就离开了突尼斯，并把完善该候选疫苗的工作留给了莱格莱。在初步尝试后，莱格莱计划在西非进行测试，并于1934年6月7日携带疫苗抵达达喀尔，该疫苗内含病毒正是1927年在该市收集的。一个非常幸运的巧合发生了。同一天，年轻的玛亚利也来到巴斯德研究所进行友好拜访——该病毒就是从他身上提取的，而现在他完全康复了。于是研究员们当即从他身上提取了血样，并对此血样进行了泰雷尔研发的中和实验。结果表明，在感染了黄热病病毒七年之后，玛亚利的血清依然能够中和黄热病病毒。

一到塞内加尔，莱格莱就在康斯坦特·马蒂斯（Constant Mathis）和卡米拉·杜瑞欧（Camille Durieux）的协助下开展了大规模接种试验。这种疫苗需要打3针，每针间隔为20天。6月10日—8月15日，共有3000名在西非生活的白种人接种了疫苗。1936年1月1日，他们又调整了疫苗成分，向其中加入了蛋黄。

---

[1]　嗜神经性疫苗株（French Neurotropic Vaccine，FNV）。FNV疫苗株主要用于非洲讲法语国家，在鼠脑中传260代后失去了亲内脏（肝脏感染）和感染蚊子的能力，使用后减少了大量的黄热病病例。见杨秀惠、严延生《黄热病的防控研究进展》，《中国人兽共患病学报》2017年第10期。——译者注

为什么要加入这种高脂肪含量的物质？因为这可以保护病毒并将其慢慢释放出来，从而使抗体逐渐产生——至少当时专家们是这么解释的。1针剂含有蛋黄的疫苗就可满足免疫需求。后来，这一具有法国"血统"的疫苗也采用皮上划痕[1]的方式接种。

1940—1941年，FNV疫苗在西非本地居民中得到了普及，共有191万人接种了该疫苗。这次行动旗开得胜，所以之后在撒哈拉以南非洲地区，接种FNV疫苗被列为强制性措施。1939—1956年，大约有5600万人接种了该疫苗，它自此也被称为"达喀尔巴斯德研究所抗黄热病疫苗"。有时这种疫苗会和痘疫苗联合使用，因为后者也是通过皮上划痕的方式接种。

得益于该疫苗的发力，20世纪50年代末，黄热病从西非地区消失。但在参与过大规模接种行动的孩子们中，出现了一些事故（脑炎）。1964年黄热病重现后，塞内加尔开展的大规模接种中也出现了这样的意外事故。于是人们逐渐放弃了这种疫苗的使用。[2]

▶▷ 喝彩与警报齐鸣：减毒活疫苗的"冰火两重天"

---

[1] 疫苗接种的方法有滴鼻、注射、气雾及皮肤划痕等。——译者注

[2] 因为FNV疫苗株是通过鼠脑减毒，所以该疫苗还保持着一定的嗜神经性，导致儿童接种疫苗后出现极少数病毒性脑炎，因此该疫苗被禁用于14岁以下的儿童。尽管这样，FNV疫苗在20世纪中叶非洲控制黄热病的行动中仍然功不可没。见杨秀惠、严延生《黄热病的防控研究进展》,《中国人兽共患病学报》2017年第10期。——译者注

一如前约，让我们重新回到洛克菲勒基金会，讲讲马克斯·泰雷尔的故事。正如我们前文所提到的，泰雷尔并不认同索耶将病毒—血清混合物作为候选疫苗的想法。同样，他对 FNV 疫苗也颇有疑虑，因为它具有亲神经性，以神经系统为靶器官。泰雷尔认为这是十分危险的，后来发生的事情证实了他的想法。于是他从 1934 年起投身于一项雄心勃勃的计划，研发他认为现代且必须安全的疫苗。在他看来，最合适的疫苗应是灭活疫苗，但是当泰雷尔测试灭活疫苗时，他发现志愿者身上没有任何反应。这条路走不通了。

故而泰雷尔重新转向减毒活疫苗，但他计划采用一种特性完全改变了的黄热病毒，要做到这一点，就需在细胞内培养病毒。对泰雷尔来说，这么做既有"地利"又有"人和"，因为亚历克西·卡雷尔（见第一章）就是他在洛克菲勒基金会的同事，而那时的细胞培养技术不过是"小荷才露尖尖角"。

泰雷尔的团队里还有瑞·劳埃德（Wray Llyod）、奈尔达·里奇（Nelda Ricci）和休·史密斯（Hugh Smith）。他们使用的是 1927 年在尼日利亚提取的阿斯比（Asibi）病毒株。这一病毒株对猴类的致病能力很强：4 天之内，可百分百导致猴子死亡。泰雷尔团队的第一步，就是成功使该病毒适应鼠胚胎碎片的培养——他们历经 17 次失败尝试后才大功告成，之后他们又尝试使病毒适应鸡胚胎碎片的环境。所以，这种具备了适应性的病毒株序号为

17，后面跟有字母编号。最终其中的 17-D 分支成功了，即后来著名的黄热病病毒株 17-D。

为了制成疫苗，泰雷尔用去除了头部[1]的鸡胚胎碎片进行了多次传代，目的是得到减毒且非亲神经性的病毒。每一次他们都会对猴子进行测试，评估病毒的减毒程度。在第 89—114 次传代之间，奇迹发生了：病毒对猴子不再具有致病性，当它被直接注射进猴子的脑部时，不会再诱发任何脑炎了。[2]

这是怎么一回事呢？直到今天，我们仍然不知道为什么毒性极强的阿斯比病毒株会突然减毒。为人们所知的是，传代过程中病毒发生了一些改变——单是统计到的就有 68 处变化。但是这些传代或改变中哪些或哪次起到了决定性作用，还是一个问号。不过已经可以百分百证实，这种病毒变异后就不会再让恒河猴生病了。

转眼到了 1936 年，泰雷尔已经拥有了一个不同以往的候选疫苗，接下来就是进行大规模测试了。洛克菲勒团队首先在巴西进行了测试，这主要是由休·史密斯完成的，他也是 17-D 疫苗的共同研发者。休到了巴西之后，首先是由里约热内卢著名的研究机构——奥斯瓦尔多·克鲁兹基金会[3]（Oswaldo Cruz Foudation）

---

[1] 去除头部是为了去除其中的脑和脊髓，减少神经性不良反应。——译者注
[2] 17-D 活疫苗株已失去亲内脏、嗜神经性和感染蚊子的能力。见杨秀惠、严延生《黄热病的防控研究进展》，《中国人兽共患病学报》2017 年第 10 期。——译者注
[3] 奥斯瓦尔多·克鲁兹（Oswaldo Cruz）基金会是巴西里约热内卢的一个生物医学科学研究和开发机构，被认为是世界上主要的公共卫生研究机构之一。它由著名的医生和流行病学家奥斯瓦尔多·克鲁兹（Oswaldo Cruz）博士创立。——译者注

建立了生产装置。

候选疫苗的生产于1937年1月开始。巴西黄热病疫情频发，使得当地人对该疫苗的评测十分欢迎，大型咖啡种植园的农场主们负责在季节临时工中对其进行推广。仅1937年一年之中，巴西就有超过39000人接种，而这还只是一个开始。到了1938年9月，卫生部门宣布已有60万人接种了该疫苗。

大家期待已久的成功终于如约而至，疫苗接种行动的第一批结果显示其诱发的不良反应非常轻微，几乎可以忽略，并且能引发极好的免疫反应——参加测试的接种对象中95%都产生了抗体。而到了1941年，各地开始接到一些疫苗接种事故报告：1941年6月，关赫斯市（Guanhes）的一些孩子在接种疫苗1—2个星期后罹患了脑炎。"警报"就此拉响。据洛克菲勒基金会的调查，在试验区共统计到276例脑炎，其中55例病情严重，1例死亡。到底发生了什么呢？

疫苗被认为是罪魁祸首。更确切地说，大家认为将黄热病病毒17–D注射给鸡胚的技术存在问题（见第一章）。回放：在注射病毒3—4天后，胚胎被提取出来，研碎并做离心处理，包含大量病毒的清液层就构成了疫苗原浆。之后向其中加入人血清以稳定溶液，最后再冷冻。此溶液经真空冷冻干燥后呈粉末状，被装入密封的安瓿瓶[1]中，就是最终的疫苗。每制备一批次疫苗，都会保留一部分疫苗原浆，供下一批次使用。换言之，并不是所有批次的疫苗浆液都是一样的，各个批次的病毒经历了先后传代。第一批次疫苗使用的是大概第 200 次传代的病毒，而 1941 年的疫苗则是用经过 350 多次传代的病毒制成的。

在多次传代过程中，病毒又"变坏"了，它重新具有了亲神经性，能够触及神经中枢系统、诱发脑炎，对猴子的实验研究证实了这一变化。此外，生产商们采用了黄热病疫苗 17–D 的不同谱系，每一支都会由于传代次数的多寡而发生独立的变化。在一些案例中，用经历了 300 次传代的病毒制成的疫苗变得毫无效果：它们无法再令接种对象产生保护性免疫反应。

事故可谓是当头一棒，教训深刻，要避免这一意外，必须用传代次数固定的病毒制备疫苗。于是，毒种批（Seed lots）策略诞生了：在传代至一定次数时，一次性贮存大量毒种用于后续疫苗制备。今天，黄热病疫苗生产时使用的是传代至第 235 次的病毒[2]，次数的恒定可确保疫苗的质量和效力，因此，增加传代次数的做法是被严格禁止的。可是如何确保传代的次数始终是第 235次呢？有人灵机一动，想到了一个绝妙好方：首先准备一批病毒种，称为"种子源"批（Mater seed），比如 200 支安瓿瓶；每一

---

[1]　密封的玻璃小瓶，常用于存放注射用药物以及疫苗、血清等。——译者注
[2]　生产商不同会略有变化。

个安瓿瓶装有的母种将用于制备一批"工作种"（Working seed），每瓶"母种"可得 200 个安瓿瓶"工作种"；而后者每瓶又可再制出 20 万支疫苗。我们来算个乘法：最后将一共获得 200 × 200 × 200000 =80 亿支疫苗。

就这样，人类翻越了疫苗生产史上的一座高山，之后所有疫苗都采用了这种批量病毒种的方法。单从黄热病疫苗来说，这一策略问世后，其疫苗接种再未引发过脑炎疫情。但是黄热病疫苗的故事还未完结，且看下文分解。

脑炎的问题刚刚得到解决，新的悲剧又接踵而至，这次是在美国。1941 年，美国准备参战，于是军方计划给 1100 万名入伍士兵注射黄热病疫苗。为彰显爱国情怀，洛克菲勒基金会提出向军方无偿供应黄热病疫苗。于是制药实验室开足马力、通宵达旦地制作疫苗。几个月内，美军收到了 460 万支疫苗，英军收到了 180 万支。1942 年 2 月，"警报"再次响起：在加利福尼亚的一处军事基地内，接种过的士兵中发生了黄疸[1] 疫情。

事件发生后，众人的第一反应自然是：难道疫苗再次倒戈，又返祖重具毒性啦？因为所有线索都符合这一判断：高烧、疲劳、黄疸、恶心和浓茶尿样。有人认为，细菌性感染也有可能诱发严重肝部病变，钩端螺旋体病就是这样——还记得野口英世的故事

---

[1] 黄疸俗称黄病，是一种因人体血液中的胆红素浓度增高，所引起身体发黄的症状。某些肝脏病、胆囊病和血液病经常会引发黄疸的症状。——译者注

吧。然而调查显示，第一批病例都接种了第335和第336批次的病毒株。于是，对疫苗的调查可以顺藤摸瓜展开了。由于该接种行动涉及人数众多，此次疫情就更为严重：至少28000人罹患黄疸，其中62人死于急性肝炎。我们需要再度画个问号：发生了什么？

我们曾经提到过，为使疫苗保持稳定，生产者们在其最终成分中加入了血清。捐献者们来自巴尔的摩的约翰霍普金斯大学。他们须符合严格的筛选标准：年轻、身体健康，还要接受血检以排除细菌和梅毒感染。共有900余名捐献者参与了此次募集，最终捐献了100多升血液，这些血样最后被混为一体、统一处理。通过时长1小时、高达56℃的灭活工艺，让原来可能存在的感染原束手就擒。简言之，处理过程满足了当时能实现的最佳条件。不幸的是，这么做其实还不足以去除或灭活疫苗中的一种感染原——乙型肝炎病毒。

高温确实能让病毒魂飞魄散，但当血清存在时，它们在一定程度上就有保护伞罩着了。此外，当年疫苗制备的操作流程也不是无可指摘的。别忘了，血清此前曾被冷冻在血袋之中，在被放到56℃的热水之中时，这些袋子还是冻着的。所以，长达1小时的高温灭活并未落到实处，只有当1小时接近尾声时，血袋的真实温度才刚刚达到规定条件。换言之，虽然传染性病毒接受了高温处理，但其浸泡在规定温度的时长可能并未达标，有了漏网之鱼。

那时，乙肝病毒还不为人所知——直到 1970 年人们才恍然大悟。因此，当时还无法在捐献者的血清中检测出这种病毒，它藏在疫苗里顺利蒙混过关。如果基金会那时能够吸取巴西的经验，原本是可以采取一些预防措施的。听说，巴西自 1939 年起就报告了黄疸病例，虽然还不能确定这与黄热病疫苗存在直接联系，但里约热内卢的生产商们已经决定不再向疫苗内添加人类血清，并提示疫苗在出厂后应迅速使用[1]。不幸的是，远在纽约的洛克菲勒基金会当时并未效仿。

这件事被传得沸沸扬扬——30 多万人都接种了被不明病毒感染的黄热病疫苗。而且病毒的潜伏期很长，许多士兵在出发前还未出现症状，抵达世界各地的军营后竟相继病倒。刚刚遭遇过日军轰炸的珍珠港百废待兴，可那里就有 2400 名士兵因感染而就医。前线的情形也十分严峻：美军飞行员带病赢得中途岛海战，翱翔蓝天时还患着黄疸；在两军对阵的北非战区，一面是感染了乙肝病毒的美英士兵，对面则是——感染了甲肝病毒的德国士兵。最终，美军中共有 10% 的士兵因该病毒感染而卧病在床。而在受此疫情影响的英军之中，有一个人名气最大——温斯顿·丘吉尔（Winston Churchill）。1942 年，丘吉尔接种了黄热病疫苗，于是乙

---

[1] 因为疫苗不再加入血清后会变得不稳定。

肝病毒也趁机掺和了进来。据推断丘吉尔的肝部只出现了良性感染，我们真要感叹这是一个奇迹！不然的话，第二次世界大战的进程就要改写了……

1942 年 4 月 15 日，有关部门决定叫停使用人血清黄热病疫苗 17-D 的接种行动，与此同时，不含血清的疫苗株开始生产，疫苗原浆改由无菌水稀释。新的疫苗制备程序延续了几十年，到了 1984 年，化学成分完全确定的稳定剂被研发出来并取而代之。

这一悲剧事件在公共卫生领域引发了诸多反响。1943 年 1 月，一篇由美国卫生部门撰写的备忘录在《柳叶刀》[1]（*The Lancet*）杂志发表，其中包括对黄疸疫情的总结。当然，黄热病疫苗首当其冲地被"点名"了。报告还提到，因将康复患者血清用于麻疹和流行性腮腺炎疫苗，造成学校内先后发生了多次事故。于是从中得出了结论：血液衍生品有可能是肝部传染病的源头，但目前尚无任何办法检定捐献者血液中的感染原。筛选捐献者的检测技术直到 1970 年才问世，在这一时期，美国平均每年报告 12 万例输血后发生的肝炎病毒感染。

---

[1] 《柳叶刀》（*The Lancet*），为世界上最悠久及最受重视的同行评审性质之医学期刊之一。1823 年由汤姆·魏克莱（Thomas Wakley）创刊，他以外科用具"柳叶刀"（Lancet）来为这份刊物命名，而"Lancet"在英语中也是"尖顶穹窗"的意思，借此寓意着期刊立志成为"照亮医界的明窗"（to let in light）（https://zh.wikipedia.org/zh-cn/%E6%9F%B3%E8%91%89%E5%88%80_(%E9%9B%9C%E8%AA%8C)）。——译者注

在本书第二章《不速之客》一节中，我们曾经讲述过 1960 年发现新型猿猴病毒 SV40 的历险记，这种病毒曾藏身于脊髓灰质炎疫苗之中。鉴于该病毒可令实验室动物患癌，这一发现让各界忧心忡忡。于是科学家们思忖：制备疫苗的细胞基质有可能含有传染性病毒吗（用专业词汇说，就是"外源因子"[1]）？在这一点上，黄热病疫苗尤其引人注意。作为减毒活疫苗，它与已经灭活的注射式脊灰疫苗不同，最终成品中的感染原是不会通过化学手段灭活的。

此外，大家都知道鸡舍中本就含有多种病毒，特别是引发禽白血病的病毒[2]。实际上，1965 年，哈里斯（R. Harris）就在黄热病疫苗 17-D 中发现了禽白血病病毒，当时几乎所有的鸡舍内都有这种病毒流窜，所以这一发现尚在人们意料之中。该病毒可代际传播，也就是说，用于制备 17-D 疫苗的鸡胚应该也未能幸免。众人重新陷入了深深担忧之中——给人注射这种未经灭活的疫苗，即意味着注射了禽白血病病毒，而且注入的病毒还不是一星半点。十分幸运的是，后续调查显示，这种病毒无法令人体感染，所以就算接种了受污染的疫苗，也没什么可害怕的。

不过还是小心为上，从此用于制备黄热病疫苗的鸡胚被严禁

---

[1]　外源因子（Adventitious agent），即存在于接种物、细胞基质及（或）生产制品所用的原材料及制品中的污染物，包括细菌、真菌、支原体和外源性病毒。——译者注
[2]　这种疾病会令白细胞在鸡的骨髓中增多。

含有禽白血病病毒。为此，第一步就是将禽白血病病毒从黄热病病毒 17-D 株的毒种中分离出来。为实现这一点，研究者们采取了多种病毒学技术，比如运用抗血清[1]中和禽白血病病毒。一旦毒种批中的禽白血病病毒被消灭掉，生产商们就能够继续制备 17-D 疫苗了，只要使用的鸡胚未被该病毒感染即可。

先别急着翻过此页，还有一个"插曲"。我们来说说 20 世纪 90 年代末响起的另一次警报，这次不仅黄热病疫苗 17-D "躺枪"，所有用鸡蛋生产的疫苗都未能幸免（麻疹疫苗、流感疫苗和流行性腮腺炎疫苗）。让我们简短地回溯一下病毒学历史。1975 年，霍华德·特明[2]（Howard Temin）和大卫·巴尔的摩[3]（David Baltimore）发现了一种酶，称作"逆转录酶"[4]，能够以 RNA[5]（核糖核酸）为模板合成 DNA[6]（脱氧核糖核酸）。含有这种酶的病毒

---

[1] 抗血清（Antisérum），是含有多种抗体的血清，注到生物体后，可以产生被动免疫。抗血清常用于诊断病毒学的实验室中，若用在人类身上，可当作抗毒素或是治疗蛇毒的抗蛇毒血清（https://zh.wikipedia.org/wiki/%E6%8A%97%E8%A1%80%E6%B8%85）。——译者注

[2] 霍华德·特明（Howard Temin），美国肿瘤学家。——译者注

[3] 大卫·巴尔的摩（David Baltimore），美国微生物学家，美国科学促进会（AAAS）原主席。——译者注

[4] 逆转录酶（Reverse transcriptase），也称反转录酶，又称为依赖 RNA 的 DNA 聚合酶。——译者注

[5] RNA（Ribonucleic Acid），核糖核酸，存在于生物细胞以及部分病毒、类病毒中的遗传信息载体。——译者注

[6] DNA（Deoxyribonucleic acid），又称脱氧核糖核酸，是一种生物大分子，可组成遗传指令，引导生物发育与生命机能运作。主要功能是信息储存，可比喻为"蓝图"或"配方"。带有蛋白质编码的 DNA 片段称为基因。其他的 DNA 序列，有些直接以本身构造发挥作用，有些则参与调控遗传信息的表现（https://zh.wikipedia.org/wiki/%E8%84%B1%E6%B0%A7%E6%A0%B8%E7%B3%96%E6%A0%B8%E9%85%B8）。——译者注

被称为"逆转录病毒"[1]（艾滋病病毒就是其中之一）。科学家们研发出了非常灵敏的测试手段，以便检出此酶。只要这种酶一现身，就说明逆转录病毒如影相随。黄热病 17-D 疫苗中的酶活性就是这样被发现的。检测结果显示，疫苗中含有两种鸡类致病性逆转录病毒，并全部存在于鸡细胞的染色体中（即是它们的基因遗产），在细胞分裂时可自动复制传播。不过已经证实这些逆转录病毒无法传播给人类，而且看到它们现身也不必一惊一乍：还有许多动物都携带致病性逆转录病毒呢。再回首此事，可以说是新病毒学技术让疫苗的警报又仓皇拉响，幸而最终发现疫苗的质量并未受到影响。但此事确实又一次令各界如履薄冰，也让疫苗生产商们惴惴不安。

我们在前文曾经提到，1984 年，随着一种成分完全确定的化学稳定剂[2]被研发出来，黄热病疫苗的制备又迈出了史上决定性的一步。制药商终于可以在疫苗的包装盒上标注如下内容了："不含禽白血病病毒的稳定性黄热病疫苗"。多次改良之后，该疫苗终于可用于大规模接种，而且在 20 世纪 80 年代西非再现黄热病疫情时发挥了奇效。1981 年，达喀尔巴斯德研究所的法式 FNV 疫苗生产已被摒弃，新疫苗成为唯一的抗黄热病疫苗。那时，数亿支疫

---

[1] 逆转录病毒又称"反转录病毒"，是 RNA 病毒的一种，它们的遗传信息不是存录在脱氧核糖核酸（DNA），而是存录在核糖核酸（RNA）上的，此类病毒多具有逆转录酶，是一种致肿瘤病毒。——译者注
[2] 成分为乳糖、山梨糖、氨基酸、盐溶液。

苗被分发至各地，在非洲的应用尤为广泛，也未报告有什么特别问题。

21世纪初，黄热病疫苗17-D已经声名卓著，被视为最有效的疫苗，只要1针即可产生长达十年的保护作用。若在疫区，这一保护可伴随接种对象终生。其不良反应与一般的减毒活疫苗无异，多为高烧或肌肉疼痛，而它的高效已经是板上钉钉的事了。我们甚至可以确认，接种对象中未再出现黄热病病情。

那我们是不是就可以说这一疫苗完美无缺了呢？也不完全是。实际上，2001年接连报告了7次疫苗接种后事故，共造成6例死亡。这是怎么回事呢？其实就是患者接种后出现了类似于黄热病的症状。在注射疫苗2—5天后，病人出现高烧、不适、肌肉疼痛，继而出现黄疸，并发心血管疾病、出血、肾衰竭和呼吸系统疾病。最让人大惊失色的是，医生在病人的血液和器官中发现了大量病毒，这就不太寻常了。

让我们来分析一下这7个最早的病例。7人病发时间均在1996—2001年，其中4人是美国公民，年龄分别为63岁、67岁、76岁和79岁，在被收入重症监护病房之后，有3人出现高烧并于几天后死去（第4个人挺过来了）。澳大利亚也出现了1例病例，是1名56岁的男性，其他2例是在巴西出现的——1名5岁的儿童和1名22岁的年轻成年人，这3名病人都在接种后第8—11天去世。在这一系列事故后，又出现过类似事件。到今天为止，欧洲和美国的医院已经出现了 10 例游客因此死亡事件，就算是全世界设备最为精良的重症监护病房也无力回天。除此之外，南美洲的疫苗接种行动后也有相关事件发生。

从第一批事故发生开始，大家就想到这可能是因为疫苗中的病毒又"变坏"了。马克斯·泰雷尔的减毒疫苗株是否重新具有毒性了呢？专业词汇中，我们用"病毒逆转"来描述这一变化。但对逝者体内的病毒初步检测显示：病毒未发生改变，仍然与疫苗株相一致。后来发生的事故也证实了这一出人意料的结果。我们今天能给出的唯一解释就是，人体的个别特性使他们在接种后患上暴发性黄热病。那么什么样的基因或免疫系统条件会招此飞来横祸呢？答案尚待确认。但该发现已经促使世界卫生组织建立相关机制，跟踪非洲疫苗接种行动后的事故报告情况。

我们刚才提到的事故都是极端个别案例，黄热病疫苗并未因此受到质疑，接种 17-D 株的数亿人已经为该疫苗背书。我们充其量建议应该在接种前评估好风险／收益关系，这对老年人尤为重要，因为他们在接种时承担的风险更大。但是千万别"好了伤疤忘了疼"，在黄热病病毒流行的高风险国家，此病有卷土重来之势。在前往这些地区的游客中，个别未接种疫苗的人士出现了黄热病病情，且致死性高。这警示我们，不能因噎废食。

2009 年以来，制备灭活黄热病疫苗的事又被提上了日程。

75 年前，泰雷尔曾经投石问路，但未获成功。现在，又到了重新起航的时刻。

▶▷ 比尔·盖茨和黄热病疫苗的不解之缘

跟随历史的车轮，让我们回到当代，来到微软公司总部所在地——美国华盛顿州西雅图市。1998 年，就职于世界卫生组织的特蕾莎·阿瓜多（Teresa Aguado）博士前往西雅图度假。上级命她借此机会，拜会微软创始人比尔·盖茨之父老威廉·盖茨（William Gates），后者正负责管理一家由其子创立并资助的基金会。乍一看，这家基金会没什么了不起的，只有两个雇员——威廉·盖茨本人和他的助手苏珊娜·克鲁埃（Suzanne Cluet），但其实该机构资金实力十分雄厚。当时，此基金会的主要工作内容是计划生育，这是由亿万富翁沃伦·巴菲特（Warren Buffet）向比尔·盖茨提议的。

特蕾莎的西雅图之行也是为了推介"儿童疫苗倡议"[1]（CVI）项目。该计划隶属世界卫生组织，于 1990 年由众多鼎鼎大名的国际组织联合发起，包括世界银行、洛克菲勒基金会、联合国儿

---

[1] 儿童疫苗倡议（Children's Vaccine Initiative，CVI），在 1990 年的世界儿童高级会议上，由世界卫生组织、联合国儿童基金会以及联合国开发计划署等共同发起。——译者注

童基金会、世界卫生组织和联合国开发计划署。CVI 旨在为发展中国家的疫苗接种行动募集资金。一般来说，一种新疫苗在发达国家上市后，发展中国家要用上该疫苗还要等待 15—20 年。正是疫苗的价格横亘其中，造成了两个世界的鸿沟。20 世纪 80 年代，第一代乙肝疫苗诞生后就被立即用于发达国家，当时的价格为 150 多美元。20 年后，热带国家——特别是非洲国家，才开始大规模接种这种疫苗，这时的价格还不到 1 美元。所以 CVI 的目标之一就是降低疫苗价格，不过实现这一目标还需努力。

这时，世界卫生组织疫苗的配套资金份额已经用尽，发展中国家的疫苗接种项目遇到"瓶颈"。而 CVI 计划一直坚持下列人道主义宗旨：最贫穷国家的儿童必须能够在短时间内接种新型疫苗，每年应有数十万儿童因此获救。这一计划也得到了制药业的支持，世界银行亦给予了大力帮助。看起来所有促使疫苗行业行动起来以惠及发展中国家儿童的条件都具备了。然而开了一场又一场会，这一高尚的创举仿佛陷入了泥沼：一些利益冲突不断涌现，世界卫生组织所扮演的角色也为人争论。简言之，计划裹足不前了。

特蕾莎认为威廉·盖茨基金会有可能给予他们经济援助。她并没有直接约见威廉·盖茨本人，而是去拜访了健康适用技术项目（Program for Appropriate Technology in Health, PATH）的主席和联合创始人高登·珀金（Gordon Perkin）博士，此项目所在地距威廉·盖茨基金会只有几步之遥。两家机构已经在计划生育领域有过项目合作，而且PATH本身也参与过将乙肝疫苗引进发展中国家的活动。珀金与特蕾莎一拍即合，同时特蕾莎也向他透露，一些新疫苗将要上市：短期内会有流感嗜血杆菌疫苗，中期会有肺炎球菌疫苗、轮状病毒疫苗和人乳头瘤病毒疫苗[1]。如果不能采取举措迅速降低这些新疫苗价格的话，它们在发展中国家的应用会遇到和乙肝疫苗一样的困难。

特蕾莎·阿瓜多的一番演说当即得到了珀金的支持。他指出不仅PATH对弘扬这一事业感兴趣，威廉·盖茨基金会也有此意。比尔·盖茨名下还有一家致力于为美国公共图书馆提供免费网络服务的基金会，后来盖茨家族两家基金会的合并也加速了疫苗计划的落地。新基金会被命名为比尔及梅琳达·盖茨基金会（Bill & Melinda Gates Foundation）。比尔·盖茨将其半数身家投入其中，总额高达290亿美元，多为出售微软股票所得。

为了享受美国法律规定的特别税收政策优惠，比尔及梅琳达·盖茨基金会每年应至少支出资本金的5%，就是15亿美元。沃伦·巴菲特也决定将其一部分财产捐予该基金会，基金会每年的运转资金达30亿美元，前景更加光明了。举例来说，国际红十字会的年预算是7.23亿美元，世界卫生组织是14亿美元。所以

---

[1]　即预防宫颈癌的人乳头瘤病毒疫苗（Human Papillomavirus Vaccine, HPV）。
——译者注

基金会这笔巨款要向何处去呢？

比尔·盖茨十分乐意参与给全世界儿童接种疫苗的计划。他觉得这是一项别出心裁的创举，以较低的成本就能使基金会在众多人道主义组织中独树一帜。之所以说它"成本低"，是因为全人类都能受益其中。于是，盖茨计划给发展中国家数百万的儿童进行疫苗接种。

接下来，就是要和众多致力于为发展中国家提供援助的人道主义组织并肩作战了。于是，一家新的机构应运而生，即全球疫苗免疫联盟[1]（Global Alliance for Vaccines and Immunization, GAVI），这一组织集结了进行疫苗采购、负责在最贫困国家开展接种行动的公立和私营组织。从该组织成立的第一年即2000年起，比尔和梅琳达·盖茨基金会就为其注资7.5亿美元，一段波澜壮阔的旅程就此开始。而GAVI的拨款也令黄热病疫苗接种在非洲大地上如火如荼地展开了。

为何是非洲？为何是黄热病？让我们再回到20世纪80年代初。1983年，我正在达喀尔巴斯德研究所工作，负责领导虫媒病毒实验室。正是这时，世界卫生组织征召我为顾问，研究布基纳法索严重的黄热病疫情。此次疫情起于该国东部——萨赫勒

---

[1]　全球疫苗免疫联盟（GAVI），是一个公私合作的全球卫生合作组织，通过与政府和非政府组织合作促进全球健康和免疫事业的发展，为疫苗推广提供技术和财政支持。推广的疫苗目前有乙型肝炎、流感、黄热病等。——译者注

（Sahel）地区 [1] 的游牧民族为逃离干旱而到那里定居。黄热病在当地农村中的传播达到了前所未有的程度：在当地 35000 名居民中，被感染者达 50% 以上，死亡病例逾千。游牧民族的到来令此次疫情传播广泛，因为之前他们既没有接种疫苗，也未曾接触过黄热病病毒——游牧民族日常生活的地方更加靠北，那里还没有出现过黄热病病毒。

穆拉兹（Muraz）中心 [2] 的医疗团队战斗在疫情前线，得以从第一线提取到上万份样本 [3]，并将它们交给了达喀尔和阿比让 [4]（Abidjan）的巴斯德研究所。那里刚刚研发出了最新的病毒和血清诊断技术。从技术角度来看，开展对此次疫情的研究已经万事俱备了。

同时，我接到了托马斯·莫纳特（Thomas Monath）博士的电话，他是美国柯林斯堡（Fort Collins）疾控中心的主任，也是世界知名的黄热病专家。他在电话中问我，他自己可否带着刚研发出的新技术到达喀尔来检测样本。我当然十分乐意。但是，通话

---

[1] 萨赫勒地区（Sahel 或 les zones sahéliennes），西起大西洋，东抵红海，是非洲北部撒哈拉沙漠和中部苏丹草原地区之间的一条长超过 3800 千米的地带，从西部大西洋伸延到东部非洲之角，横跨塞内加尔、毛里塔尼亚、马里、布基纳法索、尼日尔、尼日利亚、乍得、苏丹共和国和厄立特里亚 9 个国家。该地带的地形为波状起伏的高原，气候干热。随着气候变化和人类的活动，萨赫勒地带成为世界上最贫瘠的地区。在 1985 年和 1986 年，萨赫勒地区有 100 多万人死于饥饿和疾病。——译者注
[2] 该医学研究中心位于布基纳法索的博博迪乌拉索（Bobo-Dioulasso），由法国政府资助。
[3] 即人体血液、蚊子、蜱。
[4] 阿比让（Abidjan），是科特迪瓦的最大都市和经济首都，也是科特迪瓦实际上的行政中心。——译者注

中他所说的最后一句话更令我记忆深刻："这一定是黄热病的最后一次疫情。希望这次我们的技术能派上用场，不过更希望它们以后再也没有用武之地。"

然而汤姆[1]的愿望落空了，这并没有成为黄热病的最后一次大规模爆发，恰恰相反，只是个开头。1986—1991年，黄热病像熊熊烈火席卷了整个西非，疫情甚至烧到了尼日利亚。六年间，该国屡遭黄热病侵袭，至少40万人遭受感染，死亡病例数以万计。

1998年，一次关于非洲黄热病的国际研讨会召开了。会议主题为："再也不见"。尼日利亚的沃尔·托莫里（Oyewale Tomori）教授为本次会议作结时提起了他的一段往事。十年前，黄热病向尼日利亚的欧炬（Oju）村伸出了魔爪。疫情肆虐之时，他来到了一位生命垂危的老者床头。这位奄奄一息的老人对他说："我的孩子，对我来说为时已晚。但是请你承诺，尽你所能，保证这种不幸不再降临我们的祖国。这种灾难是不能承受之重。"他闭上了眼睛，但是在临走之前不停地重复着："对我发誓……"托莫里在这次会上继续说道："我嘴边没有说出一句话，但是我在心里一直默念着'我发誓'。"

这段往事让人潸然泪下，同时也点出了研讨会的主题。疫情接连不断，民众叫苦连天，我们不应淡然处之，无动于衷。遑论

---

[1] 托马斯的昵称。——译者注

长征之路漫漫，大功远未告成。但为什么所涉国家会对一个如此具有杀伤力的流行病漠不关心呢？在这些国家，黄热病竟未被列入公共健康的重点工作。该病每隔6—10年会爆发一次，在农村地区形成流行病，呈蔓延之势。一旦报告病例达到一定数量，世界卫生组织就会发出警告，同时派出工作组前往疫源地。这时获得各方组织的资助就变得轻而易举，比如欧盟就颇为大方。世界卫生组织则会将募集到的资金用于购买数百万支疫苗。事到临头，接种行动尽管姗姗来迟，但幸遇当地季节变化[1]，疫情暂时得以平息。人口的高感染率，再辅以世界卫生组织的接种行动，在短时间内就构成了防止疫情反复的免疫屏障。然而斗转星移、寒来暑往，几年后随着未接种人口的增多，黄热病又死灰复燃了。疫情如此这般三番五次死而复生，而当地卫生部门居然还能泰然处之。

21世纪刚来临时，抗黄热病的斗争本应是头等大事，却未能被国际组织（尤其是世界卫生组织）作为优先目标对待——毕竟巧妇难为无"钱"之炊。所以，GAVI自2003年起对抗击黄热病的投入是至关重要的。在这之前，只有15个国家能获得援助以开展黄热病疫苗接种。自从GAVI加入战队之后，这样的国家增加到了22个。特别要指出的是，GAVI还出资保持着600万支疫苗的储备，那么接下来要做的就是全球范围内的动员了。这件事要归

---

[1]　旱季到来，蚊子随之减少。

功于一位年轻的法国医生——塞尔维·白里安（Sylvie Briand）博士，她从 2004 年起领导着世界卫生组织的抗击黄热病项目。

她认为，第一步就是对日内瓦的世界卫生组织行政部门晓之以理，说明这种病毒性疾病不仅令非洲危机四伏，且一旦病毒扩散，全世界都会岌岌可危。之前一些大城市的突发疫情[1]也印证了她的观点。2001 年，阿比让出现了一次疫情。在应对这次流行病的阻击战中，有关部门不得不临时抱佛脚，使出浑身解数，用 15 天时间突击完成了 270 万人的疫苗接种。除了疫情的外患，还有疫苗的内忧——制药业对黄热病疫苗不再感兴趣了。1996 年，尚有 9 家制药机构生产该疫苗，到了 2004 年，就只剩 4 家了。如此看来，我们并不是稳操胜券。

第二步就是对疫情进行评估。数字最有说服力：以尼日利亚的拉各斯（Lagos）为例，由于疫苗接种覆盖率低，一旦黄热病疫情发生，预计几个月内可在 1500 万人中造成 450 万人感染，其中包括 190 万名不足 15 岁的儿童，进而造成 12.8 万人死亡。若疫情在该地区成熊熊烈火之势，可以想见整个西非地区都会处于危墙之下。随着空运日渐发展，该病在全球范围内的传播也不会是危言耸听了。

---

[1]　此为城市型黄热病：如果受感染的人把病毒带入人口稠密且未进行免疫的地区，并有伊蚊生存繁殖，就会发生大规模流行。受感染的蚊子在人与人之间传播病毒。见中国疾病预防控制中心，黄热病基本知识（http://www.chinacdc.cn/jkzt/crb/qt/szkb_6196/zstd/201603/t20160318_126269.html），2016 年 3 月 18 日。——译者注

如此种种，令人顿感事态严重……此外，关于病毒性疾病流行的数次警告也让众人忧心忡忡，担心感染原们会从热带温床向外扩散，例如 1999 年传入美国的西尼罗病毒[1]，及 2003 年引起 SARS[2] 迅速传播的冠状病毒[3] 等。

塞尔维·白里安和她的团队向 GAVI 递交了一份详细的抗击黄热病报告，受到了后者的热烈响应。2005 年 12 月，GAVI 的执行委员会同意大幅度上调其给予非洲最受疫情影响国家的援助，将再出资购买 5700 万支疫苗，其中有 600 万支交由世界卫生组织，令其储备翻番。共有 12 个国家被囊括在此次计划之内，他们是贝宁、布基纳法索、喀麦隆、科特迪瓦、加纳、几内亚、利比里亚、马里、尼日利亚的部分地区、塞内加尔、塞拉利昂和多哥。受益于此，他们将在接下来的 2005—2010 年，开展为期五年的大规模疫苗接种行动。GAVI 建议的策略如下：继续推进原有的接种规划，同时辅以大规模接种行动，以弥补多年来落下的缺口，最终目标是尽快在不同年龄层中实现 80% 以上的疫苗接种覆盖率。

---

[1]　西尼罗病毒（West Nile Virus,WNV），会引起西尼罗病毒病，该病为人兽共患病。近年来西尼罗病毒病出现在欧洲和北美的温带区域，对人和动物的健康构成了威胁。这种病会是使人和马患上致命脑炎，也会令鸟、鸡等死亡。——译者注

[2]　严重急性呼吸综合征（Severe Acute Respiratory Syndrome，SARS），是 21 世纪出现的第一个严重和易于传播的新疾病，在传播过程中显示出通过国际航空旅行渠道蔓延的能力。最严重的暴发集中在交通枢纽和人口稠密地区。见世界卫生组织传染病监测与反应司，《严重急性呼吸道综合征》（http://www.who.int/csr/media/sars_whach.pdf），2003 年 5 月 20 日。——译者注

[3]　见前引书《征战病毒之路》，让 - 弗朗索瓦·萨吕佐。

GAVI 的策略被证明是行之有效的：世界疫苗储备库于 2004 年建成，由国际协调小组（International Coordinating Group, ICG）负责管理该库并协调疫苗的全球供应。这样有关部门就能在疫情来临时快速出击、从容应对。成立后的第二年，ICG 就为应对疫情发挥了 3 次作用，并在不到 2 个月的时间内就供应分发了 476 万支疫苗。更令人赞叹不已的是，这些疫苗只需两个星期就能运抵疫源地。疫苗库的存在显著提升了高危国家的应对能力。

塞尔维·白里安的小组还有一件事要做——说服选出的 12 个非洲国家积极参与 GAVI 援助的大规模疫苗接种行动。2006—2007 年，在塞内加尔、马里和刚果召开了一系列会议。钱已到位，但当地政界缺乏将配套机构落地的意愿，这是需要下一番工夫的。我们曾提到过，非洲当地的卫生部门并未将黄热病列入公众健康事业的重点工作内容。终于，经过循循善诱和风险评估，世界卫生组织的团队说动了这些部门的负责人。

2007 年 10 月，为黄热病进行的最后一次会面在布拉柴维尔进行，其间，多哥暴发了严重疫情，该国也成为第一个将 GAVI 倡导的易感人群全覆盖型大规模疫苗接种付诸实践的国家。几个星期之中，400 多万人接种了疫苗。这一成功先例激励其他国家纷纷仿效。2007—2009 年，疫苗接种总量达 4700 万人次，多哥、塞内加尔、马里、布基纳法索、喀麦隆、塞拉利昂、利比里亚和贝宁先后加入到该行动中来。至此，大规模疫苗接种行动规划的

12个受益国中，已有8个点头参与。按计划，到2010年将有超过2000万人接种疫苗，受益国中仅剩的几内亚和科特迪瓦也会加入到队列中来。从现在起到2012年，接种行动还会在加纳，尤其是在尼日利亚陆续展开，为此还要配备1.12亿支疫苗。但GAVI的自有资金已力不从心，幸而其他国际组织对此次接种行动的成绩刮目相看，有意驰援并接力为这一倡议提供资金支持。

虽然媒体报道时措辞非常保守朴素，抗击黄热病的斗争还是被传颂成了一个成功学故事。激情澎湃的年轻医生们将在比尔·盖茨雄厚的资金支持下战胜这一挑战，从而帮助全人类避免一场全球性灾难。

| 第五章 |
流感疫苗
——对鸡蛋的一往情深！

    2004 年 10 月，坐标：美国新泽西，一场非同寻常的"乐透"正在如火如荼地进行。在布卢姆菲尔德市（Bloomfield）8000 名 65 岁以上的老人中，将有一人撞上"大运"——该名中奖者将成为 300 名接种季节性流感疫苗的幸运儿之一。

2004 年 10 月，坐标：美国新泽西，一场非同寻常的 "乐透"[1] 正在如火如荼地进行。在布卢姆菲尔德市（Bloomfield）8000 名 65 岁以上的老人中，将有一人撞上 "大运"——该名中奖者将成为 300 名接种季节性流感疫苗的幸运儿之一。这可不是玩笑话，在这座别无二致的美国城市，只有一部分居民才能够接种上疫苗，其稀缺让人无可奈何。当时甚至还冒出了一些旅行线路，专门将有意接种者送到邻国加拿大：只要 99 美金，流感巴士（Flu bus）就会把这些人带到北达科他州（Dakota）的大福克斯（Grand Forks），之后转道加拿大温尼伯（Winnipeg）；另一条线要更偏西一些，组织者租下了一条定额 330 人的船，先从华盛顿州的西雅图出发，再到加拿大不列颠哥伦比亚省的维多利亚市（Victoria）。第二条线路往返只要 105 美元，连疫苗接种的费用都包含在内了。可是，加拿大的诊所很快就人满为患了，那里的疫苗也变得供不应求，遑论这些诊所首先要保证加拿大本国公民的疫苗接种。当时甚至连黑市上都出现了疫苗的身影，每支 90 美元，是平时价格的 10 倍。这样的事情发生在 2004 年的美国——被视为全球最富有国家的美国。所以到底发生了什么呢？

---

[1] 即抽奖。——译者注

►▷ 陡生变故：美国疫苗的稀缺

在美国，卫生部门建议 60 岁以上人群和高危人群接种季节性流感疫苗。不久前，青少年也被纳入到建议接种人群之中。2004 年，据疾病预防控制中心（Centers for Disease Control and Prevention, CDC）估算，美国共需要一亿支疫苗。在大西洋对岸[1]，流感是主要公共卫生问题之一：据估算，美国每年有 5300 万人患上流感，其中会有 22.6 万人住院，3.6 万名患者在感染后离世。

制药业两大巨头瓜分了灭活流感疫苗的市场：法国的赛诺菲巴斯德集团和美国的卡隆（Chiron）公司（已被诺华收购），两家每年可为美国生产 1 亿支疫苗。除这种灭活疫苗之外，不久前一种适用于 2—49 岁年龄段人士的减毒活疫苗也面世了，出品公司是生物制药公司 MedImmune，其年产量不超过 300 万支。但总体来说，疫苗的产量是可以满足需求的。

2004 年 10 月 5 日下午，美国食品药品监督管理局[2]（U.S.

---

[1] 即美国。——译者注
[2] 美国食品药品监督管理局（U.S. Food and Drug Administration），为美国卫生与公众服务部直辖的联邦政府机构，其主要职能为负责对美国国内生产及进口的食品、膳食补充剂、药品、疫苗、生物医药制剂、血液制剂、医疗设备、放射性设备、兽药和化妆品进行监督管理。见维基百科（https://zh.wikipedia.org/wiki/%E7%BE%8E%E5%9B%BD%E9%A3%9F%E5%93%81%E8%8D%AF%E5%93%81%E7%9B%91%E7%9D%A3%E7%AE%A1%E7%90%86%E5%B1%80）。——译者注

Food and Drug Administration，FDA）从加利福尼亚州卡隆公司的领导层获悉，英国药品和医疗产品监管署 [1]（Medicines and Healthcare Products Regulatory Agency，MHRA）巡视了该公司位于利物浦的生产基地。其间发现该公司的流感疫苗已被黏质沙雷氏菌 [2]（Serratia marcescens）污染。这也不算什么新鲜事：MHRA先前就对该厂的生产条件发出过警告。在新的命令下达之前，督察员们暂停了卡隆公司的疫苗生产执照，这是一种相当严重的处罚。

此事对这家加利福尼亚公司来说无异于天崩地裂。出了这事，我们该明白为何现下美国疫苗供应匮乏了——卡隆生产的疫苗占据了美国市场的半壁江山。得知此消息后，美国当局极为震怒——一家"外国"的管理机构怎么能关闭供应美国的疫苗工厂呢？

让我们回到 2003 年，细聊这段利物浦往事。当年，卡隆作为加利福尼亚的生物科技公司，花费 8.03 亿美元买下了一家英国制药公司 PowderJect。这么做就是为了加强卡隆的疫苗部门，特别是要获得新技术、研发新型疫苗及接种方式。并购完成后，为了提高供应美国市场季节性流感疫苗的产量，卡隆又向利物浦的工

---

[1]　英国药品和医疗产品管理署（Medicines and Healthcare Products Regulatory Agency），为英国卫生部下属的执行政府机构，保证药物和医疗器械的安全和有效。——译者注

[2]　黏质沙雷菌（Serratia marcescens），是正常存在于人体中的最小细菌，泌尿道和呼吸道是重要的贮菌部位，儿童的胃肠道也可贮菌。在机体免疫功能低下时能引起肺炎、败血症、脑膜炎以及各类感染，且对多种抗生素耐药。见向前《黏质沙雷菌的耐药机制》，《国外医学》流行病学传染病学分册 1999 年第 3 期。——译者注

厂注资了 1 亿美元，预计年产量将从每年 2600 万支提升至 5000 多万支。

2003 年 6 月，FDA 视察了卡隆接手后的生产车间。FDA 在这之前就和这家工厂过过招，已多次造访。原来厂里经常会发生一些细菌感染，特别是我们上文提到的黏质沙雷氏菌，FDA 已经反复提醒，但该问题仍未得到妥善解决。在这次新的视察期间，FDA 重申了其对产品质量的关切，不过也未做出相关处罚措施。掌握了该工厂领导权的卡隆团队又对生产线进行了整改，随后向 FDA 提请召开会议，以便汇报他们的改进工作并获得许可。然而这次会议没有机会举行了。2004 年 8 月，卡隆再次上报 FDA：由于细菌污染的问题仍未得到解决，一些疫苗株将不能按时交货。原本这些疫苗株会被制成数百万支疫苗后运往美国。这次 FDA 居然还是云淡风轻，仅仅开了个电话会议应付了事，并没有郑重其事地对现场进行检查。同月，英国 MHRA 得知利物浦的制药厂出现污染情况后，立刻组织了两次巡视，时间分别是 9 月 13—15 日和 9 月 28—30 日。正是在这两次巡查之后，英国当局决定关闭该制药点并暂停其制药许可。出于保密考虑，英国 MHRA 并未就此事通报美国 FDA。

这件事在美国引起轩然大波，FDA 顿时成了众矢之的。民众赫然发现，美国在流感疫苗供应上居然依赖于外国，国境内的唯一一家生产企业竟然是——法国的（那时美法关系还十分紧张）。

此外，达菲（Tamiflu）和瑞乐砂（Relenza）这两种抗病毒药品也是由欧洲企业生产的。换言之，若是大流行流感发生，美国的应"战"准备还要仰仗外国制药商。此外，2004 年 7 月 21 日，白宫还投票通过了一项 56 亿美元的预算案，用于备战生物战或研发痘疫苗、炭疽疫苗、肉毒杆菌疫苗，这就更让民众觉得当局不可理喻了。流感专家——威廉·夏弗纳（William Schaffner）博士就此发表了看法："这些人为了预防一些世界上基本不存在的疾病而大肆挥霍。其实那些每年令数以千计美国人丧生的疾病，才是我们亟须用规范的疫苗接种程序予以还击的。"这一看法也得到了美国医药界人士的广泛赞同。

在美国媒体看来，有目共睹的是：他们的国家并没有做好迎接一场健康危机的准备，不论是大自然造成的天灾，还是源自生物恐怖主义的人祸。法国纸媒《回声报》（Les Échos）对这一情况作了如下总结："美国卫生部门这次是既丢面子又丢里子：在许多对疑难流感病症能发挥效用的疫苗和抗病毒药物中，绝大部分都是由旧大陆（古老的欧洲）的实验室制造的。当面对萨达姆·侯赛因的时候，布什当局只用了短短时间就让他一败涂地。而这次的敌人只是这种'未知未见'的病原，美国政府想要保护本国公民不受侵扰，却发现自己不得不仰人鼻息。"[1]

[1]　阿兰·佩雷兹（Alain Perez）:《超级明星疫苗》(Le Vaclin Superstar),《回声报》（Les Échos）2009 年 8 月 21—22 日刊。

当时距离美国总统大选仅有几个月时间，于是政客们纷纷"抢滩"这一话题。民主党候选人约翰·克里（John Kerry）将此事作为攻击乔治·布什总统的箭靶，指责其任由国民经济的一些重要领域握于他国之手。别忘了，美国人曾在流感疫苗的研发中发挥了决定性作用——二战后的第一批疫苗正是由他们研发出来的。对于鸡胚疫苗所做的大部分改进，也是由美国的企业完成的。那怎么现在反而不能自食其力了呢？

要明白此中缘由，就要再倒带至 20 世纪 90 年代。当时，美国本土的 9 家生产商共同占据着当地的季节性流感疫苗市场，然而除康纳实验室外（该实验室于 1990 年由法国的巴斯德·梅里埃血清和疫苗公司收购，后者之后更名为赛诺菲巴斯德），其他 8 家之后都相继停产。为什么会这样呢？根源还是钱：美国制药商们普遍对流感疫苗"不太感冒"。并且，这种疫苗的生产还不是四平八稳、按图索骥就行：疫苗组分[1]必须年年更新，所以不仅生产工艺上更加复杂，就连原有库存也会变得百无一用，是无法储存以待后续销售的。流感疫苗的价格本就低廉（2—3 美元），再加之20 世纪 90 年代时市场规模十分有限，所以这一领域基本是无利可图的。

生产流感疫苗使用的是受精鸡蛋（见第一章），一只鸡蛋可供

---

[1] 即疫苗内含有的毒株种类。——译者注

制成一支疫苗。由于制作过程的手工性很强，理论上来说这种产业转移到劳动力成本低廉的国家更为合适，但其出产的疫苗却很难进入美国市场，须经令人"闻风丧胆"的 FDA 许可方能在美国注册销售。这种情况下，美国生产商在发展中国家投资设厂就变得不大可行了。于是美国制药商们不约而同放弃了这一薄利而又高危的市场。加之他们早已把这种制备技术看作明日黄花，便更不愿插手其中了。

▶ ▷ 枕戈待旦: H5N1 禽流感魅影

美国的故事暂且告一段落，让我们来到日内瓦，拜访世界卫生组织总部。2004 年年底的世界卫生总部人头攒动——H5N1 禽流感魅影又袭扰南亚。该病毒的发现要回溯至 1997 年的香港，当年有 18 人遭受感染，其中 6 人死亡。那次态势危急，必须采取"宁可错杀一千，不可放过一只"的卫生措施：全岛禽类都因此倒霉，难逃被扑杀销毁的厄运；此外，港府还禁止从中国大陆进口禽类。然而事与愿违，2003 年 2 月，病毒又在港岛死灰复燃。并在随后扩散至亚洲其他地区：同年 12 月，韩国出现该病毒；2004 年 1 月，它又在越南和泰国现身；同年间，柬埔寨、老挝、中国大陆、印度尼西亚、中国台湾也出现了它的踪影。数月间，禽类或因感染了禽流感而亡，或为防止"鸡瘟"而遭扑杀，死亡数量有 1.2 亿只之巨。

转眼到了 2004 年，1—3 月，世界卫生组织接到人感染禽流感病例报告。第一批感染者共有 35 例，其中 24 例最终死亡，致死率为 69%。病毒的演变令世界卫生组织专家们大感意外，全世界都为此忐忑不安。之前禽流感只能感染禽类，而这次却出其不意，在物种屏障的围困下突围成功，开始攻"人"不备了。病毒的高致死率令大家不由得想起 1918 年西班牙大流感[1]，当时曾有 4000 万人因此丧生，至今仍令人心有余悸。所以这次，以史为镜的世界卫生组织马不停蹄发出了多次警告。另外，距今最近的一次大流行流感发生在 1968 年，是由 H3N2 病毒引起的（也称为香港流感）[2]。

其实从 20 世纪 90 年代起，世界卫生组织就曾尝试动员各国政府，为大流行流感未雨绸缪，可惜一无所获，没有国家把"区区"流感当作卫生工作重点。而这次 H5N1 的流行则令世界卫生组织专家们有了说服各国卫生机构的机会。再加上前一年造成"非典"[3]（Severe Acute Respiratory Syndrome，SARS）的新病毒刚刚出现，全世界还惊魂未定，于是这次就更加不会掉以轻心了。

同样，那些致力于流感病毒的研究者们多年来一直感到被冷

---

[1]　西班牙流感，也称为"1918—1919 年流感"，出现于第一次世界大战的第五个年头。此次流感传播速度快，持续时间长，致死率高。见李秉忠《关于 1918—1919 年大流感的几个问题》，《史学月刊》2010 年第 6 期，第 84—91 页。——译者注
[2]　让 - 弗朗索瓦·萨吕佐、卡特丽娜·拉克鲁瓦 - 热尔迪：《禽流感：我们准备好了吗？》，巴黎贝兰出版社科技卷 2005 年版。
[3]　即严重急性呼吸道综合征。——译者注

落在一旁，这次终于有机会大显身手了：之前发布的卫生警告从未与流感有关，倒是像艾滋病那样的警告最引人注意，而且先前这些热点事件还吸走了大部分本该用于其他病毒（比如流感病毒）的预算。

这次大家面对的是一次空前严峻的大流行流感。一些数字不断地映入眼帘，越来越触目惊心。到了 2004 年 12 月底，疾病有可能对全球造成灭顶之灾，1.2 亿人面临着性命之虞，各国卫生当局终于觉得如临大敌了。令世界卫生组织感到欣慰的是，一些对大流行流感的预防计划已经开始落实。法国的应对计划被视作样板，而疫苗正是我们抵御大流感的利器。当时，全球季节性流感疫苗的年产量为 3 亿支。虽然季节性流感疫苗"一口气"包含了 3 种病毒株，而 H5N1 流感病毒只是"单枪匹马"，但前者也不是对症之药，全球需求还亟待解决，这是后话。

▶ ▷　与众不同: 季节性流感疫苗

你知道吗？为了确定季节性流感疫苗年度配方，世界卫生组织还特别建立了一套体系：近半个多世纪以来，各国的国家流感中心都要负责对飘忽不定、擅长"变脸"的流感病毒进行跟踪，监测其变化和流行轨迹。其间收集到的毒株会被送到 4 家世界卫生组织流感参比和研究合作中心，工作人员会负责对病毒株进行分析，筛选出进入当年疫苗组分的毒株。之后这些毒株会被提供给生产商，制药商们就能着手准备季节性疫苗的生产了。

接下来，毒株又是怎么变成疫苗的呢？正如我们在前文聊过，自 1945 年以来，流感疫苗是用受精鸡蛋制成，制备工艺可见第一章。早在 1931 年，厄内斯特·古德帕斯丘[1]（Ernest Goodpasture）就发明了这项技术，之后弗兰克·麦克法兰·伯内特（Frank Macfarlane Burnet）爵士[2]将其应用在了流感疫苗之中。该技术还是十分耐用的，展现出了优良特性。第一代流感疫苗是由完整的流感病毒灭活制成的。问世之后，科学家们又相继进行了一些改进，其应用一直延续到 20 世纪 70 年代。然而第一代疫苗经常会诱发一些副作用，于是它的改进版"裂解疫苗"（Split vaccine）就问世了。这次升级解决了哪些 bug 呢？科学家们在裂解疫苗的处理工序中加入了"裂解剂"，其实就是用"洗涤剂"[3]把病毒洗干净，让里面的病毒蛋白质溶解，摧毁一部分具有感染性的病毒蛋白质——因为它们是导致副作用的祸首。[4]

后来，季节性流感疫苗的配方一直在变化，最终演变成了今

[1]　厄内斯特·古德帕斯丘（Ernest Goodpasture），病理学领域的著名人物，是现代病毒学研究的先驱、流行性腮腺炎疫苗的发明者，详见本书正文第 10 页。——译者注
[2]　弗兰克·麦克法兰·伯内特（Sir Frank Macfarlane Burnet，1899—1985），是澳大利亚微生物学家，病毒学家，诺贝尔奖获得者，主要研究免疫学。——译者注
[3]　即裂解剂。——译者注
[4]　裂解疫苗保留了病毒的免疫原性，同时降低了反应原性，所以采用裂解技术制备的裂解疫苗成为常规使用的疫苗。见《中国季节性流感疫苗应用技术指南（2014—2015）》，中国疾病预防控制中心。——译者注

天的三种病毒成分：两种甲型流感病毒株（H3N2 和 H1N1）及一种乙型流感病毒株。每一种毒株都应含有至少 $15\mu g$[1] 血凝素[2]（Hemagglutintin, HA），这种蛋白质位于病毒的表面，可帮助病毒固定在细胞受体上并就此感染目标细胞，而且它还变化多端，能够逃过宿主的免疫机制。所以血凝素是疫苗配方的核心成分，就像它的"骨架"一样。

接种季节性流感疫苗时，成年人应在流感季到来之前注射 1 针剂。这样的程序在灭活疫苗中十分少见。一般来说，灭活疫苗都必须要打 2 针和 1 支加强针，但是流感疫苗独树一帜，只要 1 针即可。为什么呢？首先是因为要保证供应，季节性流感疫苗储备需在病毒亮剑之前就做好准备。此外，接种流感疫苗并不是大部分成年人和流感病毒的第一次"约会"，他们要么是以前接种过，要么是已经自然感染过。所以这些人的身体对流感病毒已经比较敏感，疫苗所起的主要作用是加强针，已经不是一般意义上的第一次疫苗接种了。

此外，一些疫苗大都以儿童为接种对象，流感疫苗在这一点

---

[1] 即微克，$1\mu g=10^{-6}g$。

[2] 血凝素，即红血球凝聚素，能与动物红细胞表面的受体相结合引起血液凝结，故而被称作血凝素。病毒的表面存在两种糖蛋白，一种称为红血球凝聚素（Hemagglutinin，即 H5N1 中的 H），另一种为神经氨酸酶（Neuraminidase，即 H5N1 中的 N）。H 可导致血液凝结，N 可帮助病毒从人体细胞中逃逸出去感染其他细胞。血凝素有 1—16 种型号，神经氨酸酶则有 1—9 种型号。例如 H5N1 即指含有血凝素第 5 型和神经氨酸酶第 1 型。血凝素在病毒导入宿主细胞的过程中扮演了重要角色。——译者注

上也与众不同。在法国及许多工业化国家，一般还会建议 65 岁以上老年人及慢性疾病患者接种，因为他们的免疫系统较常人更为脆弱。

8 岁或 9 岁以下的儿童大多数从未接触过流感病毒，所以他们在第一次接种时需要打 2 针。后文也会讲到，对于一些人类从未接触过的流感病毒，在接种时我们也是要挨 2 针的，比如 H5N1 禽流感病毒疫苗。

那么现在有哪些制药商生产流感疫苗呢？屈指可数。2007 年，流感疫苗的市场主要为以下四家所把持：占据全球市场 40% 的赛诺菲巴斯德遥遥领先，其后是诺华（19%）、葛兰素史克（12%）、索尔维 [1]（7%）。此外，日本、中国、俄罗斯也有一些生产商，但其产品只销给本国。

▶ ▷ 在此一举: 禽流感疫苗 vs 大流行

我们在之前谈到，全球疫苗产能不足正是人类应对大流行流感的首要隐忧，然而这并不是唯一令人提心吊胆的事。还有一个更大的心腹之患——人类是靠受精鸡蛋撑起了流感疫苗制备的一片天，但是这种制备物料很容易受到禽流行病的影响。这种情况

---

[1]　Solvay，旧译苏威集团。——译者注

一旦出现，物料立刻无以为继。真是让人愁眉不展啊！

而且自从 1997 年 H5N1 病毒在香港出现后，大家就发现了这个问题：病毒会杀死鸡蛋中的胚胎，使疫苗生产所需物料弹尽粮绝。那时疫苗的规模化生产还没有找到任何鸡蛋的替代品。

幸而还有绝处逢生的机会。研究者们掌握了一些技术手段，能将对受精鸡蛋有感染性的病毒转变为无害。要知道，禽流感病毒有两种临床表现形式：一种为良性，一种为高致病性。为什么会这样？原来是上文提到的一种病毒蛋白质——血凝素在作祟。只要它的裂解位点获得了足够的碱性氨基酸，就具有了致病性。[1]因此，研究者们可以使用基因工程技术去除这些碱性氨基酸，改变 H5N1 的构成，令其对禽类和受精鸡蛋不再具有致病性。这一非同凡响的成功为制药商的疫苗生产寻得了一线生机。从 2005 年起，这项技术开始得到应用。

在疫苗的工业化生产方面，季节性流感疫苗可谓典范，但大流行流感疫苗的生产却逊色许多，还没有专门的负责机构。要知道，"大流行"（Pandemic）这个词只有在新病毒第一次出现时才会使用。要是第二年它再度现身，我们就会称之为"季节性"

---

[1]　根据对禽 H5 及 H7 血凝素蛋白的研究发现，非致病性病毒血凝素蛋白的裂解位点含有 1—2 个碱性氨基酸，而致病性血凝素蛋白的裂解位点至少由 4 个碱性氨基酸残基组成。——译者注

（Seasonal）了。[1] 例如，1968 年，一种大流行病毒 H3N2 出现了，1969 年它就进入了当年的季节性疫苗组分。H1N1 病毒也是如此，2010 年还是大流行病毒，到了 2011 年就成为当年季节性疫苗组分。直到 2004 年（出现禽流感 H5N1 预警的那一年），关于流感疫苗的改良研究还十分有限：流感疫苗对于制药商来说并不是一个优先选项，其研发常常要让位于那些新疫苗，而且 2004 年前市场供需也是平衡的。不过下文就会告诉我们：风云突变了。

2006 年，H5N1 疫苗的评估结果第一次被公之于众。美国国立卫生研究院（USA National Institutes of Health，NIH）首先公布了对赛诺菲巴斯德所产疫苗测试后的一批数据：对于 H5N1 来说，在原有季节性疫苗配方不变的情况下，1 针剂是难以起效的，还需要另辟蹊径。于是接下来有关部门测试了不同的疫苗组分。第一轮结果令人沮丧：为获得令人满意的免疫反应，必须打 2 针，每针间隔 3 周，且每一针必须含有 $90\mu g$ 的血凝素蛋白。大家懊丧不已：这样的话，全球原有的流感疫苗产量就要除以 4 了（还记得吗？季节性流感疫苗是由 3 种病毒构成的，每一个毒株含有 $15\mu g$

---

[1]　流感分为季节性流感和大流行流感（简称大流感）。大流感是人流感病毒出现巨变引起的，其致病原内常含有禽流感病毒基因。人类对新病毒的抵抗力有限，因此流感大流行会引起较高死亡率。季节性流感疫苗根据世界卫生组织对该年度流感病毒的预测制成，有时会出现流感疫苗抗原和实际流行毒株错配的情况；而大流行流感则是在有一定预兆之后开始生产，因此需要的短时间内生产出大量疫苗方可，对时效性和产量都有较高要求。——译者注

的血凝素蛋白，即共含有 45μg 血凝素。现在打 2 针各 90μg，妥妥是原来的四倍了）。换言之，根据第一批测试结果和现有年产能推算，全球当年只有 1.1 亿支 H5N1 疫苗。

不久之后，赛诺菲巴斯德又带来了新的数据，证实了该毒株的微弱免疫性。然而，必须有一种佐剂——氢氧化铝相伴左右才行。有了它，2 针 15μg 血凝素含量的疫苗就可引发令人满意的免疫反应，其他实验室也证实了该结果。这不失为一个小的进步，但还需要探寻最终答案。

无论如何，有一件事已经是板上钉钉了：为了增强免疫反应，疫苗内必须要加入添加剂，同时 2 针的程序也必不可少。佐剂[1] 的加入也不是什么新发现了，在之前的几次大流行流感中（1957—1968 年），类似的难题也出现过。20 世纪 60 年代，美国默克公司用花生油溶液（佐剂-65[2]）将完整的病毒乳化，研发出了一种抗流感疫苗。1968 年大流感爆发，这种疫苗在应对香港的 H3N2 病毒时交出了鼓舞人心的答卷。但是 FDA 对于这一添加剂的使用仍有顾

_____

[1] 佐剂是免疫增强剂的一种，通过非特异性途径增强机体免疫应答，用于增强机体对特定疾病的免疫反应。举例说明，如果抗原是柴，免疫反应是小火苗，那么佐剂是浇在柴上的油，有了油才能点着柴，火才能烧得更旺。本章中，含有添加剂的佐剂疫苗免疫效力更好且所需血凝素更少，有利于提高免疫原性和产量。一般来说，减毒活疫苗可以不使用佐剂，灭活疫苗可以不选择效果非常强的佐剂。见周洋、耿兴超等《疫苗佐剂最新研究进展》，《中国新药杂志》2013 年第 22 卷第 1 期，第 34—42 页。——译者注
[2] 佐剂-65 是以花生油为基础油相制成的非矿物油乳佐剂，它能在注射部位形成油囊包后 2—3 个月消失，没有潜在的致癌物质。——译者注

虑，要求对其有效成分进行更高的提纯和更准确的描述。

然而这项工作并没有成功：默克对添加剂进行了高度提纯，但这种佐剂提纯之后便失去了效用，后来便被摒弃了。

1997 年，卡隆实验室（后来的诺华）向市场投放了一种使用MF-59[1] 添加剂的流感疫苗。之后，另两家疫苗生产商也竞相效仿：葛兰素史克使用了 AS-03[2]，赛诺菲巴斯德要晚一些，用的是 AF-03。

当这种现代化的添加剂被运用到禽流感疫苗中，其效用如何呢？ 2001 年，针对由非致病性禽流感毒株 H5 的一种——H5N3株制成的疫苗，英国国家生物制品检定所（National Institute for Biological Standards and Control，NIBSC）公布了第一批结果。在疫苗添加了 MF-59 佐剂后，注射 2 针剂 7.5μg 血凝素蛋白制成的疫苗即可引发有效的免疫反应。显而易见，希望重现。于是一场大流行流感疫苗的研发竞赛又吹响了哨声。

到了 2007 年，葛兰素史克又研发出来一种"裂解"H5N1 疫苗，取得了一些鼓舞人心的进步，8 种不同的配比在 18—60 岁的志愿者身上进行了试验。8 个试验性疫苗的血凝素单位浓度不同，分别为 3.8μg、7.5μg、15μg 和 30μg，均有含佐剂 AS-03 版和不

---

[1]　佐剂 MF-59，为水包油乳剂，含维生素 E、聚山梨酯 80 和司盘 85，在欧洲国家已认证用于人类。见周洋、耿兴超等《疫苗佐剂最新研究进展》，《中国新药杂志》2013 年第 1 期。——译者注
[2]　佐剂 AS-03，为水包油乳剂，含维生素 E、聚山梨酯 80 和角鲨烯，在欧洲国家已认证用于人类。见周洋、耿兴超等《疫苗佐剂最新研究进展》，《中国新药杂志》2013 年第 1 期。——译者注

含佐剂版。研究者们惊奇地发现：所有佐剂版疫苗都引发了良好的免疫应答。要评估免疫反应的质量，必须参照欧洲药品管理局（European Medicines Agency, EMA）或是美国 FDA 设立的标准，但是那些不含添加剂的疫苗只引发了十分微弱的免疫反应，未达以上机构的标准。

这一次终于寻得了真经：若疫苗含有 3.8μg 血凝素蛋白，且加入新型佐剂（乳状），打 2 针就会引发对于 H5N1 的免疫应答。此外，因为所需血凝素蛋白含量大幅降低，疫苗可产出支数就大大增加了。这一改变带来的效应是不可思议的。原来全球每年可产 4 亿支三价疫苗（季节性流感疫苗），每支含 45μg 血凝素蛋白；换成佐剂版后，血凝素蛋白含量降到 3.8μg，疫苗接种方案为 2 针。那我们稍加思索就能推算出，全球现有产能可得 20 多亿支大流行流感疫苗（还是 2 剂装）。换句话说，全球三分之一的人都有机会接种了。

当然，这只是一种理想化的算法，还没有考虑到将来病毒株的产量及疫苗成品的制备和发行条件。药店的分布和发行、注射器的供应、疫苗的运达、各国对疫苗的接收和储备能力以及冷链装备等，这些因素都会令上面算出的数字大打折扣。不过这些新发现刚问世时，有关部门还未将这些限制性因素考虑在内（2010 年 H1N1 流感暴发，这些因素的限制性就更加明显了，这是后话）。大家觉得苦尽甘来，生产商们终于有能力制备出抵御下一次大流行流感的疫苗了。别急，到了 2007 年 9 月，全球抗流感疫苗生产者的"领头羊"——赛诺菲巴斯德就通过其王牌佐剂 AF-03 证实了这些结果。

▶▷　群策群力：流感疫苗的上市之路

人类并不能未卜先知，事先知道哪种病毒会是下一场大流行的元凶（是 H5、H7 还是 H9 呢？）。所以针对 H5N1 病毒所做的大部分工作，都是以树立新的标准化流程为目的。换言之，不管来者何"毒"，这种方法都将能够适用。欧洲当局也参与到了相关机制的确立之中。

对季节性流感疫苗的生产来说，注册是绕不开的一步，所以还需将这上面花费的时间纳入考量范围，统筹疫苗上市的时间节点。但是大流行流感事出紧急，欧洲为了减少在注册上耗费的时间，建议生产商们先提交一项原型疫苗（Mock-up dossier）。文件里须含有疫苗模型的一应要素：疫苗成分、临床研究、配比和接种规程。若有不时之需，可凭此原型疫苗迅速获得准入——只要凭借之前提交的原型疫苗，采用当下的流行毒株进行疫苗制备，注册手续就能够走"绿色通道"了。对大流行流感来说，以此节省下的时间弥足珍贵。自 2008 年以来，葛兰素史克和诺华是第一批提交了该档案的制药商。

这时，生产领域已经万事俱备，规章方面也给开了绿灯，然而还是会有困难不期而至。比如，2009—2010 年暴发的 H1N1 流感中就出现过——民众对于国家推行的疫苗接种运动反响不一。

不过，其间还是有好消息接踵而至：制药商们大幅度提高了季节性流感疫苗的产能，从原来的4亿支提升到了2009年的9亿支。理论上讲，全球人口都有机会接种大流行流感疫苗了。

这时，世界卫生组织有意建立一项疫苗免费发放机制，希望惠及最贫穷的国家。制药商们也慷慨解囊：赛诺菲巴斯德和葛兰素史克提出向世界卫生组织捐出大约1亿支疫苗，而诺华则显得有些踌躇，只愿以优惠价向世界卫生组织提供疫苗。

而各发达国家则开始针对流感之战秣马厉兵，纷纷订购疫苗。美国是这方面的急先锋，在2005年9月就向赛诺菲巴斯德订购了价值1.5亿美元的散装疫苗[1]，后又在2006年11月向葛兰素史克和诺华下了2亿美元的订单。第二年新的订单又如期而至。美国的这些大手笔令制药商们喜出望外，因为这可是有史以来第一次——客户买下疫苗后不直接使用，只是储存起来以待不时之需。而其他国家则要更节俭一些，订购的疫苗数量还比较少。

2004年，H5N1禽流感在南亚横冲直撞，世界卫生组织为此数次发出警告。此事不仅令含佐剂的大流行流感疫苗问世，也在流感疫苗领域催生出了其他变革，制药商们开始大力投资以提高该疫苗的产能。赛诺菲巴斯德宣布在美国分址新建了厂房，使其年产量从1.7亿支跃升到了2.7亿支。2005年9月，一直在流感疫苗

---

[1] 已含有有效成分，待到需要时即可包装上市。

界没什么存在感的葛兰素史克公司花费 17 亿美元买下了加拿大 ID 生物医学公司（ID Biomedical），并为该厂设定了 7500 万支的年产量。然而，这还只是个开头，制药巨头们（诺华、葛兰素史克和赛诺菲 – 安万特）之后还加入了与新兴国家的合作计划，在当地建设疫苗制药厂。赛诺菲巴斯德在对外合作中尤为活跃：在巴西，帮助布坦坦研究所 [1]（The Butantan Institute）建立了一家年产 2000 万支疫苗的制药厂；在墨西哥，与当地的生产商 Birmex 公司合资设厂；在中国，选址开办了一家年产 5000 万支的疫苗制药厂，自 2012 年起已投入生产。其他公司也紧随其后，在许多国家都建立了合资公司，韩国、中国和印度最受这些巨头青睐。随着制药巨头们产业版图的扩张，那些之前没有大型制药厂的国家也在该领域有了一席之地。

▶ ▷ 南北合作：世界卫生组织的一项创举

2006 年年底，印度尼西亚卫生当局宣布，将不再提供毒株以用于 H5N1 流感疫苗的生产。他们这样说道："我们为世界卫生组织提供毒株，然后制药商们借以生产出的疫苗却主要销给工业化国家。我们岂不是竹篮打水一场空？既然根本无法获得疫苗供应，

---

[1] 布坦坦研究所（The Butantan Institute），位于巴西圣保罗 Butantã 区，是一家生物医学研究中心，建于 1901 年。——译者注

那为什么要将我们国土上的病毒株交出去，为他国作嫁衣呢？"

2007年2月，印度尼西亚宣布其已经与美国制药实验室百特（Baxter）签署了合作协议：印尼将为该实验室提供 H5N1 毒株，作为回报，百特将为该国提供数量充足且价格合理的疫苗，而且这一协议体现了明显的排他性。3月，泰国决定仿效印度尼西亚，拒绝继续向世界卫生组织和制药商们提供当地的流感毒株。当时，泰国卫生部长这样说道："那些制药实验室并没有帮助我们。他们只是将几份 H5N1 疫苗当作礼物送给我们做做样子罢了。"

此番斗争立竿见影。世界卫生组织和印尼卫生当局于2007年3月26日和27日在雅加达会面，谈判过程十分艰难。不过有件事众目共睹：向有需要的国家提供援助变得不可或缺。其间，会议提议向发展中国家转移技术，美国联邦卫生部门——卫生与公众服务部（Health and Human Services, HHS）愿为此提供资金支持。为什么要开展这项合作？当 H5N1 流感大暴发时，泰国、越南和印度尼西亚这样的亚洲国家都位于抗击疾病的第一线，然而这些高危国家既没有针对季节性流感的年度接种计划，也没有和制药巨头们订立流感疫苗的采购合同。如果他们之前什么都没做，当大流行流感暴发时，疫苗自然会被优先供应给制药商的常客们。这些真正处于"风暴"中心的发展中国家反而要更晚一些才能分得疫苗，而且还得取决于制药商们是否有意捐赠给世界卫生组织。这一局面有害而无利。在美国 HHS 看来，如果高风险国家能够自行生产数十万支疫苗，并在风险人群尤其是医护人员中开展接种，大流行流感暴发时病毒就无法快速流窜，全球就能够更加从容地予以应对。世界卫生组织采纳了这一计划，并将之付诸实践。

2007年4月24日，玛丽-保罗·基尼（Marie-Paule Kieny）——该计划的倡议人、同时也是世界卫生组织疫苗研究倡议组织（Initiative for Vaccine Research, IVR）的主任，公布了该南北合作[1]计划的细节。6个国家将获得资金支持，在国内建设制药厂生产鸡蛋制流感疫苗。这6个幸运儿分别是巴西、印度、印度尼西亚、墨西哥、泰国、越南，每个国家将获得250万美元。该计划希望能一箭双雕：平时，新建药厂负责为当地市场供应季节性流感疫苗，而当大流行流感暴发时，他们立即转为生产大流行流感疫苗。不过世界卫生组织的资助只能帮助这些国家建设规模有限的疫苗生产设施，大概只能生产出约数十万支疫苗。

但对这一计划在经济上的可行性，人们心里还是没底——若是产出的流感疫苗数量有限，那么生产成本自然会很高。不过随之而来的成功给大家吃了定心丸。两个有利因素使该计划通行无阻：一方面，入选的国家尤其是印度尼西亚，对该计划表现出了很大兴趣；另一方面，这些国家还增设了配套资金支持。杠杆效应十分明显，最终投入的金额是世界卫生组织原始投入的5—10

---

[1]　指发达国家和发展中国家的合作计划。——译者注

倍。此外还有一些国家，比如越南，之前并没有将流感疫苗列入本国的建议接种疫苗之中，他们之前认为流感并不是本国公共卫生的优先重大事项，也不愿意进口疫苗。但该计划推行之后，有关部门不仅改变了立场，还积极建议本国目标人群接种流感疫苗。于是这一计划渐成气候，其他国家也加入了申请援助的行列。自计划实施的第二年起，又有 5 个国家中选并受益于这项技术转移的创举——他们是罗马尼亚、朝鲜[1]、伊朗、塞尔维亚、埃及。还有第三批国家处于等待选拔之列，有望在未来几年内加入该计划，这批幸运儿可能是塞内加尔、南非、哈萨克斯坦。简言之，我们刚刚看到的是世界卫生组织的又一个高光时刻。

▶▷　累"卵"之危：不甚安全的生产物料

　　大家会在后文中看到，自 2004 年世界卫生组织专家就禽流感 H5N1 发出警告后，各国开展了史无前例的动员活动，以做好应对这场大流行流感的准备，这也要得益于疫苗生产产能的提升。但是有一件事 60 多年来从未改变过：流感疫苗一直是由受精鸡蛋制备的。这种技术的缺点不言自明：一旦动物流行病发生，鸡饲养业就会受到毁灭性打击，疫苗的制备原料也就无以为继。H5N1 流感的到来

---

[1]　此处原文为 Corea，鉴于韩国已步入发达国家行列，故译为朝鲜。——译者注

则加剧了这一隐患。因此，研究者和生产商们耕耘数年，希望研发一种现代化的灭活流感疫苗，而新型疫苗的制备将会基于细胞培养技术。

1997年，一场名为"基于细胞培养制成的灭活流感疫苗"（Inactivated Influenza Vaccines Prepared in Cell Culture）的会议在伦敦召开，专家和制药商代表们汇聚一堂。与会者得出一致结论：在不久的将来，细胞制备的流感疫苗将会取代鸡胚疫苗。然而，距这次会议的召开已经过去十多年了，细胞培养流感疫苗在市场上还是无迹可寻，至多只有个别实验室获得了细胞培养季节性流感疫苗的注册许可。而2009年大流行流感肆虐之时，细胞培养疫苗终于获得了打开销路的机会，但是数量甚微。为什么进展如此滞后呢？

1996年，我正在奥地利维也纳的Immuno公司[1]进行一项审计，那时该公司刚研发出了一种基于Vero[2]细胞制备的季节性流感疫苗。审计结论如下："该公司完美地掌握了用大型生物发酵罐[3]制备疫苗的技术[4]，在这种技术条件下，一种三价流感疫苗的年产能介于500万—700万支。"作为比较，同一时期赛诺菲巴斯德公司的鸡胚流感疫苗年产量可达1亿支。显然，推陈出新没那么容易。既然新旧疫苗在效力上差别不大，那价格差距只能让人对

---

[1] 该公司后被美国的百特（Baxter）买下。

[2] 即从正常的成年非洲绿猴肾细胞获得的转化细胞。——译者注

[3] 容量为1200升，是疫苗行业中发酵罐的最大容量。

[4] 传统的鸡胚流感疫苗在制备时以鸡蛋为天然反应器，所以需要非常清洁的SPF鸡蛋；细胞培养流感疫苗则使用大型生物发酵罐作为反应器。——译者注

新疫苗望而却步了。所以根本问题还是在于细胞培养疫苗的产能不足，时至今日，该难题依然悬而未决。若要使用细胞培养技术生产出大量疫苗，就必须投入巨额资金，将疫苗产业的生产装置提高到前所未见的新水平，目前还没有任何一家制药实验室能单独扛起这副担子。可是时间也不等人啊……

让我们重新回到美国。美利坚 2004 年刚刚遭受过流感疫苗断供的惨境，举国上下仍然惊魂未定。然而流感的幽灵又日渐迫近了。不久，卡特里娜半路杀出，虽与病毒学完全不相干，却令制药业扭转乾坤：2005 年 8 月 29 日，卡特里娜（Katrina）飓风席卷了新奥尔良，布什政府因此广受批评。美利坚就如此不堪一击吗？这件事鞭策警醒了布什政府，当局决定为禽流感的到来和潜在风险未雨绸缪。政府为此拨出了大额款项，一则用以保证赛诺菲巴斯德公司[1]鸡蛋制流感疫苗的稳定供应，二来更是要加大对细胞培养流感疫苗的研发。在布什政府的要求下，美国国会投票通过拨给 HHS 高达 33 亿美元的预算。

2006 年 5 月，又有 10 亿美元被拨付给了 5 家制药商，他们是葛兰素史克（2.75 亿美元）、诺华（2.2 亿美元）、MedImmune（1.7 亿美元）、索尔维（2.98 亿美元）、DynPort 疫苗（4100 万美元），而赛诺菲巴斯德公司在这之前已经获得了 9700 万美元的投资。之

---

[1]　该公司已在美国设厂。

所以这么做，是为了让制药商们重回大洋彼岸，在美国大地上用细胞技术制备现代疫苗，保证全体美国公民得到接种，为未来的大流行做好准备。

美国政府投入的资金是巨量的，相当于 2005 年疫苗全球市场的 15%。在巨额投入的感召之下，制药商们都对细胞培养流感疫苗的研发跃跃欲试，赛跑开始了。诺华看起来遥遥领先，对北卡罗来纳州霍利斯普林斯（Holly Springs）的一家工厂投资了近 10 亿美元（其中有 7 亿多美元是由 HHS 提供的），计划产量为 1.5 亿支大流行流感疫苗或 5000 万支季节性流感疫苗，预计 2012 年该厂生产的第一批疫苗就会面世。如果没有 HHS 的帮助，一个如此庞大的投资计划是无法落地的。但就算该厂全力生产一种季节性流感疫苗，其产能还不能满足美国一半的需求，而且价格绝对会高于现有的鸡蛋疫苗……换句话说，鸡胚流感疫苗的好日子还未到头。

上文提到的这些疫苗都是灭活疫苗，其实近些年来，还出现了一种用鸡蛋制备的减毒流感疫苗。MedImmune 公司[1] 在美国研发出了这种减毒活疫苗，但仅供应美国国内市场。这个产品的接种方式与众不同——它是喷雾制剂，经鼻给药即可。该疫苗的推荐接种人群为 2—49 岁。目前，其产能仅限于约 300 万支季节性流感疫苗（三价），这是因为 SPF 鸡蛋的产量十分有限。如果该疫

---

[1]　后被阿斯利康（AstraZeneca）收购。——译者注

苗是基于细胞培养技术制备的话，就可以不再受这些限制掣肘了。此外，这种疫苗的单位产量奇高，是原灭活疫苗的百倍之多。所以毫不夸张地说，它可能会是一个强有力的候选者。

基于这一点，2009 年 2 月 24 日，世界卫生组织通过 IVR 的主任玛丽 – 保罗·基尼宣布，已经同诺必伦（Nobilon）公司[1]签署了一项只针对发展中国家的许可协议，这些国家将获得鸡胚制备流感减毒活疫苗的技术——该技术研发于俄罗斯，方法与美国MedImmune 公司相似，但其产品当时也只销往美国，这便是我们上文已经提到过的技术转让策略。泰国是第一个受益国，其他国家也对此表示出了极大兴趣，其中印度表现出众。印度血清研究所（Serum Institute of India, SII）用了破纪录的时间——10 个月，就研发出了这种疫苗并获得注册。该公司生产了 250 万支疫苗，其中 150 万支在 2009—2010 年销往国内。2011 年，SII 宣布已具备足够产能，可生产 4000 万支减毒活疫苗，退回到三年前，这家机构在流感疫苗领域还是一片空白。

▶▷　兵临城下：2009 年的大流行流感

让我们再总结一下：2004 年世界卫生组织就大流行流感发出

---

[1]　该公司为先灵葆雅（Shering-Plough）公司的分支，2009 年先灵荷雅与美国制药巨头默克合并。

警告后，制药业为提高鸡胚流感疫苗的产能而付出了前所未有的努力，可谓众志成城。一方面，制药巨头们在多个国家建立制药厂，如中国、巴西、墨西哥、朝鲜[1]；另一方面，在世界卫生组织的领导下，技术转让的创举落地生根，令一些制药厂落户于发展中国家。而在美国政府的支持下，基于细胞培养的流感疫苗终于快要问世了。我们可以拭目以待的是，一种单位产量极高的减毒活疫苗将被用于发展中国家，这种疫苗将有望与流感灭活疫苗一比高下。此外，还有一些其他的疫苗政策获得批准。

一个结论呼之欲出：疫苗界摩厉以须，积极为应对大流行流感做着动员和准备。

就是在这种热切的努力下，人们于2009年4月遭遇了他们为之惴惴不安已久的考验：大流行流感兵临城下。然而感染原并不是令人闻风丧胆的禽流感病毒H5N1，更不是来自亚洲，而是一种来自美洲、成分复杂的猪病毒，被命名为甲型H1N1[2]。此次流行源于墨西哥城东南部的一个小村子，那里有一个猪养殖场。4月24日，世界卫生组织宣布墨西哥和美国确诊了数百例人感染猪流

---

[1]　一说韩国，见第186页脚注[1]。——译者注

[2]　2009年出现大流行的甲型H1N1病毒（原称为"人感染猪流感病毒"，即"猪流感"），是猪流感、禽流感和人流感三种流感病毒基因重组后产生的新毒株，2009年4月首次于北美从人体中检出，疫情被世卫组织宣布为"国际公共卫生紧急事件（PHEIC）。因其流行表现为人与人之间传播，未发现在猪之间的传播，且"猪流感"一词易对养殖业造成负面影响，故世卫组织宣布使用"甲型H1N1流感"一词予以替代。见曾光.关于"甲型H1N1流感"的命名[J].中国科技术语,2009,11(03):25.——译者注

感病例。6月11日，世界卫生组织发出6级警告（即表示"出现了大流行流感的情况"）[1]，每个国家都应该有所行动了。同时，围绕这场流行病的严重程度及其病毒流窜范围的讨论也展开了。

2009年5月19日起，世界卫生组织就把免疫战略咨询专家组[2]（SAGE）的专家们集结于日内瓦，共商对策。世界卫生组织各流感参比和研究合作中心被要求选出用于制备疫苗的毒株，同时准备相应的试剂对其量化[3]。而制药商们在此期间则要做好准备，以便能够快速生产出应用于临床研究的第一批疫苗。同时，世界卫生组织还要求制药商不中断季节性流感疫苗的生产。

5月底，各流感参比和研究合作中心将制造甲型H1N1流感疫苗的毒种提供给了制药商。6月，第一批试验用疫苗株被生产出来了。临床研究之后，候选疫苗就进入了审批程序。在这样的生

---

[1]　世界卫生组织关于流感大流行的警告分为6个级别，6级为最高级，指病毒由人传人的个案扩散至同一个地区的另一个国家，即流感已经在全世界大流行。——译者注

[2]　免疫战略咨询专家组（Strategic Advisory Group of Experts，SAGE），免疫战略咨询专家组是由世界卫生组织总干事于1999年建立的，旨在为世界卫生组织免疫、疫苗和生物制品司的工作提供指导。该专家组由15名专家组成，是世界卫生组织疫苗和免疫方面的主要咨询团体，其职责是围绕总体上的全球政策和战略向世界卫生组织提供咨询意见，这些政策和战略内容从疫苗和技术、研究与开发，到免疫服务及其与其他卫生干预措施的联系。专家组的关注点不仅是儿童疫苗和免疫，还有所有的疫苗可预防疾病。该机构还负责评审和批准各疫苗的立场文件，供各国公共卫生官员和免疫规划管理人员使用。见世界卫生组织《免疫战略咨询专家组》（http://www.who.int/immunization/sage/FUll_SAGE_TORs-ZH.pdf?ua=1）。——译者注

[3]　世界卫生组织合作中心制作标准化的物质（称为试剂），分发给所有疫苗生产商，使他们能计量所生产的病毒数量，并确保他们全部能包装正确剂量的疫苗。见世界卫生组织《大流行性流感疫苗的生产程序和时间表》（http://www.who.int/csr/disease/swineflu/notes/h1n1_vaccine_20090806/zh/）。——译者注

产竞赛之中，2009 年 8 月 18 日，中国一家制药实验室科兴生物[1]（Sinovac）公布了第一批结果，令人大喜过望：一针剂 15μg 血凝素版疫苗，在未添加任何佐剂的情况卜就起效了。换言之，大流行流感疫苗的有效配方与季节性流感疫苗相比没有变化。其他制药公司也证实该疫苗株具有卓越的免疫原性[2]。有现成的季节性疫苗作盾，H1N1 防守反击战相比 H5N1 疫苗的制备就容易多了。真是一个意外之喜！

　　这时季节性流感疫苗已经完成发货并开始上市销售了，所以制药商们这次可以专注于甲型 H1N1 流感疫苗的生产。订单纷至沓来。应该使用哪种疫苗呢？是含有微量佐剂的版本，还是只有 15μg 血凝素蛋白而不含佐剂的配方？美国的答案十分简单：既然 15μg 血凝素蛋白疫苗与季节性流感疫苗别无二致，且只要 1 针剂就能够起效，那就选这种疫苗啦！同时，鼻喷式的减毒活疫苗也一并入选。有原有季节性流感疫苗打前锋，新疫苗很快获得了注册，因为美国有关部门认为这种疫苗不过是在原有基础上稍加改变而已——美国人的实用主义早已大名在外啦。

　　欧洲的问题则要更复杂一些。我们曾在前文中提到，欧洲卫生当局曾与制药商们合作，创新性地设立了疫苗审批的绿色

[1]　科兴生产的盼尔来福.1 是世界上第一支获得注册批件的甲型 H1N1 流感疫苗。见关雪菁《迅速诞生的甲流疫苗安全吗》，《中国企业家》2009 年第 21 期。——译者注

[2]　免疫原性又称为抗原性，是指能引起免疫应答的性能。——译者注

通道——原型疫苗制度。但是这个原型的申请文件里写了什么呢？——"含有微量抗原和佐剂的2针剂疫苗测试通过"。然而此次临床数据却显示，不论配方如何或是否含有佐剂，1针剂甲型H1N1疫苗即可起效。所以情况最终与原型疫苗中所预计的不同。出于现实需要，当局在一段时间过后最终同意1针剂即可，但是这一变通只能针对10岁以上群体，而对于6个月到10岁的儿童，还是要坚持2针剂的接种方案。这就能解释为什么欧洲——尤其是法国——下了超量的疫苗订单（法国的订单为9400万支）：这些订单在获得临床结果前就发出了，订购量是根据之前原型疫苗中2针的接种程序算出来的。

制药商就可以直奔主题了——根据世界卫生组织的要求，尽可能多地生产疫苗。葛兰素史克是佐剂版3.75μg血凝素蛋白疫苗的主要生产商，这可真是天降鸿运，因为该公司正希望通过这一举措让市场接受其出产的佐剂。之后，该佐剂就成为众多疫苗的添加剂。诺华也拥有一种含有佐剂的疫苗，主要销往欧洲，已在当地注册并获得许可，并且还向美国销售不含添加剂的疫苗。而赛诺菲巴斯德的情况则不太妙，至少在欧洲是这样，因为它之前并未在当地递交原型疫苗档案。所以赛诺菲巴斯德的佐剂疫苗姗姗来迟，直到此次流感平息后的2010年6月才获得注册。虽然此事横生枝节，赛诺菲巴斯德还是凭借其巨大的产能圆满完成任务：该公司先向市场投放了一种无佐剂版15μg血凝素蛋白疫苗，并在全球市场获得了巨大成功；其后又在美国销售了一款类似的疫苗，继而承担了该国流感疫苗的大部分供应。

大多数国家都准备在风险人群中开展大规模接种。2010 年 1 月，制药商们收到的订单多达 13.88 亿支，这对他们来说等于大约 100 亿欧元的营业额。别忘了，2009 年所有种类疫苗的全球市场才只有 160 亿欧元。换言之，仅大流行流感疫苗就能为制药商们带来 60% 的营业额增长，这就能弥补疫苗前期研发的巨额投入了。其实最后真正的总额要低一些，因为许多订单都被取消了，但制药商们最终仅通过甲型 H1N1 流感疫苗的销售就将 30 亿欧元揽入腰包。

不过现在，绝大部分流感疫苗还是基于鸡胚制备的，因为美国对细胞制备疫苗的投资还未获得实质性成果。至于欧洲，虽然新型细胞疫苗已经上市，但其市场份额还极其微小。所以在流感疫苗上，美国还是要依赖欧洲：从 7 月起，美国卫生部拨付了 20 亿美元的预算，以期在短时间内获得流感疫苗。这笔钱中，有 4.83 亿美元将会被用于购买诺华的佐剂 MF-59，还有 2.15 亿美元会被用于购买葛兰素史克生产的佐剂 AS-03。然而这些佐剂后来并没有派上用场：美国还订购了不含佐剂版 15μg 血凝素蛋白疫苗（特别是法国赛诺菲巴斯德生产的那一种，我们已经提到过了！）。所以这笔资金的投入最后其实做了无用功。这笔钱比最后从法国购买疫苗的花费还要高昂，不过最终也没在美国掀起什么风浪，反而还是"跑到法国求购疫苗"这事更被"指指点点"。

▶▷　举棋不定：大流行流感疫苗来敲门

但是，不是一切都能按预期进行的。随着 2009 年大规模疫苗接种行动拉开序幕，问题接踵而至，民众心中疑窦渐生。在欧洲，连医务工作人员也在犹豫是否要接种疫苗，这更加深了群众心中的疑问。虽然季节性流感疫苗接种行动比较顺利地展开了，没发生什么特殊事件，但欧洲还是形成了一个反大流行流感疫苗阵线，法国、德国还有意大利的这股力量尤其强大。在其他国家，例如，美国、墨西哥或者巴西，民众对疫苗接种的接受度较好。而对亚洲来说，大流行流感疫苗的生产问题还没解决，疫苗供应仍是当务之急。

让我们来看看法国反对者给甲型 H1N1 流感疫苗罗列出的罪名，就知道大流行流感疫苗到底为何饱受指责了。他们认为：首先，该疫苗的研发制备十分仓促，草草完成；其次，它含有危险物质，特别是添加剂；最后，还有可能引发严重的副作用，尤其是格林 – 巴利（Guillain-Barré）综合征 [1]。

关于疫苗的制备，我们讲过，每年世界卫生组织都会在 2

---

[1]　格林 – 巴利综合征（Guillain-Barré Syndrome, GBS），又称脱髓鞘多发性神经炎，是一种因免疫系统损害周围神经系统而导致的急性肌肉瘫痪疾病。——译者注

月中旬提供当年针对北半球的季节性流感疫苗组分，之后制药商们会启动生产，然后进行临床研究、验证免疫应答以确保疫苗效力，最终季节性流感疫苗会在 9 月底被送到药房的货架上。因此，从世界卫生组织做出决定到疫苗的商品化销售，中间一般会间隔 7 个月。

就甲型 H1N1 流感（大流行流感）来说，我们之前已经指出，世界卫生组织关于制备一种甲型 H1N1 流感疫苗的决定是在 2009 年 5 月中旬做出的，第一批疫苗在 11 月供应上市，也就是说中间只用了短短 5 个半月。不过，大流行疫苗相对季节性流感疫苗的区别在于——前者只含有 1 种病毒，而后者则有 3 种。甲型 H1N1 流感的检测规范与季节性流感类似，且前者还在不同临床试验中对数量更多的志愿者进行了测试。特别要指出的是，鉴于大流行流感疫苗比季节性流感疫苗针对的受众更加广泛，因此还增加了对儿童和孕妇的临床研究，而季节性流感疫苗则没有。至于疫苗的资格审批，大流行疫苗的检测采用了欧洲和美国标准。因此，大流行流感疫苗在制备和准入时除遵守常规方法之外，更是满足了额外的条件。

我们曾多次强调，疫苗所引发的问题大多是由其最终构成成分中的添加物造成的——大部分情况下，真正起免疫作用的成分都不是不良反应的始作俑者。上市销售时，大流行流感疫苗的包装为多剂量瓶装。出于安全需要，里面应含有一种防腐剂——硫柳汞，其毒性问题已被完全沉冤昭雪（见第九章）。第二类添加物就是佐剂。这个疫苗家族的小伙伴曾令大规模接种行动遭遇险境，所以广受批评。疫苗佐剂已经存在多年，资历最老的要算铝佐剂——氢氧化铝了。

近年来，疫苗佐剂的队列中增添了新成员，其中有效成分是角鲨烯[1]，这是一种存在于植物和动物体内的天然化合物。在人体内，肝脏也可产生这种物质，随后它会进入血液循环之中。我们经常能在食物、化妆品和食品添加剂中看到它的身影。它是从鲨鱼的肝油中提取而来，并会根据预设用途采用不同方法进行提纯。不过，角鲨烯本身并不能起到佐剂作用，其中的表面活性剂乳液才是有效成分。MF-59是第一种基于角鲨烯制成的添加剂，自1997年起被诺华公司用于季节性流感疫苗的生产（Fluad疫苗）。该疫苗在多国获得了注册许可，特别是在欧洲诸国。自1997年该疫苗上市销售起到2008年年底，共有4000万支Fluad疫苗被供应上市，其接种对象主要是成年人。诺华公司的药物警戒部门[2]只接到了很少疫苗接种后不良反应报告（发烧、接种部位疼痛、疲

---

[1]　角鲨烯（Squalene），一种存在于植物、动物和人体中的天然物质，在人体肝脏内合成，并随血流循环。该物质见于多种食物、化妆品、非处方药和健康补充剂中。角鲨烯一般为乳剂，添加到疫苗抗原中可加强免疫应答。最先于1997年被用于一种流感疫苗（FLUAD, Chiron）。该疫苗由几个欧洲国家的卫生部门批准上市。见世界卫生组织《疫苗中使用的含角鲨烯的佐剂》，全球疫苗安全咨询委员会（http://www.who.int/vaccine_safety/committee/topics/adjuvants/squalene/questions_and_answers/zh/）。——译者注

[2]　该部门负责对药物不良反应进行统计和通报。——译者注

劳酸痛等），比例约为 1.4/10 万。目前，另外两种被用于大流行流感疫苗的角鲨烯佐剂是 AS-03（葛兰素史克公司出品）和 AF-03（赛诺菲巴斯德公司出品）。

所以角鲨烯的加入应该是无可非议的。不过，2000 年，帕梅拉·阿萨（Pamela Asa）博士和其团队证实，已经在海湾战争上兵身上发现了抗角鲨烯抗体 [1] 比例和海湾战争综合征 [2]（Gulf War Syndrome, GWS）之间的关联。后者会表现出各种症状，如疲劳、肌肉疼痛、头痛、发疹、关节痛、腹泻、记忆丧失和多种神经异常等。抗角鲨烯抗体呈阳性说明角鲨烯的存在，在追踪了含有角鲨烯的疫苗之后，阿萨博士团队发表了一篇文章，指出已经被接种给 240 万名美军士兵的炭疽 [3] 疫苗嫌疑最大。第一次检测由 6 名患有海湾战争综合征的接种士兵参加，结果显示他们体内抗角鲨烯抗体呈阳性。后续还对其他人进行了检测，不过并不是全部得出了相同结果。但阿萨博士认为，二者的关联已经成立：海湾战争综合征是由抗角鲨烯抗体引起的，而后者正是源于炭疽疫苗。

---

[1]　通俗地说，有抗原的情况下才会出现抗体。若士兵的体内检测有抗角鲨烯抗体，则说明他们的体内存在有角鲨烯。——译者注

[2]　海湾战争综合征（Gulf War Syndrome），也称海湾战争综合症、海湾战争症候群，是指一些曾于 1991 年参加海湾战争的老兵战后出现的诸如精神压抑、疲劳、头痛、失眠、腹泻、记忆力衰退、注意力分散、肌肉和关节疼痛、呼吸障碍等各种身体不适的综合症状。——译者注

[3]　炭疽菌（Anthrax），是由革兰氏阳性杆状细菌（炭疽杆菌）所致的严重传染性疾病。虽然炭疽病在美国较为罕见，但是如果人们接触了受到感染的动物或受污染动物所制产品，也会患上炭疽病。见美国疾病预防控制中心《炭疽病认知指南》（https://www.cdc.gov/anthrax/pdf/evergreen-pdfs/anthrax-evergreen-content-chinese-508.pdf）。——译者注

而后，美国 FDA 调查并测试了大量炭疽疫苗株，其中包括涉阿萨博士指控的那一批。结论是：没有任何一株含有角鲨烯。真相与该作者的说法大相径庭。除此之外，人们还怀疑阿萨博士检测的特异性 [1] 不足，抗体只是"假阳性"。近期对佐剂 MF-59 所进行的调查中，并未检测出 Fluad 疫苗接种对象体内含有抗角鲨烯抗体，这也让人放下心来[2]——可以洗脱角鲨烯引发海湾战争综合征的罪名了。

一波未平，一波又起，流感疫苗还染上了诱发格林－巴利综合征（Guillian-Barre）的嫌疑。这时不妨回忆一下"1976 年猪流感"事件，细致地重现一下此事始末，因为这与 2009 年在很多方面出现了巧合。重温这件事可能会使现在的卫生部门深受启发。

1976 年 2 月 4 日，新泽西迪克斯堡（Fort Dix）军事基地年仅 18 岁的新兵大卫·路易斯（David Lewis）在一次训练竞赛中出现不适，呼吸困难，在被送医后几小时内去世，死因诊断为"流感并发严重肺炎"，军营内众人惊愕不已。大卫之前从未有过呼吸病史，竟突然毫无前兆地身亡命陨。同时，营内还出现了一些呼吸

---

[1]　特异性（Specificity），也称特异度或真阴性率，统计学概念，和敏感性一起作为医学诊断的两个最基本特征。通俗地讲，特异性就是"真正未生病的人中，被医院判断为未生病者的比例"，即不误诊为"假阳性"的比例。——译者注
[2]　一般来说，多数成人，无论其是否接种过含角鲨烯的疫苗，体内都有抗角鲨烯抗体。阿萨博士检测出的抗角鲨烯抗体阳性可能并不是由疫苗佐剂引发的。——译者注

道感染病例，但该病在这个季节司空见惯——那时是 2 月，正是流感高发时期。样本被送到了疾病防控中心（CDC），后者证实在军营内扩散的正是流感病毒。实验室人员又对病毒进行了深入研究：这是一种猪流感病毒，满足 H1N1 型特征 [1]，也是 1918 年大流感（西班牙流感）的幕后元凶。

实验室领头人沃尔特·多德尔（Walter Dowdle）迅速意识到，这是另一场悲剧即将上演的"前哨"。他立刻通知了疾病防控中心的主任大卫·森杰尔（David Sencer），他们和卫生部门及军队负责人一起召开了一场会议，众人提出的解决方案是接种疫苗。那时是 1976 年 2 月，流感病毒的传播已经接近尾声，正要为下一次大流行未雨绸缪。为此，疫苗最晚必须在当年 10 月到位，也就是 8 个月之后。但疫苗的批量化生产需要至少 6 个月，因此，必须当机立断。现在这件事交棒到了卫生部门的手中。

2 月 19 日，森杰尔向公众宣布发现了猪流感。3 月 10 日，同样由森杰尔领导的免疫实践咨询委员会（Advisory Committe on Immunization Practice, ACIP）召开了一次会议。当时他们只掌握有极少量信息：迪克斯堡出现了一些猪流感病例，其中 1 例死亡，该病毒可以人际传播。看起来病毒并没有扩散到军营之外，所以世界卫生组织并未对世界其他地区发出任何 H1N1 流感警告。委

---

[1]　即含有的血凝素和神经氨酸酶均为 1 型。——译者注

员们需要依据有限的信息做出决定。

会上大家莫衷一是，不管是支持疫苗接种还是投反对票，所有说法都有理有据。而流感领域的世界级泰斗埃德温·基尔伯恩（Edwin Kilbourne）教授立场十分鲜明：虽然打了疫苗"狼"没来是白费功夫，但总比"狼"来了却没打疫苗强呀！在这场乱哄哄的讨论中，还有一个人发声了，他就是拉塞尔·亚历山大（Russel Alexander）博士。他在发言中提醒大家注意：给人体注射一种生物制品事关重大，何况这次关乎 2 亿人的安危，必须要慎之又慎。拉塞尔建议先"按兵不动"，仅事先囤积大量疫苗，待大流行流感"有所动作"时再按计划接种。可惜几个月之后，大家就会后悔没有听从他的逆耳忠言——且看后话。

最终，会议还是决定给——全体美国人进行接种，也就是说行动将会涉及超 2 亿人。福特总统听取了关于此事的汇报。他旋即成立了一个危机委员会，共商此事。碰面结束时，所有委员会成员都一致赞成在初冬开展疫苗接种行动，于是总统决定为此计划拨付 1.35 亿美元。此消息一经披露，批评之声就不绝于耳。有人把这件事视为"政治作秀"，不过是为当权者博个美名罢了。所以，该行动内容第一次揭晓时，被调查者中有 88% 予以支持，而一个月后，支持率就降到 66% 了。并且猪肉生产商们还忿忿不平，要求将猪流感改名为"新泽西流感"呢！民众对疫苗接种风险质疑不断，其他国家也对美国的做法持怀疑态度。只有荷兰有意追随美国当局的脚步，也开展一场疫苗接种行动。而英国的科学家们做的一项实验则让人大吃一惊：他们将新泽西流感病毒株注射给了6名志愿者，其中5人出现了良性流感而另1人未出现任何临床症状。因此他们得出结论，给青壮年人接种该流感疫苗是完全没有必要的。

最让人惊掉大牙的事还在后面。制药商们宣布，保险公司拒绝为他们此次疫苗接种行动上险，理由是这次的情况不同以往：不单是经常作为疫苗临床试验对象的风险人群要接种，而是全体美国人都要在几周之内注射该疫苗。所以保险公司要求国家承担事故发生时的赔偿，但是联邦当局并不接受。

最终，事情出现了转机。1976年8月2日，美国退伍军人协会（American Legion）在费城召开的一次集会上暴发了类似流感的流行病，造成36例死亡，被视为猪流感的第一批病例。不过，几天后疾控中心就给出了诊断：这是一种由新细菌引起的传染病，该病后得名"军团病"，顾名思义，就是"军团士兵的疾病"。细菌即为"嗜肺军团菌"（dLegionella pneumophila），与猪流感病毒毫无关系。但这一巧合促使国会打破了僵局，最终联邦政府同意负担这次大规模疫苗接种不良事故的赔偿。制药商们和他们的保险公司就此称心如意，生产线加足马力开始运转。8月31日，一项新的民意测验出炉了：美国95%的民众已经知晓该流感疫苗接种行动，但是只有53%的人准备好接受疫苗接种。疾控中心对此大感意外。

1976年10月1日，随着第一针注射的完成，疫苗接种行动就此拉开序幕。仅仅10天之后，美国就报告了第一批死亡病例：在匹兹堡（Pittsburgh）地区，三位患有心脏病的老年人在接种后去世。解剖结果显示死亡是由心脏停搏造成的。民众之中，怀疑声此起彼伏。疾控中心给出了数据资料：在70—75岁年龄段人群中，每10万人中会有10—12人死于心血管疾病，这些死亡病例在接种期间出现可能是因为巧合，把疫苗作为致病原因是毫无依据的。10月14日，福特总统及其家人在电视镜头前接种了疫苗，然而他的对手——吉米·卡特（James Earl Carter, 习称Jimmy Carter）则拒绝接种。到了12月中旬，已经有4000万美国人完成接种，是往年这一时期接种人数的两倍。

接种行动的进展是令人鼓舞的，但是好景不长——11月，相关部门就接到了稀有疾病格林－巴利症（Guillain-Barré Syndrome, GBS）的第一批病例报告。这是一种原因未知的神经性疾病，每年约有4000名美国人被确诊此病（也就是说每10万人中就有1—2人罹患此病）。从当时情况来看，多个病例都曾接种过流感疫苗，但疾控中心还不确定这些患者是注射疫苗后10周内发病。开始有人将此事诉诸法庭，自9月起，法院共接到743份投诉，几个月后，相关案件数量骤升至3917件。法院对每个案件都进行了调查。然而，此病与经血液传播的艾滋病不同，医务人员还不掌握能够确诊此病的生物标志物[1]。但是疾控中心采集到的数据显示，接种过该疫苗的人更易罹患神经性疾病，患病风险要比其他人高 7 倍。12 月 16 日，这次疫苗接种行动被永远暂停了，后人称之为"历史性大溃败"。[2]

但我们依然无法解释为什么这次疫苗接种行动中出现了许多格林 – 巴利症病例。流行病学研究显示，1992—1994 年，在美国开展的季节性流感疫苗接种行动中，每 100 万接种对象中会出现 1 例格林 – 巴利症。而在 1976 年接种行动期间，据估计共出现 211 例格林 – 巴利症新增病例。各种各样的微生物曾被视为本病的潜在致病因子，特别是空肠弯曲杆菌（Campylobacter jejuni）。1976 年生产的流感疫苗是否含有感染原呢？要知道那时候的鸡蛋质量没有现在好，制备技术——尤其是灭菌过滤环节更不能与今日今时同日而语。这是一点线索，但时至今日答案还未浮出水面。

我们刚刚"复盘"了 2009 年甲型 H1N1 流感疫苗被列举 3 条罪状的来龙去脉。这些小传告诉我们：相较于季节性流感疫苗，大流行流感疫苗不论是否含有添加剂，都没有理由引发更甚于前者的不良反应。国际药物机构在 2010 年年初的药物不良反应监测报

---

[1]　生物标志物（Biomaker），可以标记系统、器官、组织、细胞及亚细胞结构或功能的改变或可能发生的改变的生化指标。——译者注

[2]　1976 年美国猪流感免疫计划的失败，给人们留下了"疫苗比流感杀死了更多美国人"的黑色记忆，导致美国人对流感疫苗的恐惧至今挥之不去。美国政界在应对后来的流感时，不敢再轻易表态。——译者注

告中也提出了相同的结论。该报告还特别指出，与1976年的情况不同，并未监测到2009年以后新增格林－巴利症病例的明显增多。

说到这里，我们发现各界的争论虽然热火朝天，但绕来绕去多是这几个问题：疫苗成分到底有没有原罪？世界卫生组织及其专家发挥了什么作用？制药商们又施加了何种影响？流感疫情是否真如宣传的一样严重？其实我们更应对另一个问题倍加关注：流感疫苗在对大流行流感的防御中，到底起了怎样的作用呢？世界卫生组织的战斗策略其实完全按计划施行了。4月：发现新病毒，确认为甲型H1N1；5月：与制药商合作，确定季节性流感疫苗和大流行流感疫苗的生产策略；6月：第一批用于临床研究的甲型H1N1流感疫苗出厂；11月：第一批规模化生产的疫苗株发货——所有环节的进展都顺风顺水，但是——疫苗还是等到流感病毒第一波大流行之后才上市。换言之，目前还没有什么能阻止新流感病毒的第一波流行扩散，疫苗还是会在与大流行流感的斗争中姗姗来迟。可是若碰上的是高致病性病毒，又会是怎样的境地呢？这就是2009—2010年大流行流感留给我们的教训：当一种新病毒席卷而来时，人类是无比脆弱的。

继续开展流感研究的必要性是毋庸置疑的，只有这样才能充实弹药库，研制出能"以一敌多"的广效疫苗。那样的话，人体只要接种一种"万能"疫苗就万事大吉、"刀枪不入"了。2009年的跌宕起伏证明现有疫苗仍存在局限性，启示我们还应加快新型疫苗的研究。

媒体对大流行流感的危害做了广泛报道，虽然是"你方唱罢我登场"式的纷繁复杂，但还是有明显的积极作用：发展中国家开始意识到在制药业上的严重对外依赖。世界卫生组织关于向12个发展中国家转让流感疫苗制备技术的倡议，不仅使这些国家在疫苗供应上获得了一定的独立性，还能令他们逐渐意识到建设本国疫苗业的必要性。在该创举的激励下，这些国家还有机会研发仅针对本国流行病的疫苗——那些制药巨头们可能看不上这些"小打小闹"。泰国卫生部门就采取了这样的政策：该国卫生部门不仅积极响应了"受让"流感疫苗技术的号召，还计划研发一种针对本地病毒基孔肯雅热[1]（Chikungunya）的疫苗。

为了给甲型 H1N1 流感疫苗这一充满意外的史诗作结，让我们重新回到 2009 年 3 月的起点，那时病毒学家们宣布在墨西哥出现了一种新型 H1N1 病毒。研究者们用现代分子生物学技术对它进行了特征描述，发现其分子结构前所未见，是一种禽类、猪类、人类基因的混合体。该病毒的快速传播令各界将其视为"大流行流感病毒"。这个词一般用来指具有新构成的新病毒，比如 1957年出现的 H2N2 流感病毒、1968 年出现的 H3N2 病毒或者后来的

---

[1]　基孔肯雅热（Chikungunya），一种热带病毒性疾病，通过蚊子传播。

H5N1（禽流感病毒），而且这种病毒的出现还是突如其来的。就以上这些资料来说，世界卫生组织当时推行的大规模接种行动是有理有据的。

但是，H1N1病毒自1977年起就有所传播，后又被加入季节性疫苗组分之中，所以它有资格进入"新"和"大流行"病毒的行列吗？满足以上标准正是世界卫生组织采取后续政策的依据。上文提到的那些新病毒，与更早之前提及的那些相同，都具有不同于以往的分子结构，而且其接种疫苗后的免疫反应也非常弱，所以需要2针才行。然而，H1N1疫苗的情况却截然不同，因为最终它被发现与季节性流感疫苗一样，1针就管用。所以从免疫表现和致病性来说，H1N1病毒并没有什么新特性。

如果病毒的出现是在30多年以前，事情可能就会简单得多。那时还不具备对病毒进行特征描述的现代化工具，所以很可能该病毒就不会吸引过多的注意力，其后的大规模传播会促使世界卫生组织将其作为甲型H1N1毒株纳入季节性疫苗的组分之中。剩下的故事就跟甲型H1N1家族的现有结局殊途同归了，该病毒最终被加入到季节性流感疫苗的配方之中。可是，当代病毒特征描绘采用的是精准的分子学分析技术，不一样的发现就会引发截然不同的选择。虽然这些工具十分精细讲究，但是它们就总能很准确地预告病毒的"存在感"及其和免疫系统的亲密程度吗？

| 第六章 |
小儿麻痹病毒歼灭战
—— 死"灰"总想复燃

1988年，全世界共报告了35万例脊灰病例，涉及128个国家；到了2000年，这一数字降至791，仅12个国家报告有病例出现。可以说，离成功只有最后一公里了。冲锋的号角已经吹响，决战的前夜已经来临。于是世界卫生组织准备左右开弓，不仅要让病毒承受疫苗的枪林弹雨——更密集地开展接种活动，而且还要消尸灭迹。

1977 年 10 月 26 日，阿里·马奥·马阿林[1]（Ali Maow Maalin）离开了索马里梅尔卡（Merca）的医院。从那时起，这个年轻人的名字就被镌刻在了医学史上：他是全世界报告的最后一例天花病例。1980 年 5 月 8 日，世界卫生组织宣布这一令人心惊胆战的疾病被彻底根除[2]。如此巨大的成功应有后来者，世界卫生组织又立下了另一个雄心勃勃的军令状：下一个被斩草除根的疾病将是脊髓灰质炎。

▶▷　珠玉在前：天花根除

让我们先花些时间讲讲天花是如何被根除的，要知道后来黄热病和疟疾的根除行动都一败涂地，因此根除天花的成功就愈显难能可贵。与这两种虫媒传染病[3]不同（蚊媒），天花病毒只通过人际接触传播[4]，因此并不存在动物宿主。少了动物的掺和，传染

---

[1]　1977 年 10 月 26 日，索马里炊事员阿里·马奥·马阿林在患天花后被治愈。1980 年 5 月 8 日，世界卫生组织在肯尼亚首都内罗毕宣布，危害人类数千年的天花已经被根除。——译者注

[2]　世界卫生组织消灭天花委员会提出了全球消灭天花的定义和标准。所谓全球消灭天花即在全世界范围内消除由天花病毒引起的天花临床病例。该委员会认为，自最后一例报告的天花发病起，经过两年时间的积极监测再未发生新的天花病例时，即可认为天花已被消灭。见阚学贵《全球消灭天花运动近况》，《中级医刊》1980 年第 2 期。——译者注

[3]　虫媒传染病是指以吸血节肢动物（昆虫）为媒介的传染病，动物媒介传染病主要指动物源性传染病，如狂犬病、鼠疫等由野生动物或饲养动物作为病毒的宿主（传染源）而传播的传染病。——译者注

[4]　人类是痘病毒的唯一宿主。——译者注

病的根除才具备了可能性。[1]实际上，历史上人类曾多次尝试根除可在动物间传播的传染病，但都屡战屡败。这也告诉我们，根除一种能在野生动物中传播的病毒是不可能的，黄热病病毒的情况就是如此。

爱德华·詹纳（Edward Jenner）制作的疫苗在抗击天花的斗争中唱了主角（见第一章）。这种疫苗造价低廉，可以用小牛犊的肋部进行制备，在简单的接种后，它会在人体留下永久性伤疤，这有助于分辨接种者和未接种者。接种方便，记号明显[2]——这种疫苗成为抗击天花的"终极大杀器"，在全世界肆虐了多年的顽疾终于要销声匿迹了。

然而铲除天花的行动并不是一蹴而就的。最初流行病学家们认为：只要全球的天花疫苗接种覆盖率达80%以上，病毒自己就会玩儿完，自然"病"消"毒"散。可惜病毒也不会轻易偃旗息鼓。在接种覆盖率已达到该标准的地区，天花被发现又死灰复燃了——新流入的人口之前没有接种过疫苗，病毒又趁机溜了回来。

---

[1]　天花之所以能被根除，客观原因是天花病毒的自然宿主只有人，即天花只在人体中才能生存，人体产生免疫力后，病毒就无法继续繁殖。类似的病毒尚有脊髓灰质炎病毒、麻疹病毒等，因此这两种病毒也具有被人类消灭的客观条件。见宋莉《1950 消灭天花 人类免疫成功的典范》，《中国医院院长》2009 年第 19 期。——译者注

[2]　接种者身上的记号便于标示免疫行动的计划进展，在非洲一些国家接种脊髓灰质炎疫苗时，会在儿童的手指上做记号。——译者注

正愁眉不展之际，世界卫生组织的行动小组又获得了机会的垂青。1966 年 12 月，负责尼日利亚天花消除行动的威廉·福吉（William Foege）博士获知当地奥戈贾（Ogoja）地区出现了该病的踪影。当地有约 10 万人口，但他手头仅有数千支疫苗，怎么办呢？在等待疫苗补给的同时，福吉灵机一动——可以暂时只在报告病例的村子中接种并隔离病人，待疫苗充足后再进行地区性大规模接种。不过，在这次接种后他不再需要进行大规模接种了，因为疫情很快就被平息了：在对约 15% 的人群进行精准接种并隔离病人后 [1]，病毒竟然销声匿迹了。于是，抗击天花的新策略就这样诞生了。它首先被应用于西非，成果卓著：那里本来疫情严重，但运用该策略后天花病毒在几个月后就被消除了。这一方法后来被推广到全世界。

▶ ▷　一鼓作气：消除脊灰

1988 年，当世界卫生组织正式对脊髓灰质炎宣战 [2] 时，手里有什么好牌呢？首先，脊灰病毒与天花病毒一样，也不存在动物宿主——人类是其唯一的"搬运工"；其次，已经有两种有效疫苗

---

[1]　即环形接种法，首先定位天花患者，实行隔离，给所有暴露者接种，再进一步对所有接触过暴露者的人进行接种。——译者注
[2]　1988 年，世界卫生组织在第四十一届世界卫生大会上发起"全球消灭脊髓灰质炎行动"（Global Polio Eradication Initiative, GPEI）。

可供选择，其中一种还是造价很低的口服疫苗。以上两点对行动的开展非常有利。

不过，脊髓灰质炎也有与天花显著不同的地方——病程的演变。脊灰病毒有时"偷偷摸摸"在消化道内进行繁殖，表面上是风平浪静的，在经过7—10天的潜伏期后，病毒才会发作，而且感染者中有四分之一在发病后看起来都只是小病小痛，即高烧、头痛和咽喉痛。[1]只有百分之一的感染者会出现麻痹型脊髓灰质炎，一些部位的肌肉会出现不同程度的暂时或永久性瘫痪。若病毒长驱直入，在中枢神经系统中捣乱、损坏里面的运动神经元[2]，就会导致这种严重的临床症状。病情严重程度则要取决于病毒"攻城略地"的能耐。

麻痹型脊髓灰质炎的典型神经症状是肢体的急性弛缓性麻痹[3]（Acute Flaccid Paralytis, AFP），患病后有可能导致永久性瘫痪和畸形，而腿部则容易成为重灾区。致死率为2%—20%[4]。

天花的消除是靠隔离病人并对与之接触的人接种。但鉴于大

---

[1] 90%以上受感染者没有症状，但排泄的粪便带有病毒，能传染他人。见张志将、雷正龙、谢铮、尹慧、郭岩《全球消灭脊髓灰质炎行动25周年的回顾与展望：消灭最后的千分之一》，《中国全科医学》2014年第27期。——译者注

[2] 脊髓灰质前角细胞的运动神经元。——译者注

[3] 急性弛缓性麻痹，诊断要点为急性起病、肌张力减弱、肌力下降、腱反射减弱或消失。常见的急性弛缓性病例包括以下疾病：脊髓灰质炎；格林巴利综合征（感染性多发性神经根神经炎，GBS）；横贯性脊髓炎、脊髓炎、脑脊髓炎、急性神经根脊髓炎等。——译者注

[4] 本数据之所以不确切，是因为在贫困国家致瘫原因难以确定，有可能是其他病毒引起的。患者主要因呼吸肌麻痹而亡。

量脊髓灰质炎患者的临床症状不明显或呈良性[1]，若要抽薪止沸，就须另寻出路了。

世界卫生组织为消除脊灰而采用的疫苗是"口服脊灰减毒活疫苗"（OPV），也称"萨宾疫苗"，因其研发者阿尔伯特·萨宾而得名。我们在第一章和第二章中讲述过该疫苗的问世历程，它可以轻易地进行大量制备（其年产量约为 30 亿支三价[2]疫苗），而且价格低廉、接种方法简单。疫苗中的减毒病毒会在消化道内大量繁殖，从而在人体内引发很强的免疫保护。故而当接种者不慎接触到野生脊灰病毒[3]（Wild Poliovirus, WPV）时，其免疫力就能限制甚至抑制病毒的繁殖了。

▶▷ 雄心勃勃：计划上马

1988 年，"全球根除脊髓灰质炎行动"计划（Global Poliomyelitis Eradication Initiative, GPEI）宣布起航，其主要资助者是美国各州疾病控制和预防中心、国际扶轮社（Rotary International，到 2010 年，该组织已经资助了 9 亿美元）和世界银行。时至今日，像比尔和梅琳达 - 盖茨基金会这样的一些国际组

---

[1] 在病毒的潜伏期无法轻易识别出感染病毒的人。——译者注
[2] 脊灰病毒分为 I 型、II 型和III型，同时包含三种毒株的疫苗即三价疫苗。
[3] 脊灰病毒按其来源，又分为野生脊灰毒株（在自然界中存在的）和疫苗衍生毒株（减毒口服疫苗中的病毒返祖后重新具有毒性）。——译者注

织以及众多工业化国家，纷纷参与到了本项目的出资之中。

抗击脊髓灰质炎的策略以下面"四部曲"为基准：

——一岁以下幼儿的常规接种（常规免疫）；

——国家免疫日（National Immunization Day, NID）：大力宣传，动员全体国民参与，通过国家免疫日实现所有 5 岁以下儿童的接种，不论他们之前是否接种过该疫苗（群众运动）；

——在偏远和交通不便地区，进行"挨家挨户"的疫苗补种行动（扫荡式接种）；

——对急性弛缓性麻痹病例进行跟踪监测，定位脊灰病毒的"藏身之处"（监测）。

"国家免疫日"的推出正是此次战斗乐章中最具创意的片段。在国家免疫日结束后的 4—5 周，第二剂疫苗接种就会跟上。在中国和印度，连续五年中分别有 8000 万和 1.5 亿儿童在国家免疫日期间完成接种，并在一个月后再追加加强接种。这种大规模接种行动会在旱季进行，那时脊灰病毒流行度最低，疫苗接种可暂时阻断病毒传播。

为提高效率，国家免疫日会在各地区协同开展。比如，亚洲、欧洲和中东的 18 个国家在 1995 年 4—5 月，共对 5500 万儿童进行了免疫接种，接下来的两年中又重复了该行动。国家免疫日活动甚至也在如索马里、阿富汗、刚果民主共和国这样的动荡地区得到开展。在此期间，当地势不两立的冲突双方还为此按甲休兵。

最终，年满 5 岁的儿童除在国家免疫日接种以外（即 5 岁前每年两次，共 10 次），还应参加国家免疫规划内的接种——即另外 3 次。真的需要接种这么多次吗？是的，这是情势所迫——因为口服疫苗接种后在热带地区产生的效力远不如在工业化国家。主要原因有二：首先，母乳中含有的抗体会部分中和幼儿接种后获得的疫苗毒，令疫苗"战斗力"下降；其次，热带国家儿童常常遭到肠病毒的侵袭（这种病毒在下文中还会上场），它在肠道内伪装友军，其实会暗地里给疫苗毒的繁殖使坏。

我们可以想见，在这种情况下要狙击疾病传播，必须要粮草先行，生产巨量疫苗。世界卫生组织 2001 年的数据可以告诉我们这场脊灰歼灭战多么任重道远：当年，参与消除脊灰行动的 94 个国家共有 5.75 亿 5 岁前儿童口服了脊灰疫苗，消耗疫苗逾 20 亿剂。

之后，战斗形势发生了怎样的变化呢？ 1988 年，世界卫生组织立志要在千禧年前消除脊髓灰质炎。虽然壮志未酬，但是"敌人"已经节节败退了：1988 年，全世界共报告了 35 万例脊灰病例，涉及 128 个国家；到了 2000 年，这一数字降至 791，仅 12 个国家报告有病例出现。可以说，离成功只有最后一公里了。冲锋的号角已经吹响，决战的前夜已经来临。于是世界卫生组织准备左右开弓，不仅要让病毒承受疫苗的枪林弹雨——更密集地开展接种活动，而且还要消尸灭迹。不要忘了，要消除一种疾病，不仅要令疾病本身消失，还要斩草除根，把病毒赶尽杀绝——不管是大自然中的野生毒株、实验室中的培养毒株、生产商用于制备疫苗的毒株，还是患者身上携带的慢性病毒，都不能再放虎归山。

自 2000 年起，世界卫生组织要求各国清点实验室中留存的脊灰病毒，以便进行封存销毁。大家很快就发现此事可不只是算算数那么简单。当然，那些著名的脊灰治疗和研究中心是众矢之的，很容易查找出病毒藏身之所，但是也不能一叶障目——病毒可能会暗度陈仓，潜伏在其他实验室之内。比如，有实验室曾为调查热带地区腹泻发病率而对数千份大便进行了取样，肠道病毒检测完成后，样本就被保存在了冷柜之中，这些样本可能也是脊灰病毒的寄生之所。换言之，虽然这些实验室并不专门从事脊灰病毒的研究，但是也可能混入了敌方奸细。这个例子也说明，毒株的清点是极为困难的（已经到 2011 年了，清点还在继续）。

2004 年年底，"百国大战"拉开序幕，152 个国家共同行动，列出可能含有脊灰病毒的传染品清单，共有 850 家实验室涉及其中。之后，遭感染样本或被销毁，或被严格按照规定条件封存。一些生产灭活脊髓灰质炎疫苗（Inactivated Poliovirus Vaccine, IPV，即乔纳斯·索尔克研发的疫苗，见第二章）的制药商会使用仍有毒性的野生毒株（Wild Poliovirus, WPV），若是这些毒株在生产环节被泄漏出来，就有引发疫情之虞。所以小说中的细菌战情节也可能会成为现实。1994 年，一家荷兰的灭活脊灰疫苗制药实验室发生了事故：一名技术员不慎暴露并遭到感染。不过他事先已接种过疫苗，等于穿了防弹衣，具备了免疫力。但是，病毒借他的消化道繁殖扩军并伺机出击，传染了他刚 18 个月大的孩子。幸而这名技术员周围的其他人都接种了疫苗，所以没有再给病毒以可乘之机。

为避免此类情形重演，世界卫生组织要求疫苗生产商采取更加完善的封闭措施。地区内的病毒被根除后，仍存有野生脊灰病毒的实验室应确保在极端安全条件下使用毒株，若出现工作人员意外暴露事件，则应将有潜在感染风险者隔离并跟踪监测。

在第一次服用口服脊灰疫苗之后的数天内，随着减毒病毒在肠道内繁殖，机体最终会产生可消灭病毒的免疫力。此间，疫苗在肠道内衍生出的病毒也会被排泄到大自然之中。后文会谈到，疫苗中的病毒排出体外后会在大自然中不断变化，成为消除脊髓灰质炎的阻碍，这也不是闻所未闻之事。2002 年，加勒比海上的伊斯帕尼奥拉岛 [1]（Hispaniola，后文中还会出现）就出现了疫苗毒"死而复生"的事件，而工业化国家在对免疫系统缺陷儿童跟踪监测时，也发现了这一问题，而且丙种球蛋白缺乏症患儿尤甚（他们产生的抗体不足）。比如，21 名免疫缺陷儿童就出现了与众不同的情况：预防接种后，疫苗毒在其消化道内进行了长达数月甚

---

[1]　又名海地岛，位于拉丁美洲西印度群岛中部，是加勒比海中第二大岛。——译者注

至数年的繁殖。因为机体免疫的盾牌缺损，孩子们体内就缺乏中和病毒的抗体，于是这些病毒趁粪便被排泄到体外时逃之夭夭了。有了这样生产病毒的"人体工厂"，脊灰病毒歼灭战就更难破局。据闻，英国一名接种者在之后长达 22 年排出的粪便中均含有脊灰病毒，其间尝试了各种方法都无济于事（抗病毒药物——利巴韦林 [1] 和普乐康尼 [2]，还有人免疫球蛋白和母乳制品一起上阵，最终都败下阵来）。

以上所有这些病例都发生在工业化国家，那里疫苗接种覆盖率很高，所以就算病毒能够"越狱"逃脱，它也没机会壮大声势、流窜各地。可是，热带地区还生活着一些因 HIV 病毒而导致免疫缺陷的孩子，他们是否也面临这一风险还不得而知，这些孩子们也会变成脊灰病毒的长期排出者吗？病毒可不会轻易善罢甘休，从肠道内逃脱还只是第一步：它在机体内繁殖时，还会不断修炼、升级，等到被排出体外时已经重新具有了致病性，变得和野生脊灰病毒一样了。那位排出 Ⅱ 型脊灰病毒的英国病人就是这样——再次回到大自然的病毒重新加入了野生病毒的阵营。

脊髓灰质炎疫苗毒的变异大法已经不是第一次为人所知了。不仅免疫功能紊乱的儿童会成为目标，其他儿童在预防接种后可

---

[1] 利巴韦林，又名病毒唑、三氮唑核苷、尼斯可等，是广谱强效的抗病毒药物。——译者注
[2] 同为抗病毒药物。——译者注

能也会出现这种情况，不过概率较低且因人而异。1961年的第一批次接种行动中就出现了毒性的"死灰复燃"（我们称之为"病毒返祖"）。在这些行动中，自第一次接种后病毒就开始在接种对象体内繁殖，使他们迅速出现脊髓灰质炎的瘫痪症状，所幸人体内的抗体又很快扳回一局，因此这些接种儿童没有成为病毒的长期排出者。

但是我们还是可以把提到嗓子眼儿的心放回去，这些悲剧性事件的发生是非常偶然的。1973—1984年，美国卫生部门在本国共统计到138例口服脊灰疫苗后出现的脊灰病例。美国接种脊灰疫苗后发生事故的概率为1/260万（第一次接种时，风险概率为1/75万）。20世纪80年代末，野生脊灰病毒已经在美国完全消失，仅有的脊灰病例都是源于口服脊髓灰质炎疫苗。所以到了1990年，口服OPV疫苗在美国停用，取而代之的是无此隐忧的灭活疫苗（见第二章）。然而，口服脊灰疫苗在热带地区导致的发病风险还未被详细了解。据估计，全球每年由疫苗衍生的脊灰病例数量约在250—500例。

▶ ▷ 千头万绪：战斗打响

让我们总结一下21世纪开局时的前方战报：2000年，抗击脊髓灰质炎行动中的进步是令人鼓舞的，这一疾病正在消失的边缘垂死挣扎。不过，世界上还存在多种可令脊灰病毒死灰复燃的源头，非常重要的一点是，这些传染源已经被一一确认，只待时机成熟将它们一一歼灭了。

但是到了2002年，世界卫生组织的专家们遭遇了不测风云：2000—2001年，一场Ⅰ型脊髓灰质炎在伊斯帕尼奥拉岛（位于加勒比海中，分属海地和多米尼加共和国）蔓延开来。病毒又在美洲大陆上卷土重来了——本地区早在1991年就宣告过"无脊灰"状态。在这次流行中，多米尼加共和国共确诊并报告了13例脊髓灰质炎病例，海地报告了8例（其中2例死亡）。

2002年4月，亚特兰大脊灰病毒研究参比中心公布了如下结论："此次流行病中出现的Ⅰ型脊灰病毒株来自1998—1999年的口服脊髓灰质炎疫苗。该病毒经后来与其他肠道病毒的基因重组，重新具有了野生脊灰病毒的特性，尤其是再度具有了致人瘫痪能力和人际传播属性。"换言之，这是一种由口服脊灰疫苗演变而来的野生病毒，在经过至少两年的修炼后，又在接种比例低的人群中造成了一次疾病流行（当地的疫苗接种覆盖率为7%—40%）。

研究员们是如何识破病毒的"猫腻"的？——多亏了病毒基因组测序分析。我们曾在前文讲到，一次疫苗接种行动之后，接种儿童的消化道容易成为病毒繁殖的温床，并且这些病毒会随粪便排出到外部环境中。其他与之有接触的儿童如若没有接种疫苗

（伊斯帕尼奥拉岛就是这样），就会被感染，疫苗毒就这样在接种儿童的周围逐渐传播。随着感染的"一传十，十传百"，病毒也会以一定的速度突变，估计相对于原始疫苗毒的遗传趋异率为每年1%。已知演变比例我们就能确定2001—2002年疫情的病毒元凶是何时入侵伊斯帕尼奥拉岛的。

上文提到，病毒基因组测序分析显示其中的一大部分基因来自肠道病毒，而不是脊灰病毒。肠道病毒怎么也为虎作伥了？之前我们指出，热带地区儿童易感染的其他肠道病毒和口服疫苗中的脊灰病毒会互相干扰，继而降低疫苗的效率。但问题还不止于此。在一些情况下，接种儿童会遭遇疫苗毒和其他肠道病毒的双重感染，当这种情形发生时，两种病毒可能会在细胞之中共处一室。当脊灰病毒繁殖时，一种酶会复制它的基因信息，且这种酶在极低的概率下还会发生错误，它可能会错认，在复制脊灰病毒信息的同时连肠道病毒的也一并复制粘贴了。最后，就会形成一种"杂交"病毒——我们称之为基因重组，当然，这种变异后的病毒多为不完整或无法存活的。不过在个别情况下，此杂交病毒会具备繁殖并感染细胞的能力，尤为重要的是，它还会重新具有野生脊灰病毒的致病性。伊斯帕尼奥拉岛的疫情就是这么来的。

可能伊斯帕尼奥拉岛不会是唯一一个被恶魔抽中的：其他地区说不定也有覆盖率不够高的疫苗接种行动，这就给了致病性脊髓灰质炎病毒卷土重来的机会。实际上，在此之后，印度尼西亚、埃及、马达加斯加、中国、柬埔寨都发生了新的脊髓灰质炎疫情，其中马达加斯加竟遭遇了两次。缅甸、尼日利亚、尼日尔也在近期发生了脊髓灰质炎流行。

而脊髓灰质炎病毒的三种类型统统在以上疫情中现身，它们的流行时间为1年（中国）到10年（埃及）不等。据估计，埃及有数百万人被口服脊灰疫苗衍生的Ⅱ型脊灰病毒感染，幸而大规模接种行动的推行又挫败了病毒的反攻倒算，遏制住了疫情，令再次出山的病毒又销声匿迹了。

要不是因为对急性弛缓性麻痹病例监测的扩大和对脊髓灰质炎病毒的生物学分析，研究员们到2000年还被蒙在鼓里，溯及过往，这只不过是脊髓灰质炎病毒的故伎重施。翻开脊髓灰质炎的流行史，研究员们发现埃及1983—1993年的疫情也是由脊灰疫苗衍生毒造成的。再向前推，1963年的波兰、1963—1966年的白俄罗斯、1980年的罗马尼亚，都因为同样的原因出现过脊髓灰质炎流行。

现在，让我们概括一下，口服脊灰疫苗（疫苗毒）在什么情形下容易倒戈，衍生出致病性脊灰病毒。在极其低的概率下（100万—300万次接种中仅有1例），疫苗中的脊灰病毒可能重新具有致病性并导致脊髓灰质炎的发生，我们称这种情况为疫苗相关麻痹型脊髓灰质炎（Vaccine Associated Paralytic Poliomyelitis, vApp）。在具有免疫缺陷的对象体内，疫苗毒能够继续存活并持续多年进行变化，产生致病性病毒（我们称之为免疫缺陷者疫苗株衍生脊灰病毒，即 Immuno Deficiency-related Vaccine-derived Poliovirus, iVDPV）。该病毒可诱发严重的脊髓灰质炎病情。而且，由于疫苗接种行动覆盖人群不全面，口服脊灰疫苗衍生病毒可在自然环境中传播多年并与肠道病毒进行重组（我们称之为传播性脊灰疫苗衍生病毒，即 Circulating Vaccine-derived Poliovirus, cVDPV）。

传播性脊灰疫苗衍生病毒于近期才为人所知。不过世界卫生组织不能掉以轻心，因为它的存在是致病性脊灰病毒重现江湖的原因之一，还因为它可能会让脊髓灰质炎消除行动功败垂成，再生变数。实事求是地说，上文中那些疫情发生前，大家还以为口服脊灰疫苗衍生病毒在排出体外后只能存活 8—12 周。之所以会这么想，一方面是考虑到疫苗中的病毒毒性弱，另一方面则是基于古巴的数据。据该国资料记载，当地用灭活疫苗（IPV）取代口服减毒疫苗（OPV）后，20 世纪 80 年代时就实现了疫苗衍生毒在自然环境中的消除。所以人们当时还以为疫苗衍生毒在外界环境中挣扎不了多久就会缴械投降，依据这一认识还制定了消除策略：首先开展口服脊灰疫苗接种行动，至野生脊灰病毒完全消除后停用；然后在野毒完全消除后的两年内继续开展疫苗接种行动，在确认进入"无脊灰"状态之后再对疫苗接种行动"一刀切"。根据在古巴搜集的数据，专家们认为疫苗衍生毒会在疫苗接种行动结束后 4 个月内自行消失。可惜出乎意料，免疫缺陷者疫苗株衍生脊灰病毒（iVDPV）和传播性脊灰疫苗衍生病毒（cVDPV）跳出来横生枝节，打破了原有计划。恍然大悟之后，专家们开始苦思冥想——怎样才能实现脊髓灰质炎病毒的实质性消除？结局如何，且看后话。

　　且让专家们继续探索，而我们则先回到 2000 年年初。2003年，尼日利亚的情况吸引了各界目光，该国一直是野生脊灰病毒Ⅰ型和Ⅲ型的主要流行地。2002 年全世界共报告了 677 例脊髓灰质炎病例，其中 40% 出现在尼日利亚，尤以该国北部地区为甚。各方面为遏制疫情付出了极大努力，这不仅是为了抑制病毒的流行——如果病毒再越过国境线，殃及邻国，后果将不堪设想。然而，就在国家免疫日活动筹备期间，当地宗教领袖却号召占人口绝大多数的穆斯林人士拒绝接种。例如，在 2004 年 2 月 19 日发表的《尼日利亚：穆斯林对脊髓灰质炎疫苗的怀疑日渐加剧》[1]一文中，尼日利亚伊斯兰教法最高委员会（Supreme Council for Sharia in Nigeria, SCSN）主席达迪·艾哈迈德（Datti Ahmed）博士就声称："我们认为，当代的希特勒分子们别有用心地在口服脊髓灰质炎疫苗中混入了绝育药和其他病毒，比如导致艾滋病的人免疫缺陷病毒（HIV）。"这之前还有一个导火索，更是引爆了当

---

[1]　原文为 "Nigeria: Muslim Suspicion of Polio Vaccine Lingers on"（www.irinnews.org/Report.aspx?ReportID=48667）。——译者注

地人的抵触情绪——美国制药商辉瑞（Pfizer）公司被指控在未告知家长风险的情况下进行了脑膜炎双球菌用药实验。于是当地群众对西医的怀疑与日俱增，村子的首领们也听从了宗教领袖的建议，"宁可出现几个脊髓灰质炎病例，也不能让我们的女性绝育"，卡诺州的州长如是说。而该州正是尼日利亚脊髓灰质炎疫情的中心地带。

世界卫生组织求助于尼日利亚行政当局。于是尼日利亚国民议会就此事成立了调查委员会，并最终得出脊髓灰质炎疫苗不存在风险的结论，建议继续开展疫苗接种。而伊斯兰教法最高委员会的宗教领袖反驳了这些结论并声称脊灰疫苗接种醉翁之意不在酒，里面的微量荷尔蒙（雌二醇）就是意在令当地人群不育。于是世界卫生组织请求伊斯兰会议组织（Organization of the Islamic Conference, OIC）、非洲联盟（African Union, AU）和阿拉伯国家联盟（League of Arab States, LAS）的负责人说服当地宗教团体。然而，"拨乱反正"并非易事。最终，脊髓灰质炎根除项目团队与伊斯兰最高教法委员会达成妥协：疫苗交由另一伊斯兰国家印度尼西亚的 Biofarma 实验室供应，该生产商为这些疫苗的纯净度负责。实际上，Biofarma 已经生产了多年脊髓灰质炎疫苗，是联合国儿童基金会（United Nations International Children's Emergency Fund, UNICEF）的主要疫苗供应商之一。事情终于又走上正轨了。

不过，该地区的抗击脊髓灰质炎计划还是因此而中断了 16 个月，影响严重。2003 年年底，尼日利亚统计到 355 例脊髓灰质炎病例，而到了下一年年底，这一数字骤升至 792，占全球总数（1265 例）的 63%。更严重的是，Ⅰ型脊灰病毒经由尼日利亚重新扩散到了 18 个已宣告"无脊灰"状态的国家。到了 2004 年 3 月，有 10 个非洲国家都报告了脊灰病例，其中不仅有尼日利亚的邻国（尼日尔、乍得、喀麦隆、贝宁），更远的国家也被波及（苏丹、科特迪瓦、博茨瓦纳）。本来脊髓灰质炎歼灭战的成功已经近在眼前，却因此次尼日利亚北部接种行动的中断而功亏一篑。2004 年 5 月，紧急行动计划上马，将为非洲 21 个国家的 7400 万儿童接种疫苗。虽然计划呕心沥血且花费颇巨（据估为 4.5 亿美元），可是 2005 年，其中的 19 个国家还是报告了 1979 例脊髓灰质炎。

此事刚刚尘埃落定，正逢多事之秋的尼日利亚又一次成了世界卫生组织关注的对象。2007 年 9 月 28 日，世界卫生组织发布的《疫情周报》（*Weekly Epidemiological Record*, WER）刊出一篇文章，称脊髓灰质炎Ⅱ型病毒正在该国北部肆虐。文中指出，该病毒源自口服脊灰疫苗，是传播性脊灰疫苗衍生毒（cVDPV），于 2006 年 9 月在当地被发现。2006 年 1 月 1 日—2007 年 8 月 17 日，在尼日利亚北部 9 个州的弛缓性麻痹患儿中共确诊 69 例脊髓灰质炎。似曾相识，出现这些病例的根源还是在于——疫苗接种行动覆盖率太低，没能对病毒布下天罗地网。

2006 年的疫情，为何等到 2007 年才公之于众呢？专家们解释说，这实在是为了不影响疫苗接种行动的权宜之计。本来疫苗接种已经令当地物议沸腾，而这次又是疫苗衍生毒惹起的祸端。在 2003 年的"事件"之后，尼日利亚在抗击脊髓灰质炎方面取得了显著进步，只剩下 I 型和 III 型脊灰病毒还在负隅顽抗。不过疫苗接种覆盖率仍然不够高：2005 年，该国北部的覆盖率依然不足50%；到了 2006 年，尼日利亚还有 6%—30% 的儿童从未服用过口服脊灰疫苗。传播性脊灰疫苗衍生毒（cVDPV）恰恰是钻了接种不足的空子。

调查披露，实际上 II 型脊灰病毒从 2005 年起就开始招兵买马、流窜各地了。虽然有各个接种行动的反击，但 2009 年 7 月为止共统计到 124 例脊髓灰质炎病例——疫情依然猖獗。我方甚至有人认为疫源地的防守已然失控，II 型脊灰病毒有可能会突围至其他地区。虽然真实情形还没有这么严重，但有一个事实无法逃避：不管是从自然环境中的传播模式还是从临床症状来看，这一口服脊灰疫苗衍生毒就如同野生病毒一般。不管来自何方，II 型脊灰病毒的的确确又在尼日利亚死灰复燃了。

同之前的几次流行一样，这次疫情再次警醒人们，要打赢脊髓灰质炎歼灭战，必须攻坚——将脊髓灰质炎病毒的 I 型、II 型和 III 型统统赶尽杀绝。此外，除传播性脊灰疫苗衍生毒（cVDPD）的情况外，我们还在中等收入国家，如阿根廷、哈萨克斯坦、叙利亚、伊朗、泰国发现了免疫缺陷者脊灰病毒（iPVDV），症状显示为长期慢性感染（3 年以上）。

鏖战至此，世界卫生组织又会想出什么制胜良策呢？答案是双管齐下：一方面，要研发抗病毒新药，在慢性感染者的体内消灭脊灰病毒；另一方面，要在Ⅰ型和Ⅲ型野生脊灰病毒肆虐的四国——印度、巴基斯坦、阿富汗、尼日利亚——加强火力，增加疫苗接种行动场次。要知道，这四国是仅剩的脊髓灰质炎流行国了，必须拔掉病毒最后的堡垒：Ⅱ型野生脊灰病毒多年前已经消失（可能是在 20 世纪 90 年代末），现存的Ⅱ型是疫苗衍生毒。其他国家报告的病例都是这四个流行国输入的。

为什么这四国的战斗还无法结束呢？印度的情况就非常具有代表性，可说是困难重重，还不具备向病毒发动"总攻"的条件。印度接收的儿童口服疫苗数量远远高于其他国家，还有国家免疫日助力，但是仅该国报告的病例就占了全球的 50%。为什么会这样？——当地的人口密度和卫生状况都助长了脊灰病毒的气焰。而且肠道病毒在热带地区也更为猖獗，它们动辄就会诱发腹泻，干扰口服疫苗，大大降低疫苗的效力。

北方邦（Uttar Pradesh）和比哈尔（Bihar）是印度最受疫情影响的两个州，它们都位于该国北部与尼泊尔接壤的地带。疫情调查显示，虽然两地的孩子都多次服用了脊灰疫苗（平均每个孩子 15 剂次三价口服疫苗），但当地 5 岁以下儿童中只有 71% 获得了针对Ⅰ型脊髓灰质炎病毒的有效免疫保护。鉴于情势反复，世界卫生组织在2005年决定调整接种策略，除原有的三价口服脊灰疫苗（含有3种类型病毒）外，再加种单价Ⅰ型口服脊灰疫苗（即只含有Ⅰ型病毒）。口服脊灰疫苗的投入使用始于20世纪60年代初，那时人们就发现单价疫苗的效力最高。实际上，服用了三价疫苗后，3种病毒共存于消化道中，难免互相干扰，反而降低疫苗的效率。

Ⅰ型单价疫苗自2005年起在埃及应用以来，便大获成功。该国的病例是由来自其他流行国的输入性病例引起的。单价疫苗在印度也会无往不利吗？2006年，北方邦爆发了一次疫情，世界卫生组织的专家们借机比较了Ⅰ型单价疫苗和三价疫苗的效力，结论如下：单价疫苗的战斗力比三价疫苗高三倍（这里的效力是针对单价疫苗所含的那种病毒）。不过高效也是相对的：至少要5剂单价疫苗才能使80%的孩子对Ⅰ型脊灰病毒获得保护。在2010年10月的《柳叶刀》杂志上，世界卫生组织披露了在印度测试双价疫苗（Ⅰ型和Ⅲ型脊灰病毒）的效果，看起来十分令人鼓舞。于是在不断努力下，我方终于为发动"最后的进攻"开辟了战壕。

▶▷ 五味杂陈：结局

自1988年以来，脊髓灰质炎歼灭战投入已超30亿美元，虽然屡次发起进攻，但病毒仍然逍遥地存在于自然环境之中：Ⅰ型和Ⅲ型野生脊灰病毒仍然在四国流行，还有殃及邻国之患。口服脊灰疫苗衍生的致病性病毒，尤其是Ⅱ型，也不时出现在人们视野之中。于是英美国家又出现了一个新说法——口服脊灰疫苗悖论（the OPV Paradox）：要想根除野生脊灰病毒就得吃"糖丸"，但是"糖丸"入肚，就没法做到斩草除根！

世界卫生组织自1988年起确立的策略如下：继续开展口服三价脊灰疫苗接种行动，尤其是在脊灰病毒流行国；然后停止接种，加强监测并改用单价口服疫苗接续对战死灰复燃的病毒（前提是三种类型单价脊灰疫苗储备充足）。世界卫生组织剑指全世界范围内的脊灰病毒，以斩草除根为作战目标，各界对于战斗的成败翘首以待。

2009年，若将本土病例和输入性病例都计算在内，有23个国家报告了至少1例野毒引起的脊髓灰质炎。正如我们在上文所看到的，4个国家（阿富汗、印度、尼日利亚、巴基斯坦）仍呈流行状态，其余国家之前都曾被认为已进入"无脊灰"状态，但是由于野毒输入性病例，这些国家又出现了新增病例和输入性脊灰流行。

已经有一些声音不绝于耳了：要赢得战斗，是否需要改变战术？简单来说，用索尔克的灭活疫苗替代口服脊灰疫苗也不失为良策。工业化国家已经开始大规模使用灭活疫苗，并将之纳入到了五联或六联疫苗之中（白喉/破伤风/百日咳/小儿麻痹/乙型流感嗜血杆菌（HIB）/乙肝）。多年来，制药商们一直在不断提高索尔克疫苗的产能，为两种疫苗的更替做准备。

用灭活疫苗代替口服减毒疫苗？——世界卫生组织一直不置可否，因为灭活脊灰疫苗价格高昂，而且只有赛诺菲巴斯德和葛兰素史克两家具备批量化生产的条件。如若真的采用这一招，世界卫生组织就会和两家制药商捆绑在一起了，遑论灭活脊灰疫苗在热带地区的效力如何还是个未知数。

同时，世界卫生组织脊髓灰质炎根除项目的一些成员也开始反躬自省。他们已经开始借鉴大流行流感疫苗的经验，探索降低脊灰灭活疫苗价格的方法，比如减少疫苗成分中有效成分的含量、使用佐剂、研发新的接种途径（皮内注射）等。此外，世界卫生组织还建议在热带国家发展疫苗产业时可因地制宜，采用口服脊灰疫苗株而非野生毒株制备灭活疫苗。这样能够降低野毒从各生产机构"越狱"的风险。据世界卫生组织脊灰根除行动的负责人之一罗兰·萨特（Roland Sutter）透露，实现该雄心勃勃的计划大约需要5—8年。可惜时间不等人，所以世界卫生组织在2010年6月发布的文件中仍然以口服脊灰疫苗为主，流行国如此，输入性风险国也如此。

而在发展中国家，批评声渐起，一些本该用于脊髓灰质炎项目的资金可能被挪用给了其他公共卫生领域，比如抗击艾滋病、结核病、小儿腹泻或疟疾。这也成了一场卫生界大讨论的导火索——到底是要花费重金根除传染性疾病及其病原，还是只要做好跟踪监测工作就够了？各方对此意见不一。反对根除计划的人士认为，只要把传染性疾病控制在某一水平即可，没有必要开展花费极为高昂的根除行动。但是尼日利亚的过往经验启示我们，如果对顽固性病灶听之任之，那么病毒就会以迅雷不及掩耳之势传播到世界的每一个角落。

如果灭活疫苗派上用场，"口服脊灰疫苗悖论"就能被破解，全球实现"无脊灰"状态后就可以停止接种了。那时，那些工业化国家会如何对待含有灭活脊灰的联合疫苗呢？从多联疫苗中将灭活脊灰疫苗剔除吗？不过 2001 年 9 月 11 日 [1] 后，风云突变，没人愿意这么做了。若停止脊灰疫苗的接种，不法之徒就会趁机将之当作细菌战新型武器——脊灰病毒不仅容易生产，而且便于扩散。所以又有新问题出来了：不论是病原"甲"还是病原"乙"，若有人处心积虑将它复活并作细菌战之用，那我们费尽心思打这个歼灭战岂不是助纣为虐吗？

1988 年世界卫生组织上马根除计划时，很可能并未预料到如此局面。不过，此事却有先例。最初是苏联的院士、卫生部副部

---

[1]　在天花病毒消除后，世界各国就是否应在实验室内保留天花病毒也有争论。2001 年发生了"9·11"恐怖袭击后，美国政府多个部门又收到炭疽杆菌的邮件。这表明，恐怖主义利用生物武器袭击美国和其他国家的行动已经成为现实。以此为理由，美国和俄罗斯也再次提出，保存天花病毒不仅是为了应付将来天花再次暴发的危险，而且是应对细菌武器和生物恐怖的必要准备。见张田勘《天花病毒：销毁还是存留？》，《中国卫生人才》2011 年第 7 期。——译者注

部长维克多·日丹诺夫（Viktor Zhdanov）在世界卫生大会[1]提议开展天花根除行动，19年后，他牵头的这一创举成为了现代医学史上的一座丰碑。不过，正当苏联流行病学家们为消除天花而孜孜不倦、宵衣旰食时，该国军队竟在秘密研制细菌战武器，天花更是他们的首选对象[2]，而这支队伍的领导人正是维克多·日丹诺夫。换言之，病毒歼灭战和细菌战看起来天壤之别，其实不过一步之遥。

纽约州立大学的病毒学家艾卡德·威默（Eckard Wimmer）于2002年发表在《科学》杂志上的报告则更令人五味杂陈。报告中说，他的团队在实验室内合成了一株野生脊灰毒株，他这样写道："这些工作证实脊髓灰质炎病毒永远无法被根除，因为总有人能重新合成。"看来，并不是所有病毒学家都能与世界卫生组织志同道合、和衷共济于根除脊灰病毒的长征之路。

---

[1] 世界卫生大会是世界卫生组织的最高权力机构。世界卫生大会每年5月在瑞士日内瓦的万国宫召开一次大会，审议世界卫生组织总干事的工作报告、世界卫生组织的预算报告、接纳新会员国等诸多重要的议题。——译者注

[2] 见前引：让-弗朗索瓦·萨吕佐，《征战病毒之路》。

| 第七章 |
安慰剂[1]，安慰剂，安慰剂……
——乙肝疫苗问世历险记

1955 年，沃尔夫·茨姆奈斯和他的家人终于离开了西伯利亚，结束了这次强制流亡，到乌克兰定居。在那里，36 岁的他重拾学业，开始攻读理学博士学位。就在这时，玛雅在一次输血后患上了严重的黄疸，之后，沃尔夫终其一生都在致力于研究这种病的病原：乙肝病毒。

---

[1]　安慰剂，源自拉丁文"placebo"，在英文中的意思是"I shall please"。——译者注

谈到乙肝[1]疫苗的临床效力测试，就绕不开沃尔夫·茨姆奈斯（Wolf Szmuness）博士。1919 年，他出生于华沙的一个犹太家庭，后来命运多舛，历经种种磨难，直到 1980 年才在美国荣誉加身。

▶▷　命运交响曲

沃尔夫·茨姆奈斯于 1937 年离开波兰到意大利的比萨大学学医。1939 年 9 月，他返回华沙度假，然而却没机会再返回意大利了：德国人入侵了波兰，他和家人被押送到了集中营。在祖国被德国人和苏联人瓜分之后，年轻的沃尔夫来到了俄罗斯乌拉尔山（Oural）下的一个小城市，在那里发挥他的医学才能，参与到抗击流行病的斗争之中。

1942 年，他要求上战争前线，但鉴于他的出身和外国人身份，上级们反而"请"他加入了"内部军队"——其实就是集中营的委婉说法。沃尔夫被送到了西伯利亚的一间劳动营中，承受

---

[1]　乙型肝炎（乙肝）是一种由乙肝病毒导致的严重且可能危及生命的肝脏感染。乙肝是一个全球性的重大健康问题，呈全球性分布，高流行区主要在亚太及中欧地区。乙肝给人类社会带来了沉重的负担，全世界至少有 20 亿人或是全人口的 1/3 感染过乙肝病毒（Hepatitis B Virus, HBV），该病毒属嗜肝 DNA 病毒科，是目前所知最小的 DNA 病毒之一，其慢性感染者占全球总人口的 6%。乙肝病毒感染有可能引起肝硬化和肝癌。因此降低总人群中乙肝患者的数量意义重大，而接种乙肝疫苗是预防乙肝感染的有效途径。见郑贤义、吉兆华、闫永平、邵中军《乙型肝炎疫苗的应用及研究》，《重庆医学》2016 年第 26 期。——译者注

着最艰苦的体力劳动。他在矿厂里劳作，还患上了肺结核，所幸最终得到释放，但"上面"也没有给出明面上的理由。重获自由的沃尔夫开始为医务人员提供协助并完成医学学业。1946 年 5 月，他与玛雅（Maya）成婚，二人生了一个女儿，起名为海伦娜（Helena）。

1955 年，沃尔夫·茨姆奈斯和他的家人终于离开西伯利亚，结束了这次强制流亡，到乌克兰定居。在那里，36 岁的他重拾学业，开始攻读理学博士学位。就在这时，玛雅在一次输血后患上了严重的黄疸，之后，沃尔夫终其一生都在致力于研究这种病的病原：乙肝病毒。

1959 年，他决定携妻女返回波兰。但回到华沙之后，等待他的竟是形影相吊和无家可归：所有家人都死在了集中营里。沃尔夫和妻女只得生活在一间又脏又乱，连个窗户都没有的破公寓里，但他却决定重拾对乙肝病毒的研究。正是在这段时间，他和西方的研究者们取得了联系，其中就有美国耶鲁大学的罗伯特·迈克勒姆（Robert McCollum）博士，沃尔夫的工作开始得到认可。1967 年，他被通知前往捷克斯洛伐克，并在一次对流行性肠炎的抗争中起到了决定性作用。

然而，好景不长，在以色列和埃及的六日战争[1]后，一场声

---

[1]　六日战争，即第三次中东战争，发生在以色列国和毗邻的埃及、叙利亚及约旦等阿拉伯国家之间。埃及、约旦和叙利亚联军被以色列彻底打败。——译者注

势浩大的反犹运动席卷了整个波兰。沃尔夫被要求参加反犹游行，他拒绝了，随之而来的就是被撤职。于是，他太太做了一个重大决定，一家人再次背井离乡，前往美国。经历了欧洲的长途跋涉与辗转之后，沃尔夫、玛雅和海伦娜终于在 1969 年 2 月到达约翰·菲茨杰拉德·肯尼迪国际机场，踏上美国国土。当时，一家三口的口袋里只有 15 美元了。玛雅在他们抵达的第二天就在一间工厂找了一份工作，沃尔夫过了一段时间才找到糊口之职，此时他已经年届五旬了。

　　1969 年春天，沃尔夫·茨姆奈斯面见亚伦·凯伦纳（Aaron Kellner）博士并毛遂自荐，此人是纽约市血液中心 [1] 的主任。那时的沃尔夫已拥有丰富的传染病流行病学经验，对乙肝病毒的研究尤其深入。但是，他的大量发表作品都是用俄语或波兰语写就的，这对他找工作帮助甚微，最终血液中心只提供给他在杰出病毒学家阿尔弗莱德·普瑞斯（Alfred Prince）博士实验室担任普通技术员的机会。在生命长河经历多年逆流之后，沃尔夫已然逆来顺受，迅速接受了这一卑微的职位。委身为小小技术员的茨姆奈斯博士不仅没有因此放弃他的研究生涯，相反，激励他继续前行的动力

---

[1]　纽约血液中心（New York Blood Center）是美国最大的输血机构，为纽约地区 250 家医院提供近 90% 的血液及血液制品。该中心除接受个体、商业和群众团体献血以及每年生产大约 16 万份全血及成份血以外，还附设一个研究所及一个生物制品公司，分别从事血液及输血领域基础和应用研究并开发、制造和生产来源于血浆的生物药物产品。见史宣玲、季阳节《美国最大的输血机构——纽约血液中心》,《中国输血杂志》1996 年第 1 期。——译者注

是常人难以想象的。

1969 年 4 月 29 日是他正式入职的日子，血液中心的同事们对他热诚相待，身处其中，沃尔夫平生第一次有了岁月静好的感觉。1969 年 12 月，他在纽约市参加了一次关于乙肝病毒的会议，就此走向了职业生涯的转折点。会上，他走近该领域的领袖之———罗伯特·迈克勒姆博士，像朋友一样拍着他的肩膀说，"嗨，我是沃尔夫·茨姆奈斯！"迈克勒姆很快认出来，眼前人就是他的昔年笔友。此前，远隔重洋的两人曾通过书信进行了多年成果丰硕的科研交流，但是突然有一天茨姆奈斯博士好像就此人间蒸发，再无音信。真是人生何处不相逢！喜出望外的迈克勒姆迅速将茨姆奈斯介绍给其他与会专家，这些人也曾与他有过书信往来。普瑞斯博士那时才知道他的团队里竟有这样一位杰出的科学家，可谓天赐良机。

自此，茨姆奈斯的职业际遇终于不再辜负他的才华了。短短几年，他就成了流行病学部的主任，1974 年又被聘为哥伦比亚大学教授。不管是职业生涯还是家庭条件，其人生境况都发生了彻底转变，他获得了第一辆车，买了一栋房子甚至还有一艘船，消费主义盛行的美国社会接纳了他（抑或改变了他）。茨姆奈斯发表了多篇学术文章，他的学识才干获得了全世界的认可。

▶▷　第一代乙肝疫苗序曲

对茨姆奈斯来说，研发乙肝疫苗这一伟大计划的时机成熟了。乙肝是一种令人胆战心惊的传染病，在他被晋升为主任时，已经有许多实验室在致力于研发相关疫苗。但是，有一个困难横亘在人们面前：乙肝病毒是无法培养的，而那时所有抗病毒疫苗都要求培养出大量感染原才行。茨姆奈斯记得很清楚，虽然 1908 年就发现了脊髓灰质炎病毒，但第一支脊髓灰质炎疫苗到了 1955 年才研发出来，这是因为在 20 世纪 50 年代以前人类还不具备培养该病毒的能力（见第一章）。

这时，研究员们又仿佛看到了一缕希望之光：能否从感染此病的慢性病人血液中提取病毒颗粒呢？换言之，在乙肝病毒感染者的体内，病毒会在多年内不停地进行复制，因此，他们的血液中含有大量病毒，我们就有可能使用被感染的血液制备疫苗。一个慢性病毒携带者在某种意义上就相当于平时培养病毒用的"发酵罐"。

当然这并不意味着不经任何事先处理就直接使用感染者的血液，一些补充步骤是必不可少的：提取病毒表面抗原（也就是对免疫系统起作用的病毒部分，是疫苗的有效成分）、提纯、对残留病毒灭活。最后一步非常重要，不论是乙肝病毒还是其他感染原，都要除恶务尽。最后，还必须要进行测试，证明这种提取自人体的疫苗已完全无害。这件事情刻不容缓，而挑战又十分严峻，几乎没有研究者相信这能成功……后来索尔·克鲁曼（Saul Krugman）博士的工作进入大家的视线。接下来，我们就暂将茨姆奈斯的故事按下不表，先聊一聊这位惊世骇俗的后来者。

克鲁曼出生在一个移民到美国纽约布朗克斯区的俄国人家庭，他在新泽西的表哥身边长大，也就是著名的阿尔伯特·萨宾博士——口服脊髓灰质炎疫苗之父（见第一、第二章）。克鲁曼在参加了第二次世界大战后返回纽约，成为纽约大学医学院的一名儿科教授。尽管他的生物医学研究起步甚晚（39 岁时才发表了第一批学术成果），但大器晚成，到了 20 世纪 70 年代，他本人也已经是乙肝研究领域的权威。克鲁曼被视为一个诚实的人、一名杰出而又勤奋的知识分子，就在前景一片大好之际，有件事东窗事发，令其声誉毁于一旦，媒体甚至将他指责为"魔鬼"。到底发生了什么呢？

1971 年，克鲁曼宣告正在测验一种乙肝病毒候选疫苗，他使用的是一位慢性感染者的血清，样本被标记为 MS-2。病毒样本需经过长达 1 分钟的 98℃加热处理，方能用于制备候选疫苗。由于病毒最怕高温，在这种温度条件下，所有病毒都会被完全灭活。克鲁曼证实，实验室动物在被注射了依样处理过的 MS-2 血清之后，出现了应有的免疫应答，如果在人体的表现也是如此，那我们就可以展望疫苗的制备了。

接下来我们就要移步到纽约威洛布鲁克州立学校[1]（Willowbrook
State School）的儿科科室了，看看克鲁曼在那里做了些什么。该
学校主要收治唐氏综合征（也称 21- 三体综合征）[2] 患儿。克鲁
曼团队在那里进行了一项与医学伦理完全相悖的"实验"，时
为 1970 年。后来，《美国医学会杂志》[3]（第 22 期，1970 年，
pp.1019–1029.）刊登过威洛布鲁克学校的实验环境和克鲁曼的自
我辩护，据说患儿父母居然也点头同意了。该项研究由病毒感染
委员会（Commission on Viral Infections）赞助，美国陆军医学
研究与发展司令部（US Army Medical Research and Development
Command）也给予了部分资金支持。

孩子们被分为两组。第一组由 25 名对乙肝病毒敏感的孩子组
成（即他们从未在自然条件下感染过乙肝病毒），这一组被注射了
未经任何热处理的 MS-2 血清，换句话说，给他们注射的就是乙

---

[1] 纽约威洛布鲁克州立学校（Willowbrook State School）位于史坦顿岛，前身是一间退伍军人医院，后改为智力障碍儿童学校。——译者注

[2] 唐氏综合征（Down Syndrome），即 21—三体综合征（Trisomy 21），又称先天愚型或 Down 综合征，是人类最早发现且最常见的常染色体病，会引起儿童弱智。——译者注

[3] 《美国医学会杂志》（The Journal of the America Medical Association, JAMA）创办于 1883 年 7 月 14 日，为国际四大著名医学周刊（其他三种为《新英格兰医学杂志》《柳叶刀》和《英国医学杂志》）之一，迄今已有近 120 年的创办史，目前有 19 个在全世界各地发行的"国际版本"（International Edition），总发行量近 40 万册，有"国际大刊"的美誉。见续维国、曾米鲁《国际大刊〈美国医学会杂志〉启示录》,《编辑之友》2005 年第 4 期。——译者注

肝感染原！所有被注射的孩子都患上了乙肝，出现肝酶[1]的迅速升高和乙肝病毒的特殊抗体。其中一名患儿变成了慢性病毒携带者，也就是说在他未来的人生中，肝硬化甚至恶化为肝癌的风险将如影随形。第二组由14名儿童组成，他们接受了1针或2针被热处理灭活了的MS-2血清注射，4—6个月后，每名儿童再次注射未经灭活的MS-2血清，以验证候选疫苗能否有效抵御病毒感染。

第二组中接受了2针MS-2热处理灭活血清的4名孩子完全获得了保护。但是同一组中只注射了1针疫苗的孩子情况就不同了：只有一部分人获得了免疫力，而其余人则出现了感染情形。

从人道主义和伦理学角度看来，这项研究是十分荒唐可耻的。不出意料，此事一经媒体报道，顿时引起轩然大波。1972年，克鲁曼在费城接受美国医学会（American Medical Association, AMA）授予奖章时，逾两百名示威者来到场外向他发出嘘声，谴责他给残疾儿童注射了危险病毒，于是克鲁曼在警察的护卫下才得以离场。克鲁曼终其一生都活在这件丑闻的阴影之下。然而这些可耻的实验确实打开了通向乙肝疫苗的大门，因为它们证实了用慢性感染者血液制备疫苗的可能性。

当克鲁曼的工作成果被公之于众时（那时是1971年），乙肝

---

[1]　肝酶就是转氨酶，转氨酶是催化氨基酸与酮酸之间氨基转移的一类酶。——译者注

病毒已经为人所知了。戴恩（D.Dane）在 1970 年从电子显微镜下看到了这种病毒，研究者们发现病毒的表面存在蛋白质外壳，称之为乙肝表面抗原（HBsAg）。当这种物质被注射给动物时，就会合成一种抗体，保护机体免受后续感染。而且巴鲁克·布隆伯格[1]（Baruch Blumberg）和欧文·米尔曼（Irving Millman）还在美国申请了一项专利，专利号为 3636191，其中写明："在使用感染者血液时，须分离并净化病毒表面抗原，以获得纯净的疫苗"，并且详细写道："制备这种疫苗时，应采取措施清除一应不洁之物，如感染原。这种方法须保证疫苗中不残留有任何感染原，只残留有表面抗原。"不过有一点值得商榷：这一专利其实并没有指出如何获得灭活和纯化的产品，所以后来制药商们对此并不买账。

20 世纪 70 年代初，万事俱备，可以尝试用感染者血液制备乙肝疫苗了。[2] 在美国，这项工作是由莫里斯·希勒曼[3]

---

[1]　巴鲁克·布隆伯格（Baruch Blumberg）在澳大利亚土著人中发现一种抗原，这种抗原正常人体内并没有，他将之命名为"澳大利亚抗原"（Aa）。布隆伯格凭借相关工作于 1976 年获得了诺贝尔生理学或医学奖。——译者注

[2]　这就是后来的"血源性乙肝疫苗"，即采用乙肝表面抗原携带者的血清或血浆作为原料，经过化学浓缩，提纯其中的表面抗原，而制成的乙肝疫苗。——译者注

[3]　在现在最普遍接种的 14 种疫苗当中，有 8 种是由美国疫苗研究领域的先驱莫里斯·希勒曼发明的，这其中包括：腮腺炎、麻疹、风疹、水痘、脑膜炎、肺炎、甲肝、乙肝等疫苗。在漫长的研究生涯当中，他总共领导和参与了 40 多种疫苗的研制和开发，比任何其他科学家都多。据估计，光麻疹疫苗一项，就使得全球每年超过 100 万人免于死亡命运。费城的一家报纸曾经这样评价他：可以毫不夸张地说，他是整个 20 世纪拯救人生命最多的科学家。见戴维《疫苗先驱：莫里斯·希勒曼》，转引自《文摘周报》2005 年 5 月 20 日。——译者注

（Maurice Hilleman）团队完成的，他是制药商默克研究部门的主任。

最棘手的问题就是病毒的灭活，克鲁曼采用的热处理灭活远不能满足标准。希勒曼不仅要考虑捐献者血液中含有的其他病毒，还要注意防备亚急性海绵状脑病[1]的病原体（后被称为"传染性蛋白微粒"或"朊毒体"）。实际上，卡尔顿·盖杜谢克（Carleton Gajdusek）团队在1968年就发现该病病原体具有传染性。

于是希勒曼研制出了一项灭活技术，其中三种试剂轮番登场，互为补充。这"三大金刚"是胃蛋白酶、尿素、甲醛。希勒曼证明每一种试剂均可至少杀死10万个乙肝病毒颗粒，所以三者并用就可令10^{15}个病毒颗粒魂飞魄散。此外，他还证实其他病毒比如狂犬病病毒、脊髓灰质炎病毒、流感病毒、麻疹病毒、牛痘病毒或疱疹病毒等，都可经此流程完全灭活（经证实，HIV病毒也在此列）。然而，由于乙肝病毒无法使用动物细胞来培养，所以就无法测试候选疫苗中的乙肝病毒是"真死"还是"假死"。默克团队不得不将灭活处理后的血清注射给大猩猩[2]，检测是否还残留有传染性。为避免技术人员在疫苗生产过程中

---

[1]　亚急性海绵状脑病（Creutzfeldt-Jakob氏综合征），早期症状以精神症状、视觉症状及运动症状等三种症状中之一种开始，约50%病例的早期症状为精神症状，表现为记忆力减退、定向力缺失、理解力、判断力、计算力下降以及情绪不稳等。——译者注
[2]　大猩猩对这种病毒非常敏感。

遭到感染，团队还改进了生产设备，可规模化处理含有乙肝病毒的血液。

这项艰巨的工作完成了，可以准备进行人体实验了，在这之前还需要说服美国卫生部门。鉴于这是第一种以人体血液为基质的疫苗[1]，要想通关就更难了。而疫苗学的泰斗级人物阿尔伯特·萨宾（见第一章）声誉卓著、一言九鼎。所以希勒曼先去拜访了萨宾，向他介绍自己的工作成果。会面之初，氛围并不融洽，萨宾是这样回答他的："您的疫苗永远不会被用于人体。只要发生一次事故，我就会第一个到法庭上去做证指控您，我还会起诉想出这个馊主意的家伙——索尔·克鲁曼（虽然是他的表弟）。"希勒曼又来到了美国国立卫生研究院（National Institutes of Health, NIH），接待他的人是约翰·希尔（John Seal），后者也没有松口："这种由人体血液制成的疫苗不应被使用。"他进一步说道："阿尔伯特·萨宾肯定会站出来表明立场的。"希勒曼也因此产生了很长时间的动摇。

最终，候选疫苗第一次在——索尔·克鲁曼本人、他的太太和默克实验室的9名工作人员身上进行了测试。6个月之后，这些勇敢的志愿者身上并未出现任何乙肝病毒感染的临床症状。他们迈出了决定性的一步：疫苗的无害性被证实了。

---

[1] 即血源性疫苗。——译者注

▶▷　格林尼治村临床研究进行曲

接下来需要证实疫苗的效力如何了，那就必须要在易感人群[1]中进行大规模临床试验。接种对象被分为两组：一组会注射真正的疫苗，而另一组注射的却是安慰剂。这件差事交给了本节的主人公——沃尔夫·茨姆奈斯。

为了能够验证出疫苗的效力，茨姆奈斯首先确立了一个标准：至少需要在感染乙肝概率高的易感人群中找到1000名志愿者，才能做出有效的数据分析，因为这样才能保证短期内受试对象的关联性（即发病率）较高。他还加入了两个补充标准，正是这两个条件起到了决定性作用：志愿者应该属于一个同质性群体；他们应该身体健康，保证结果不会被其他疾病干扰。有一个群体完全符合这些标准——纽约的同性恋团体。流行病学研究显示，他们的乙肝感染率是普通人群的两倍（主要传播途径是性传播和血液传播）。

标准确立后，第一步就是要招募从未感染过乙肝病毒的志愿者（即血清化验呈阴性的志愿者），这部分工作被交由埃里森·布伦南（Allison Brenan）博士。同性恋群体容易被社会边缘化，而且遭受着诸多歧视，所以布伦南的首要任务就是向他们解释这一

---

[1]　指容易感染的风险人群。——译者注

疾病。他的团队还编纂了一本小册子介绍感染的严重后果，还讲到了病程、有效治疗缺失、感染原因等，最后，里面还提到了此次临床研究的目的和组织模式。

此时，同性恋群体中已经出现了各种组织（艾滋病出现后组织化就更明显了），且有自己的负责人和固定的会面地点，就在纽约市西南部的格林尼治村（Greenwitch）。为促成该病的研究，这些组织以非同寻常的速度动员起来，这么做更是因为同性恋群体是乙肝的主要受害者。同性恋群体中还有一些医生，他们也参与到了临床研究和临床试验规范的起草中来，开展试验时还要小心翼翼，以防再度引起社会对该群体的歧视。

1978 年，研究开始了。疫苗由默克公司提供，序号为"第751 号株"，在大猩猩体内的测试显示，它已经达到了灭活标准。默克公司的 28 名志愿者继而注射了该候选疫苗，未发生问题。接下来超过 1 万人接受了乙型肝炎感染标志物检测 [1]，调查的规模如此之大，他们只好动用车辆在各血液采集点之间往返。

最终共选出 1083 名从未感染过乙肝病毒的志愿者，这些人被分为两组：第一组包含 549 名志愿者，将被注射疫苗，以期获得免疫性；第二组有 534 人，被注射的是——安慰剂，研究以双盲 [2]

---

[1]　即检查是否感染过乙肝病毒。——译者注
[2]　双盲试验（Double blind），是指在试验过程中，测验者与被测验者都不知道被测者所属的组别（实验组或对照组），分析者在分析资料时，通常也不知道正在分析的资料属于哪一组。旨在消除可能出现在实验者和参与者意识当中的主观偏差和个人偏好。在大多数情况下，双盲试验要求达到非常高的科学严格程度。——译者注

的方式进行，没人知道自己被注射的是疫苗还是安慰剂，两组志愿者的分配名单直到得出结果分析时才揭晓，那时距离研究已经过去 18 个月了。第一位接受注射的志愿者是一名年轻医生，名叫理查德·萨尔多瓦斯基（Richard Sardovsky）。

茨姆奈斯对于招募志愿者的缓慢进度很是生气，抱怨了好多次，志愿者的失约和迟到也令他大为光火。他忧心忡忡地度过了这难熬的 18 个月，其间出现的各种意外让他应接不暇。第一件事发生在 1979 年 9 月，一位年轻的餐厅侍应生——吉米（Jimmy）被发现在房间内不省人事、一动不动。他被送入医院，医疗小组诊断为暴发性病毒性肝炎，"临床试验进行曲"第一次出现了不和谐的音符。问题来了：疫苗会是这一感染的幕后黑手吗？于是大家决定为此破例——打开双盲试验的名单。上面赫然标明：吉米属于安慰剂一组。

接下来的"试验进行曲"更出现了刺耳的音符。这件事甚至危及临床研究的继续开展：当第 300 名志愿者完成接种后，受试者中已统计到 14 例非甲非乙肝炎（即是由甲肝[1]和乙肝之外的病毒引起）。分组名单又一次被打开了：14 人中竟有 11 人属于接种疫苗小组，只有 3 人注射的是安慰剂，整个医疗小组都大惊失色。怎么办呢？茨姆奈斯有意终止临床试验。而且，如果疫苗真是这

---

[1]　甲肝与乙肝传播途径不同，甲肝以粪－口途径传播，乙肝通过亲密的身体接触和体液转移传播。——译者注

些肝炎病例的元凶，他的职业生涯也得就此谢幕了。

　　怎么会发生感染？有人猜想疫苗含有另一种传染性病毒，即造成非甲非乙肝炎的始作俑者，这种病毒可能捱过了病原处理，是化学灭活的漏网之鱼。茨姆奈斯被吓坏了，一想到牢狱之灾就不寒而栗，不堪回首的人生片段再次浮现眼前：集中营，流亡……当然，事情其实还没到这一步，不过这是一位身心饱受磨难，终于苦尽甘来之人，想来他那时心里必定是一片愁云惨雾。茨姆奈斯是唯一可以决定继续还是停下的人，如果按下暂停键，很可能就是关上了乙肝疫苗研究的希望之门。

　　终于柳暗花明，美国国立卫生研究院（NIH）罗伯特·珀塞尔（Robert Purcell）博士的一些论断拨动了天平——他支持继续试验，而且还说得头头是道。珀塞尔指出，试验期间，一些志愿者可能会被甲肝病毒、乙肝病毒或其他未知的肝炎病毒（非甲非乙病毒）感染，且这与他们所开展的临床试验无关。这时，虽然人类已经能够检测出甲肝或乙肝，却无法一一甄别其他类型的肝炎感染，因此其他肝炎一律被视为非甲非乙肝炎。如果疫苗接种起效，成功引发了免疫应答，那么真正接种了疫苗的那一组志愿者就不会感染乙肝病毒，所以出现的感染应是甲肝和非甲非乙炎，而甲肝又很容易被诊断出来。相反，对于注射了安慰剂的志愿者，倘若他是被乙肝病毒感染了，我们也可以很容易诊断出来。如果该志愿者不仅感染了乙肝病毒，同时还感染了一种非甲非乙肝炎病毒，那么他必然会被分到乙肝那一类。也就是说，如果一名安慰剂小组成员感染了乙肝病毒，那么他是否同时感染非甲非乙肝炎病毒就不得而知了。所以，如果两组中的非甲非乙肝炎比例分布相当，疫苗小组被检出更多非甲非乙病例恰恰符合逻辑（安慰剂小组的非甲非乙病例会被直接归入乙肝一类）。

根据这一推断，阶段性成果是十分令人振奋的——因为看起来疫苗起效了！多亏了鲍勃[1]·珀塞尔，大家终于重振士气，再接再厉，研究继续。

1980 年 6 月，到了"盘点"的时候。18 个月内，共在参试志愿者中统计到 160 例乙肝病例。团队打开了双盲试验的分组名单，针对每一个乙肝病例，一一对照组别——是安慰剂小组还是疫苗小组。很快，同一个名词不停出现：安慰剂、安慰剂、安慰剂……简直就是在复读——几乎所有乙肝病例都属于安慰剂小组。沃尔夫·茨姆奈斯甚至在结果还没完全出来时就开了一瓶香槟。结果显而易见，他们甚至都不用等揭盲的最终结论，可以直接断言：疫苗起效了。

最终数据统计如下：共有 1083 名志愿者至少注射了一针疫苗或安慰剂，其中有 1040 人（即总人数的 96.5%）注射了 2 针。在疫苗小组中，81% 的志愿者打完第一针后就获得了乙肝病毒抗体；

---

[1] 罗伯特（Robert）的昵称。——译者注

第二针完成后，这一比例升至96%。在这一组中，只有3.4%的人感染了乙肝病毒，而安慰剂小组的感染比例是27%。而且，乙肝感染后要经过很长时间才会出现临床症状，但疫苗小组中出现的个别病例是在注射后几周内就被发现的，这些人很可能在接种之前就感染了病毒。换言之，他们在打第一针疫苗之前就已经是乙肝病毒携带者了。

数据分析证实，疫苗免疫的有效性为92.3%，此外该研究还显示疫苗可被用于保护那些刚刚遭到感染的患者（就如同治疗性狂犬病疫苗一样）——这简直是意外之喜。成功了，而且史无前例。

面对这种令人不寒而栗的疾病，人类终于有了保护伞。1981年11月17日，乙肝疫苗获得美国食品药品监督管理局（U.S. Food and Drug Administration，FDA）批准，进入美国市场。几年之后，第二代乙肝疫苗——用现代化技术制备的基因工程疫苗[1]隆重登场，取代了第一代血源性疫苗。[2]今天，世界卫生组织已经开始展望乙肝病毒的根除了。

---

[1]　也称重组疫苗。——译者注

[2]　血源性疫苗曾对控制乙肝流行起到很大的作用，但仍存在以下不足：1. 随着高危人群被免疫接种且病人多数不愿意提供血液而导致血源困难。2. 疫苗需经黑猩猩安全实验，成本高，且实验周期长达65周。3. 倘若灭活不彻底，有引起HIV和甲乙丙丁戊等肝炎传播的危险。所以血源性疫苗只能是一个过渡阶段。见童利学、童璐莎《乙肝疫苗的研究进展及展望》，《现代实用医学》2007年第1期。中国于1998年6月30日停止了血源性乙肝疫苗的生产，并于2000年起停止该类疫苗的使用，主要是由于该类疫苗必须从人体血液中提取，来源困难，难以满足普遍接种的需要。见郑贤义、吉兆华、闫永平、邵中军《乙型肝炎疫苗的应用及研究》，《重庆医学》2016年第26期。——译者注

| 第八章 |
人类免疫缺陷病毒
——茫茫人海，翘首以待

1987 年 6 月 11 日的《自然》杂志刊登了索尔克的一篇文章，名为《通过免疫血清阳性个体控制艾滋病的前景研究》，那时，世界上还没有任何有效的艾滋病治疗手段，而随着病程的推进，病人基本无药可救。

1984 年 4 月 23 日，美国卫生与公众服务部 [1]（United States Health and Human Services, HHS）部长玛格丽特·黑克勒（Margareth Heckler）召开了一场关于艾滋病 [2] 的新闻发布会，该机构管辖着许多美国的生物医药研究中心。陪同玛格丽特参加该发布会的还有声称发现艾滋病病毒的罗伯特·盖洛 [3]（Robert Gallo）及美国国立卫生研究院（National Institutes of Health, NIH）和各地疾病预防控制中心（Centers for Disease Control and Prevention, CDC）的负责人。在上台发言之前，玛格丽特和盖洛进行了几分钟的沟通，她问："您认为有把握研发出一种疫苗吗？" 盖洛答道："只要能实现致病原 HIV 病毒的培养，我不觉得有什么特殊困难。"13 时 15 分，玛格丽特拿起话筒，向记者们宣布："我们希望能在两年之内测试艾滋病疫苗。"话音未落，消息已经传遍

[1]　本文中提到的美国国立卫生研究院、美国疾病预防控制中心及美国食品药品监督管理局等全部隶属于美国联邦政府卫生与公共服务部（HHS）管辖。——译者注
[2]　艾滋病，即获得性免疫缺陷综合征（Acquired Immunodeficiency Syndrome, AIDS）。艾滋病毒仍然属于一项全球主要公共卫生问题，到目前为止已造成 3500 多万人死亡。2017 年，全球有 94 万人死于艾滋病毒相关病症。全球有 3690 万艾滋病毒携带者。见世界卫生组织《艾滋病毒 / 艾滋病》（http://www.who.int/zh/news-room/fact-sheets/detail/hiv-aids）。——译者注
[3]　1983 年，美国人盖洛几乎同时与法国的吕克·蒙塔尼耶（Luc Montagnier）、弗朗索瓦丝·巴尔 - 西诺西（Françoise Barré-Sinoussi）发现了嗜人 T 细胞 3 型病毒，后来被称为人体免疫缺陷病毒（HIV），即引起艾滋病的病毒。关于谁先分离到艾滋病病毒的问题，曾经引起法美两国的长期争论。1987 年由美国总统里根和法国总理希拉克出面调停和协商，达成统一认识，双方共同享有艾滋病病毒的发现权。后来，盖洛曾在国际上最权威杂志《自然》上发表文章，公开表示歉意。因此，蒙塔尼耶是艾滋病病毒的真正发现者。但盖洛在分离到艾滋病病毒后立即进行了艾滋病诊断方法的研究，诊断试剂的研制成功，为了解艾滋病的流行、诊断和预防做出了重大贡献。见曾毅《艾滋病和艾滋病病毒的发现及其起源（一）》，《中国艾滋病性病》1999 年第 6 期。——译者注

了全世界的各个角落。

20多年后的2008年4月，在贝塞斯达（Bethesda）的美国国立卫生研究院，众多研究者们聚在一起，这次他们探讨的问题是：暂停默克的艾滋病疫苗临床研究有何后果（这事还有下文）。该候选疫苗曾被寄予厚望，可惜它不仅没能成为人体的盾牌，反而还有可能加大感染的概率。此事让科学界上下都惊愕不已，安东尼·福熙（Anthony Fauci）博士在会上说，"是时候减少对临床评估的投入了，应该回到基础研究上来。"福熙是美国国立卫生研究院传染病部[1]的主任，他的言下之意是：人类还没有探索清楚机体的防卫体系，又怎么能确定行之有效的疫苗研发思路进而大张旗鼓地进行临床试验呢？接下来的发言也都是心灰意冷。杰出的人类免疫缺陷病毒研究专家罗纳德·德罗齐埃（Ronald Desrosiers）博士也说："目前在研的任何一种候选疫苗都不可能成功。"人类必须要想出新的办法，这就是此次会议涌现出的唯一曙光。距那次新闻发布会已经过去整整25年了，还没有任何一种候选疫苗胜利在望，有人问盖洛为何1984年时会乐观过了头，他答道："那个时候，我对疫苗的世界还一无所知。"

为什么盖洛会这么说？这25年中艾滋病疫苗的研发又经历了怎样的历程？——让我们重新打开尘封的历史。

---

[1]　即美国国家过敏症和传染病研究所（NIAID），隶属于美国国立卫生研究院（NIH）。——译者注

当罗伯特·盖洛向玛格丽特·黑克勒拍胸脯表示有可能在短时间内上马疫苗测试时，他是受了乙肝疫苗和基因工程技术的启发。借助于后者，科学家们可以研发出一种"亚单位"疫苗[1]——只在其中留下 HIV 病毒的包膜[2]，而不是整个病毒。从技术上说，制备这样的候选疫苗并不难。只有这一条思路吗？当然不是。研究伊始，研究员们就分成两个阵营，一小部分支持研发一种依赖过往经验的疫苗，他们认为已经问世的疫苗（脊髓灰质炎疫苗、麻疹疫苗、黄热病疫苗等）证实了这种方法的有效性；而另一派则希望在设计疫苗之前，先搞清楚病毒如何攻击机体、机体如何击退病毒进攻这两个问题。

在经验论方法的支持者中，有一位元老级人物，即灭活脊髓灰质炎疫苗的发明者乔纳斯·索尔克（Jonas Salk）博士（见第二章），他为此还告别了在加利福尼亚颐养天年的生活。1987 年 6 月 11 日的《自然》杂志刊登了索尔克的一篇文章，名为《通过免疫血清阳性个体控制艾滋病的前景研究》[3]，那时，世界上还没有任

[1] 基因工程亚单位疫苗只含有病原体的一种或几种产生保护性免疫应答所必需的免疫原成分，而不含有病原体的其他遗传信息。原则上讲，用这些疫苗接种动物，都可使之获得抗性而免受病原体的感染。亚单位疫苗不含有感染性组分，因而无须灭活，也无致病性。见郭文龙、朱瑞良《基因工程亚单位疫苗的研究现状及发展动态》，《国外畜牧学（猪与禽）》2008 年第 4 期。——译者注

[2] HIV 的表面包膜糖蛋白由 gp120、gp160、gp413 个分子组合在一起，它们共同形成包膜糖蛋白的三聚体（也被称为病毒刺突）。见张田勘《艾滋病疫苗：仍在等待春天》，《中国医药报》2015 年 12 月 15 日第 6 期。——译者注

[3] 原文为 "Prospects for the Control of AIDS by Immunizing Seropositive Individuals"。——译者注

何有效的艾滋病治疗手段，而随着病程推进，病人基本无药可救。艾滋病感染分为两个阶段：首先是一段漫长的静默期（也称潜伏期），其间，病人是病毒的慢性携带者（即无症状期），之后就是发病期了。

▶▷ "索尔克免疫原"梦断

索尔克的设想是，给病人注射一种能引发免疫反应的抗原化合物，避免或延缓感染后潜伏期向发病期的发展。换言之，这种疫苗旨在治疗，而非预防。将完整的 HIV 病毒灭活，再向其中加入强效佐剂，得到的就是疫苗了。所以索尔克其实是在复制半个世纪前的经验，又回到了流感或脊髓灰质炎灭活疫苗的研究路径。不过他的策略远未在科学界获得广泛认同，甚至还有人批评他因循守旧，同为脊髓灰质炎根除行动元老的约瑟夫·梅尔尼克（Joseph Melnick）博士就宣称："乔纳斯·索尔克在沉睡良久之后又穿越回了从前，他以为科学研究还停留在他入睡前的水平。"

不过索尔克声誉卓著，还是获得了多方信任。他和加利福尼亚的一家公司——免疫反应公司（Immune Response Corporation, IRC）建立了合作关系，他们的产品被称作"索尔克免疫原[1]"

---

[1] 免疫原（Immunogen）：具有免疫原性和反应原性的物质，又称抗原。免疫原性是指刺激机体产生免疫应答的能力。——译者注

（Salk's HIV immunogen），后来更名为"Remune"。但有个问题难倒了众人：在对病毒进行灭活和提纯时，其包膜也一并被丢掉了——索尔克无法得到完整的病毒。不妨，那就试着制备一个不含包膜的"完整"灭活病毒作为候选疫苗。

我对这个产品有所耳闻是在 1990 年，因为正是那一年我加入了里昂的巴斯德－梅里埃－康纳公司。乔纳斯·索尔克向他的老朋友查尔斯·梅里埃（Charles Mérieux）博士（巴斯德－梅里埃－康纳的老板）提议对该产品进行工业化研发，接着，对索尔克免疫原的研究就被交到了我的手上。我的第一个发现就是 HIV 病毒所用毒株——HZ-321 株 [1]，这被认为是已知最为古老的 HIV 病毒株，它的提取可追溯至 1976 年。[2]

让我们再次穿越，讲讲 HZ-321 株的故事。1976 年，埃博拉（Ebola）病毒在扎伊尔（现为刚果民主共和国）的亚布库（Yambuku）地区引发了严重的出血热疫情。此间共报告了 318 例病例，其中 280 名患者不幸撒手人寰。在疫情流行期间，为了找到埃博拉病毒的抗体，共有 600 名在疫区生活的人被提取了血清，血样保存在亚特兰大的美国疾控中心特殊病原科（Special

---

[1] HW 意为 Human Zaire，即人类和扎伊尔的意思。
[2] 非洲艾滋病的发现始于 1983 年，发现该病后，人们对非洲 70 年代末、80 年代初的血样进行了回顾性研究，发现非洲那时已经有 HIV-1 型病毒了。见许新东《非洲艾滋病的现状及其发展趋势》,《性学》1996 年第 2 期。——译者注

Pathogens Branch）P4 实验室 [1] 中。

到了 20 世纪 80 年代初，艾滋病被发现了，这批血清重新被取出，用于回溯性研究。检测最终发现 5 份血清呈 HIV 阳性，HZ–321 株就是从其中 1 个样本提取出来的。1981 年，我在该实验室进行访问，一名年轻的研究员接待了我，后来，我们曾一道研究过 1976 年的血清样本，以期研发出埃博拉出血热的诊断方法。这名研究员在 1986 年不幸感染了艾滋病毒，于是他离开特殊病原科前往加利福尼亚，HZ–321 株也被他一同带了过去，后来被免疫反应公司（IRC）用于制备索尔克免疫原。这位研究员一直渴望成为该疫苗的第一名受益者，可惜愿望落空，抱恨于黄泉了。

再回到 90 年代的里昂。接棒后，巴斯德 – 梅里埃 – 康纳公司为该疫苗的研究投入了大量人力物力，但是这条路似乎希望渺茫。何况工作人员在无任何保护的情况下大量培养 HIV 病毒是不切实际的，毕竟他们也没有疫苗傍身。1991 年 6 月，我向巴斯德 – 梅里埃 – 康纳的总经理阿兰·欧杜伯特（Alain Audubert）递交了一份报告，阐述了"索尔克免疫原"计划的不可行性。几天之后，欧杜伯特绘声绘色地对我说："我撂挑子了，把这个包袱甩给美国

---

[1] 生物安全实验室（Biosafety laboratory）依据其中研究的传染病原特性被分为四个生物安全等级，其中等级最高的为 BLS-4 实验室，即 P4 实验室。上文提到的 P4 实验室是全球目前仅有的两个天花病毒保存地之一。——译者注

罗勒（Rorer）公司了，我们没损失啥钱。"两年后，罗勒又被罗纳 -
普朗克（Rhône-Poulenc）集团买下，但是欧杜伯特又变成了——
这个新东家的经理。他们又在该计划上耗费了十年心血，由此造
成的损失约为 2000 万美元（前情提要：这个大冒险计划花费甚巨，
除了罗勒还有其他倒霉蛋！）

人体临床试验开始于 1987 年，疫苗被用于对艾滋病患者的单
独治疗（还记得吗？研发之初，"索尔克免疫原"就被设计为一种
治疗性疫苗）。然而这次治疗的开展并不像临床试验那般规范，加
利福尼亚大学的亚历山德拉·莱文（Alexandra Levine）博士负责
对这些试验进行研究。1990 年 12 月，我参加了一次会议，索尔
克博士和莱文博士也在场，他二人的一番对话令我震惊不已：

索尔克问："彼得怎么样？"

——"好多了，第三次注射后体重开始回升了。"

——"那乔纳森呢？"

——"他已经去世了。"

这个名单上还有另外 4 个年轻人，也都不幸离世。这项试
验的全部数据并不为外人所知，流传出来的只有只言片语。埃尔
维·吉伯特（Hervé Guibert）还因"索尔克免疫原"的缘故写了
一本书，名为《致没能拯救我生命的朋友》[1]（伽里玛出版社，1990

---

[1] 原文为 A l'Ami Qui ne m'a pas Sauvé la Vie。——译者注

年），这本书里提到的朋友，就是巴斯德 – 梅里埃 – 康纳的一位管理人员。这位朋友没能向他提供救命稻草"索尔克免疫原"，埃尔维·吉伯特后因艾滋病病情恶化于1991年12月27日含恨而终（现在我们知道了，让他念念不忘的"索尔克免疫原"并非救命的灵丹妙药）。

1993年6月，亚历山德拉·莱文在柏林的艾滋病国际会议上首次介绍了"索尔克免疫原"的临床研究成果。他的团队对103位病人进行了为期一年的"双盲"研究。大家都对这一结果翘首以盼，科学界更是望眼欲穿（这是"索尔克免疫原"第一次正式公布结果），就连媒体和投资者们都拭目以待（免疫反应公司已在纽交所上市）。莱文博士最后在发言中总结道："结果显示，疫苗改善了接种对象的免疫系统。"之所以得出这样的结论，是因为患者血液中的病毒量出现了微弱下降，但是大家都对此半信半疑、莫衷一是。

欲知后事，只要看看免疫反应公司（IRC）的股票行情变化就可以了。攻瑕指失的声浪越来越大，批评的人士认为科学数据不足，无法证明该治疗性灭活疫苗有效。在1995年6月的一次新闻发布会上，索尔克力证自己的策略无误，"没必要为了知道松鼠是怎么爬上树的就去把松鼠解剖了吧，倒退回基础性研究是浪费时间。"他如是说。这也是索尔克的最后表态——1995年6月23日，他因心脏病突发离世。但是计划并没有终止，只不过改名换姓，不再是"索尔克免疫原",而是摇身一变成了"Remune"。

同时,免疫反应公司和罗纳－普朗克·罗勒公司(Rhône-Poulenc Rorer)宣布已于1995年6月获得美国食品药品监督管理局(FDA)的批准,将开展大规模研究,免疫反应公司的股票应声一飞冲天。该研究于1996年3月启动,由加利福尼亚大学的詹姆斯·卡恩(James Kahn)教授领导,77家医院作为研究试点,共有2527名感染了HIV病毒的志愿者参与其中。患者被分为两组:一组每三个月接受一次Remune注射,而另一组只注射佐剂(说白了就是安慰剂)。1999年5月,卡恩博士决定提前终止研究:Remune没起作用。在研究开始后的两年中,Remune组中有53名患者去世,而对照组(即安慰剂组)中去世的患者数量也是53名,而且接种Remune的志愿者病情没出现任何改善。结果始料未及,众人惊愕不已。

正当疫苗研发一筹莫展之际,艾滋病患者的治疗又出现了一线生机,而且看起来很"有戏",这就是大名鼎鼎的"鸡尾酒疗法"[1]。后者的迎头赶上也让"索尔克免疫原"的拥趸们措手不及，免疫反应公司的股票直线下挫。卡恩和他的团队向公司建议公布结果，但遭到一口回绝。免疫反应公司仍然抱着拖到有利时机再行公布的想法，而且撂下狠话：胆敢走漏风声，那就法庭见，擅自发表结果的人就等着被追讨 700 万—1000 万美元的巨额赔偿金吧。但卡恩不为威胁恫吓所惧，坚持在 2000 年 11 月 1 日的《美国医学会杂志》（*Journal of the American Medical Association*, JAMA）上公布了这些结果。免疫反应公司已经在 Remune 项目上共花费了 1.91 亿美元，而且手里没有任何其他药品专利。最终，对卡恩的起诉也被驳回，不了了之。

但是奇迹发生了。就在免疫反应公司和卡恩的官司如火如荼之时，大家突然获悉泰国卫生当局准备对 Remune 产品予以注册。消息一经披露，免疫反应公司的股票立刻反弹了 43%。可是到了2001 年 6 月，又有一个坏消息来得猝不及防，西班牙的一项研究表明，接受 Remune 治疗的患者未有任何改善，于是股票又闻声

---

[1]　在艾滋病治疗中，含有核苷类抗逆转录病毒抑制剂（Nucleosidereverse-transcriptaseinhibito Rs, NRTI）、非核苷类抗逆转录病毒抑制剂（Non-Nucleoside Reverse Transcriptase Inhibitor, NNRTI）和蛋白酶抑制剂（pro teaseinhibitors, PI）的三种药物并用被称为"三联疗法"，也称"鸡尾酒疗法"。通过治疗，可把艾滋病病人 CD4 细胞提高到正常水平，降低血液中的艾滋病病毒载量，甚至降到用最敏感的检测方法也难以查出病毒的水平，从而有效地改善临床症状，延长病人的生存期。该疗法是把"不治之症"提高到"可治之症"的新进展，艾滋病的治疗随后进入到划时代的新纪元。见张健慧、邵一鸣《艾滋病疫苗临床试验及其研发策略》，《中国艾滋病性病》2007 年第 11 期；赵瑞、王睿：《艾滋病的几种治疗方法及工作重点》，《中国初级卫生保健》2003 年第 11 期。该疗法也有明显的局限性和一定副作用。——译者注

下挫了 60%。经理丹尼斯·卡洛（Dennis Carlo）辞职，公司也处于破产边缘。2004 年 8 月，免疫反应公司曾试图东山再起，靠添加一种新佐剂（Amplivax）让 Remune 起死回生，但还是无济于事。Remune 并不是解药，"索尔克免疫原"的尝试就此梦断。[1]

▶▷ 候选疫苗"冲关"

免疫反应公司的故事先讲到这里，让我们到非洲去，认识一下丹尼尔·查古里（Daniel Zagury）博士。查古里是医生，同时也是巴黎皮埃尔和玛丽·居里大学 [2]（Université Pierre-et-Marie-Curie，UPMC）的教授，还是罗伯特·盖洛（Robert Gallo）的好友——1987—1990 年，他正是在盖洛的实验室里完成了病毒免疫学的博士论文。查古里后来也是对人体进行艾滋病候选疫苗临床测试的第一人。1984 年 12 月，他待在扎伊尔 [3] 的金沙萨（Kinshasa），其间在一所大学的医院结识了鲁荷马·兹仕瓦卡博（Lurhuma Zirimwabagabo）博士。查古里希望同他一道研发艾滋病疫苗，两人的交往也为所在学校日后开展合作奠定了基础。

---

[1] 本书写于 2011 年左右，出版后 Remune 疫苗的情况又有新变化。2014 年，美国 FDA 授予了 Immune Response BioPharma 公司的 Remune 疫苗孤儿药资格，用于预防儿童 HIV 感染。当时，Remune 治疗 HIV 感染的研究处于Ⅲ期试验阶段。见《世界新药之窗》，《中国新药杂志》2014 年第 6 期。——译者注
[2] 即巴黎第六大学。——译者注
[3] 曾为比利时殖民地（比属刚果），后更名为刚果民主共和国。——译者注

　　1986 年 7 月，二人动工了。查古里的目标是制备出一种预防性疫苗，同时也想仿效索尔克，尝试开发治疗性疫苗，于是就从此处着手。他和鲁荷马一起到医院提取了两位艾滋病患者的血样，并将它们带回自己在巴黎的实验室。查古里研发的是一种完全不同于以往的新型疫苗：他从扎伊尔的样本中分离出白细胞，再用甲醛将其中的病毒灭活。这就是他得到的第一种治疗性疫苗，由自然感染过 HIV 病毒的细胞构成，其中病毒已被灭活。查古里将之寄给了鲁荷马，后者收到后便注射给自己的两位病人，这些临床试验已经获得了扎伊尔卫生部的批准。这之后，查古里接到了来自金沙萨的一通电话，他拿起话筒时还捏着一把汗——候选疫苗功效临床试验范围仍然有限，前途未卜，但电话那一头的话音顿时让他安下心来："一切顺利，一个病人甚至出院回去工作了。"首战告捷，查古里深受鼓舞，接下来他又给另外 8 位 HIV 感染者进行了免疫注射。不过这一批测试从未公布过详细结果。

　　查古里决定转而研制预防性疫苗。为了在痘苗病毒中嵌入编码艾滋病病毒包膜蛋白的基因，他使用了基因工程技术。后来很多候选疫苗都运用了这一方法，这招也是本章的"重头戏"之一。实际上，包膜（gp120[1]）是 HIV 病毒对细胞发起进攻的重量级装备，它就像病毒登陆目标细胞的梯子一样，是病毒渗透入细胞并在其

---

[1]　gp120（Envelope Glycoprotein GP120）是 HIV 病毒包膜糖蛋白，也称壳膜蛋白结构。——译者注

中繁殖的先锋部队。疫苗的基因构建工作是由美国国立卫生研究院的伯纳德·莫斯（Bernard Moss）教授在美国完成的，后发给了查古里。该技术具有严谨的科学依据，专家们对这一操作已颇为熟稔。注射这种制品后，免疫系统在产生抗体、中和病毒的同时，还会按下"细胞免疫"[1] 的启动键。其实，当病毒对机体发动攻击时，后者本就不会坐以待毙，一方面，它会产生抗体（即"体液免疫"），清除病毒、阻止感染——大部分疫苗都是通过这种病毒中和机制起作用的；另一方面，人体还会调兵遣将，动用免疫系统的细胞铲除感染原（这就是"细胞免疫"）。就艾滋病而言，以上哪种免疫反应能击退敌人尚未定音。鉴于感染者无法自主消灭HIV 病毒[2]，请自然免疫应答出山是最有效的方法。艾滋病疫苗小传中，如何叫醒"体液免疫"和"细胞免疫"一直是疫苗设计争论的焦点。此外，HIV 病毒感染还有一个与众不同之处——性接触也是传播途径之一，因此疫苗必须确保黏膜也能受到保护。在候选疫苗的研发中，这些免疫层面的问题一直让人争执不下，时至今日，对这些问题的探索依然前路漫漫。

---

[1]　通常一种理想的疫苗能够激发机体免疫系统产生针对病毒的体液免疫和细胞免疫。体液免疫（Humoral immunity）主要是产生针对抗原的特异性中和抗体（病毒颗粒表面带有不同的抗原，能引起体液免疫）。而细胞免疫主要是激发特异性CD8+T 细胞的细胞毒性 T 细胞（CTL）应答来清除病毒感染的细胞。然而这也正是艾滋病疫苗设计应解决的问题之一。见曾文《艾滋病疫苗研制——机遇与挑战并存》，《国外医学（预防、诊断、治疗用生物制品分册）》2005 年第 3 期。——译者注
[2]　艾滋病毒所攻击的正是人体免疫系统中最重要的 CD4-T 淋巴细胞，该细胞遭到破坏后会使人体丧失免疫功能。——译者注

　　到了尝试疫苗接种的时候了，第一个充当"小白鼠"、接受注射的未感染者就是——查古里本人。他在皮肤上划了一道口子，把一千万个转基因痘苗病毒颗粒放入自己体内，没过多久，接种部位就出现了一个直径 1.5 厘米的脓包，且持续存在了数天之久，接下来的时间里，没有任何不良反应发生。30 天后，他检测出了能杀死病毒的抗体，又过了几天，观察到了微弱的细胞免疫应答。

　　查古里备受鼓舞，决定继续到扎伊尔开展实验。这位先驱者勇气可嘉，但也惹上了一件麻烦事，别忘了柯普洛夫斯基也曾在 20 世纪 50 年代末到刚果进行过脊髓灰质炎疫苗试验（见第二章）。1987 年，《自然》杂志刊登了查古里的一篇短文，他在里面介绍了自己的全部成果，其中就包括他本人获得免疫的过程和在扎伊尔收集的数据。虽然这篇短文提供的信息十分有限（尤其是关于扎伊尔那部分的研究），但查古里在结论中表示这支候选疫苗有望成功，并且谈到了几点改良的想法。不过他忘记在短文中申明，人体试验是在扎伊尔 9 名年龄为 2—12 岁的孩子身上进行的，这些儿童的父亲都死于艾滋病，母亲则是 HIV 感染者。后来查古里为此备受指摘，他在辩白时说，已经获得了这些孩子母亲们的同意，她们也恳求自己救救孩子。此外，在《自然》杂志的那篇短文中，查古里也提到了："我们所有在扎伊尔的研究都已经获得了该国伦理委员会的许可。"

　　此事一经披露，查古里团队与美国卫生当局（美国国立卫生研究院）的关系就变得糟糕了起来，媒体对事件的报道更是火上浇油。基因构建工作是由美国国立卫生研究院的研究员伯纳德·莫斯完成的，他曾向查古里提供了大量疫苗。但莫斯澄清说，他还以为疫苗是为动物试验所准备的，不会被用于人体。

对人体进行这样的试验，难免让人众说纷纭。《世界报》（*Le Monde*）就刊登了如下标题:《野蛮试验的危险》[1]，而《华尔街日报》（*Wall Street Journal*）则赫然写道:"这就像一个 B 级电影 [2]，逞匹夫之勇却一无所获。"科学界内部的意见也不一致。很显然，这些工作虽然具有先驱性，但却是在一个不具备临床研究技术的国家进行的，而且候选疫苗也远未达国际标准，所以确实有不合医学伦理之嫌。不过从中获得的数据却不乏用途，它们证实该疫苗接种后的确启动了体液免疫应答和细胞免疫应答（尽管还十分微弱）。

1987 年 6 月，第三届国际艾滋病大会在华盛顿召开，查古里是会场上毋庸置疑的明星，不过这一成功只如昙花一现。1991 年，在圣 – 安托万（Saint-Antoine）医院，3 名艾滋病晚期病人在注射了查古里的痘苗病毒制剂后死亡。蒙泰涅 [3]（Montagnier）教授当即撰文，题目为"应暂停向血清阳性个体施用含有潜在传染性痘

---

[1]　原文为 "Les Dangers des Essais Sauvages"。——译者注
[2]　即低预算拍出来的片，制作低劣，多为恐怖片或黑帮片。
[3]　HIV 病毒的发现者之一，见前文。

苗病毒的制剂"[1]。对于免疫力薄弱的人来说,痘苗病毒是非常危险的。[2]

鉴于该候选疫苗是非官司缠身,我们就不敢妄言这条路畅通无阻了。1987年,媒体采访了制药巨头默克公司疫苗研发的掌舵者——莫里斯·希勒曼(Maurice Hilleman)博士,询问他是否仍有良策。希勒曼如此答道:"那些早已投入使用的疫苗到底为何起效还是未解之谜。您又怎么能奢望我对艾滋病疫苗研发提供科学的一知半解呢?"

20世纪80年代末至90年代中期,科学家们前仆后继,投身于HIV疫苗研究之中。他们很快就发现,人类对疫苗的运转机制还一无所知,但这不是轻言放弃的理由。此后便是茫茫"会海",从一场会议到另一场会议,但一以贯之的是研究者们屡败屡战的韧劲和精神。直到2008年,终于有人断言:五年之后就会有艾滋病疫苗面世了。后文中,我们会细将那些失败的来龙去脉。

▶▷ 探索无边,何处是岸?

---

[1] 原文为"L'administration de préparations contenant du virus de la vaccine potentiellement infectieux à des suejts séropositifs devrait être suspendue"。——译者注

[2] 以病毒为载体的疫苗是将编码目标抗原的基因插入现有痘苗、腺病毒或脊灰炎等疫苗株DNA的某个部位,使之高效表达,同时不影响疫苗株的生存和增殖。但以痘苗病毒为载体存在一些缺陷,如:种痘引起的接种反应不易被受种者接受,对已具有抗痘苗病毒免疫力的受种者接种无效等。见赵锴《病毒疫苗的研究现状与展望》,《第二军医大学学报》2002年第9期。——译者注

20 世纪 90 年代，自从制药巨头们发现"鸡尾酒疗法"有利可图后，艾滋病疫苗的研发就备受冷落。还热衷于这一事业的要算小型生物科技公司和公共基金机构了，他们也曾参与过乙肝疫苗的研发。这些机构的目标是递交专利申请，阻断竞争。

一种疫苗的研发会经历"临床前研究"阶段，即在动物体内进行测试。就 HIV 病毒而言，有一个难关摆在研究者面前：我们并不知道哪种动物模型[1]能够表现出这一人类疾病。已知只有大猩猩（黑猩猩[2]）对 HIV 病毒敏感，但是它感染 HIV 后并不会患上艾滋病，而且黑猩猩是保护动物。因此可用的动物种类十分有限。

研究员们还有另一种思路：即猴免疫缺陷细胞（Simian Immunodeficiency Virus, SIV），这种病毒是 HIV 的"嫡亲堂兄弟"，非洲猴子是其常见携带者。它不会引发任何疾病，但是会在猴子体内一直存在下去。但如果 SIV 被注射给亚洲猕猴——恒河猕猴[3]（Macaca mulatta）或者食蟹猴（Macaca fascicularis），就会引发感染，猴子会患上人类的艾滋病并在数月或数年后死亡。这就意味着，猴子可被用于测试各种艾滋病候选疫苗。

---

[1]　动物模型是活的非人类动物，在调查与研究人类疾病期间使用，以达成更好地理解疾病，并避免对真人造成损害的附加风险的目的（https://zh.wikipedia.org/wiki/%E5%8A%A8%E7%89%A9%E6%A8%A1%E5%9E%8B）。——译者注
[2]　黑猩猩（Pan troglodytes），是猩猩科中体型最小的种类。——译者注
[3]　即普通猕猴。

这些动物试验能为我们解答什么问题呢？首先就是验证疫苗接种后的免疫反应，其次就是再给猴子注射致病性病毒，确认动物是否在接种后获得了保护。数千只猴子被用于这种测试，而且现在试验还在继续。下面我们来谈谈这场漫长的试验马拉松，有几个日期值得一提，它们是这一漫漫征途上的里程碑。

1989 年，巴斯德研究所的马克·吉拉德（Marc Girard）在一次试验中发现，他已经令一只大猩猩获得了免疫保护：注射疫苗之后，病毒从大猩猩的体内消失了。受试的大猩猩首先接受了完全灭活的病毒注射，然后又被分次注射了表面糖蛋白（gp160），最终又被注入了含有表面糖蛋白部分物质的制剂，被称为"V3环"。所有注射的试剂内均含有强效添加剂。不得不说这个接种程序非常复杂，但如果我们乐观一些，可以说再次看到了希望的曙光：终于有一种疫苗看起来行得通了。也有其他试剂令动物获得了保护，例如用灭活 SIV 病毒对猕猴所做的试验（这也是为什么免疫反应公司仍未放弃对"索尔克免疫原"的研究）。

1991 年，斯科特在英国进行了如下操作：他首先在人体细胞内繁殖 SIV 病毒，之后将病毒灭活并注射给了恒河猕猴，同时，对照组的恒河猕猴被注射了未被病毒感染的人体细胞。一段时间之后，他又给所有猴子注射了 SIV 病毒。接下来发生的事好像脱离了正常的轨道：两组猴子——接种了灭活病毒制剂的猴子和仅注射了未被病毒感染的人体细胞的猴子——都获得了免疫，这让他吃惊不已。难道之前接种了人体细胞/SIV 制剂的猴子获得免疫力只是一个假象？这种事在疫苗史上前所未见，对这种出乎意料的结果该作何解释呢？

在 1992 年的一次会议上，美国研究员拉里·亚瑟（Larry Arthur）提出了以下问题：如果把 SIV 病毒放入人体细胞进行培养，一个 SIV 病毒颗粒中会含有多少病毒性壳膜蛋白（gp120）？而源自人体细胞的蛋白质又有多少？关于病毒性蛋白质的数量问题，答案是众所周知的：病毒的表面有 216 个壳膜蛋白分子（这一数字后来又变少了，据目前人们所知，真实数字要小得多）。但是，对于源自人体细胞的蛋白质，之前还没有人提出过这一疑问，也没有人能够回答。不过当答案揭晓时，研究员们再次大感意外：病毒的表面有 375—600 个源自人体细胞的蛋白质。因此，在培养出的病毒表面，源自人体细胞的蛋白质要远远多于病毒性蛋白质。

所以，当用人体细胞培养的灭活 SIV 病毒被注射给动物时，动物体内就会产生一种抗体，对于所有不同其类的蛋白质都会有免疫反应，不管是源自人体还是源自病毒。对抗人体细胞蛋白质的抗体会与病毒粒子表面蛋白形成对抗，因此就能够阻断病毒。这样我们就能够解释，为何接种了人体细胞制剂的猴子体内可观察到免疫性了。

亚瑟也印证了这一原理：他将病毒粒子表面针对人体细胞蛋

白质的抗体与 SIV 病毒混合起来，之后病毒就被中和了。这些结果给研究者们提供了一条新的艾滋病疫苗思路，但是只有很少人选择了这条路，其中就有让－克洛德·谢尔曼（Jean-Claude Chermann），他也是 1983 年 HIV 病毒的共同发现者。可是时至今日，他们还未能得偿所愿。

后来又有人尝试了另一种方法，即减毒活疫苗模式。1991 年 1 月，新英格兰地区灵长类动物研究中心（New England Regional Primate Research Center）的罗纳德·德罗齐埃（Ronald Desrosiers）在《科学》杂志公布了他的结果：他制备了一种减毒 SIV 病毒，其中去除了一种因在毒性中起到主要作用而闻名的基因（被称为 Nef[1]）。他将这一减毒病毒注射给了 6 只猴子，又将完整的活病毒注射给了另外 12 只猴子。两年后，注射了减毒病毒的猴子都保持了良好的健康状况，而对照组的猴子则开始生病了。更令人满意的是，接种了减毒病毒的猴子获得了对野生 SIV 病毒的完全免疫。德罗齐埃就这样得到了减毒活 SIV 病毒，也许它能成为下一个问世的减毒活疫苗（就像黄热病疫苗、麻疹疫苗、腮腺炎疫苗一样）。

那么艾滋病疫苗研究是否就此靠岸了呢？还没有。其实，这种改变过的病毒可能会造成难以预料的影响，它与人类基因组混

---

[1] 负调节因子（Negative Regulatory Factor，Nef），一种质量较小的蛋白质，由灵长类慢病毒编码。编码 Nef 的慢病毒有人类免疫缺陷病毒（HIV-1 和 HIV-2）及猴免疫缺陷病毒（SIV）。见维基百科。——译者注

合后还会具有危险性：别忘了 SIV 也是逆转录病毒家族的一员，这是它们的本来面目。虽然两年内病毒并未引发显性疾病，但是它有可能在晚些时候反戈一击，重新攻击接种对象的机体。简言之，虽然这条思路给了我们希望，但还不适用于人体接种。

德罗齐埃并没有因此而打退堂鼓，他又制备了其他修改过的 SIV 病毒，从中去除了 3 种基因以降低感染风险。这些病毒可以令动物感染，但不会诱发疾病，保证动物获得针对 SIV 病毒的免疫性。这一次，德罗齐埃认为能够说服科学界了，令他们相信这种改良过的病毒可能具有制备疫苗的价值。但反对者之一鲁思·鲁普雷希特（Ruth Rupprecht）并不认同，围绕接种的风险反唇相讥：要是这一改良病毒在妊娠期间被传播给后代会造成什么后果呢？为了验证这一问题，她对恒河猕猴新生儿进行了注射。结果让人吃惊不已：这些小猴生病了。然而她注射的正是那种被去除了 3 种基因的改良病毒。这又一次给德罗齐埃的减毒活疫苗带来了沉重打击。后来人们又发现，给成年猴子注射这种改良病毒也会以诱发疾病而告终，这更令他一蹶不振。最终，艾滋病减毒活疫苗的方案被逐渐抛弃了。

后来，猴子作为动物模型还为 HIV 疫苗研究做出了其他贡献。大部分候选疫苗都采用皮下注射或肌肉注射的方式，以便产生能够消除感染性病毒的抗体。1996 年，伦敦的一位免疫学家托马斯·莱纳（Thomas Lehner）打算使用 SIV/ 恒河猕猴模型研究黏膜吸收疫苗引起的 HIV 免疫保护。他首先通过肛门将疫苗注射给恒河猕猴，希望诱发黏膜的免疫性，然后又在同一个部位向之注射了 SIV 病毒。之后莱纳便观察到，大部分通过肛门接种的猴子都获得了免疫性，而对照组中采用常规接种的猴子则全部被感染了。

这一试验给艾滋病免疫研究打开了新思路。许多团队的工作都表明，黏膜的免疫性在保护个体免受艾滋病感染时发挥了重要作用。而且这还能够解释，为什么有人与 HIV 病毒携带者进行暴露接触后未被感染。比如，流行病学家们曾经跟踪过 HIV 病毒暴露的高危人群之一——肯尼亚和泰国的一些妓女，发现她们并未受到感染。

▶ ▷ 新方案浮出水面

站在这一级历史台阶之上，让我们对过往浅浅回望。如果对所有动物模型试验得出的数据加以研究，就会得到未来预防性艾滋病疫苗的大致轮廓：它必须能诱发大量抗体，并在发生暴露的黏膜层面就"地"产生细胞免疫。在这一思路的启迪下，又有一种疫苗策略让我们耳目一新：是否可以联合使用几种不同的疫苗？既然注射基因工程减毒 HIV 病毒是无法做到的，而这种物质又可引发良好的细胞免疫应答，那么研究者们不妨略施小计，绕过这一障碍，制备一种可在人体内无害化繁殖的病毒，只在里面嵌入 HIV 病毒的基因片段（这一结构被称为"基因载体"）。例如，痘苗病毒可作为载体，在其中嵌入为 HIV 病毒表面糖蛋白 gp120 编码的基因。这种基因发生变化的病毒会在人体内进行繁殖，并表达出不同的蛋白质，尤其是 HIV 的蛋白质。一段时间之后，研究人员会再次进行注射，但这次的制剂只含有 gp120 蛋白质。这种方法被定义为"初免 – 增强"（prime-boost，首先是第一次疫苗注射，即 prime，之后进行增强，即 boost），其新颖之处就在于两种疫苗结构双管齐下，先免疫再加强。研究人员计划首战先用病毒载体激发细胞免疫性，然后再单独增派蛋白质作为援军，进而产生抗体。之后所有的人体艾滋病疫苗研究都与之一脉相承。

20 世纪 90 年代末，在动物体内试验过的疫苗结构不少于 12 种。这些疫苗都采用了最为前沿的技术：蛋白质重组、基因载体等。人类还从未在疫苗史上做出过可与此比肩的努力。

开展人体试验的时候到了，志愿者们作为受试者参与了候选疫苗的评估。有两种疫苗类型有待检测：

——治疗性疫苗：接种对象是 HIV 病毒感染者，目的是改善受体的免疫应答，延缓疾病的发作或延长已发病对象的存活时间。随着"鸡尾酒疗法"的出现和在 20 世纪 90 年代末取得的成功，这些治疗性疫苗的目的发生了转变，新目标是注射疫苗后，病人可暂时停用抗逆转录病毒药物，以期降低后者的副作用，还能减少医疗花费；

——预防性疫苗：旨在避免感染。

治疗性疫苗的一名成员——"索尔克免疫原"（一种被剥离了包膜的灭活病毒）已经在前文登场了，但以失败告终。基因工程疫苗，比如重组疫苗，也都难逃此厄运。MicroGeneSys 公司研发的疫苗也是"同病相怜"。该公司在 20 世纪 90 年代研发出了一种名为 VaxSyn 的候选疫苗，有效成分是包膜蛋白质 gp160，以铝为佐剂。弗兰克·沃尔沃维茨（Frank Volvotitz）博士于 1983 年成立了这家生物技术公司，他毕业于纽约医学院，其博士学位论文导师后来这样说道："他是唯一一名阅读《华尔街日报》（*Wall Street Journal*）的学生。"

沃尔沃维茨设法获得了美国国立卫生研究院和军方的大力支持，几经波折，在多位参议员帮忙陈情游说之后，他拿到了疫苗效力研究所需资金。该研究由美军负责进行，共有 608 名 HIV 病毒感染者接受了治疗。1997 年 4 月，结果公布了，令人大失所望：这些疫苗对艾滋病的临床症状变化并无效用。在遭遇失败的 9 个月后，MicroGeneSys 公司改头换面，摇身一变成了 Protein Sciences Corporation（蛋白质科学公司）。这家"新"公司现正试图推广另一种新疫苗，瞄准的还是一种颇受关注且传播广泛的传染病，但与艾滋病完全不同——流行性感冒（见第五章）。

为了研制出治疗性艾滋病疫苗，研究者们尝试过各种方法，但是都一无所获。

同时，医学界也在预防性疫苗领域做了大量研究，我们一时无法全部归纳在此。不过值得一提的是，2007年被统计到的临床研究就至少有33项，而且采用的技术五花八门。这些研究大都由制药巨头、生物技术公司或国立机构领衔[1]，比如法国的国立艾滋病和肝炎研究局（France Recherche Nord & Sud Sida-HIV Hépatites, ANRS）就参与其中（该司后文还会现身）。本章收尾时，我们还会讲述两个最前沿的艾滋病预防性疫苗的故事，当然，故事大结局也会一并奉上。

不过先别着急翻到最后，让我们先回顾一下瓦克斯根（VaxGen）公司的实验，在那两个疫苗故事发生之前，这家公司的试验规模可称第一。这次试验还引发了关于三期临床试验[2]的广泛争论，而它的失败也对后来者有深远影响[3]。

让我们先认识一下这家加利福尼亚企业的缔造者：唐纳德·弗朗西斯（Donald Francis）博士。他是一名儿科医生，毕业于加利福尼亚大学和哈佛大学。1970年，28岁的弗朗西斯加入了

[1] 详见 W. Koff, P. Kahn, D. Gust, *IDS Vaccine Development: Challenges and Opportunities*, Caister Academic Press, 2007。

[2] 疫苗用于人体试验的阶段总共分为三期，只有第三期完成后显示疫苗对人体具有保护性才大功告成，这个过程需要8年时间。第一期测试主要是安全性和耐受性，需要1年半时间；第二期主要是免疫原性（对机体免疫系统有效的刺激作用），这是判断疫苗能否继续进行的关键，时间至少2—3年；第三期主要测试疫苗的保护性，时间也需要4年左右。一般而言，一种新疫苗的有效率达到80%才可获准上市，但鉴于艾滋病病毒传播的巨大危害，疫苗如果达到30%的有效率就可获准上市。见黄相刚、徐建青、邵一鸣《艾滋病疫苗临床试验研究进展》，《中国医刊》2006年第6期。——译者注

[3] 瓦克斯根（VaxGen）公司开展的这项试验是世界上最早的两项艾滋病疫苗大规模三期临床试验之一。——译者注

著名的美国疾控中心亚特兰大总部（CDC）。他参与了在非洲和亚洲的天花根除行动，1976年苏丹抗击埃博拉病毒行动中也出现了他的身影。

弗朗西斯很快就获得了病毒学"斗士"的声望。从美国发现艾滋病之初，他就在抗击该病的斗争中扮演了重要角色——弗朗西斯很早就预见了艾滋病的灾难性后果，敦促当局重视这一社会毒瘤。在记者兰德·施尔特（Randy Shilt）的著作《世纪的哭泣》（*And the Band Played On*）中，他被描写成了一位家喻户晓的英雄。这本书讲述了艾滋病在美国同性恋群体中出现的故事，后于1993年被搬上大银幕，唐纳德·弗朗西斯的角色由演员马修·摩丁（Matthew Modine）扮演。

既然谈到艾滋病疫苗研发，那么，与唐纳德·弗朗西斯的相遇也属不解之缘、缘缘相抱了。1993年，他在位于加利福尼亚的一家主流生物技术公司基因泰克（Genentech）任职。该公司当时致力于研发一种基因工程疫苗，主要成分是gp120蛋白质和佐剂，但在志愿者体内的初步试验得出的结果令人扼腕。所以尽管弗朗西斯一再坚持，但是基因泰克公司的领导层已经失去耐心，决定放弃这一路径。不过弗朗西斯被允许成立一家新的公司——瓦克斯根，以便继续其团队原来的研究。

1995年8月，唐纳德·弗朗西斯从一位生物技术界颇为知名的商人那里获得了支持，这个人就是罗伯特·诺文斯基（Robert

Nowinski），他后来成为瓦克斯根公司的董事长。为了对基因泰克公司最初工作中提取的 gp120 蛋白质进行有效性临床试验，瓦克斯根公司募集了私人资金（该公司很快就筹集到了 3000 万美金）。科学界认为进行有效性临床试验还为时过早，所以弗朗西斯拼尽全力才说服众人。他的理由和经验论主义者的立场 [1] 不谋而合："之所以要开展功效研究，是因为我们不知道疫苗是如何运作的。并且实验室采集的所有数据对于人体免疫保护来说价值有限，只有大规模的人体研究才能将我们引向明路。"但是科学界对此莫衷一是，远未达成一致。

弗朗西斯从此被人们戏称为"圣·弗朗西斯""以治疗全人类为使命的人""新的先知"。他不仅上书当局，还向媒体和行动主义者发声："在我国，艾滋病已经令 75 万人失去生命。如果我们无动于衷，几年之后，这一数字会比死于内战 [2]、两次世界大战和越战的总人数还要高。基因泰克公司现在有 1.5 万支疫苗可供使用，并且还能再额外生产 30 万支。是时候开展临床免疫研究了。"

---

[1] 目前，国际上研制的艾滋病疫苗有两种思路：一种基本上包括基因工程疫苗等，以科学理论为依据；一种是传统路线的经典疫苗论，即以经验为根据，但第二条路线已经销声匿迹或缺乏支持。这与 HIV 自身的特点有关：HIV 不同于一般病毒，进入人体后会将其基因信息送入被侵略细胞中，科学家们担心，如果按照传统方法，即降低或消灭病毒的活性后制成疫苗，万一疫苗中还含有某些致病基因，安全性上就可能出现问题。见李虎军《艾滋病疫苗：在失望中继续摸索》，《南方周末》2003 年 3 月 13 日。——译者注

[2] 即南北战争。

　　最终，弗朗西斯在论战中取得了胜利。有两项研究得以开展：一项在美国，另一项在泰国，后者的 gp120 疫苗由该国流行的 HIV 病毒亚型制备而成。2003 年 11 月 12 日的一场新闻发布会公布了研究的初步结果，但无异于一场幻灭：在参与该研究的 2546 名志愿者中，注射安慰剂的小组中有 105 例 HIV 感染，而疫苗小组则有 106 例感染——疫苗又没有起效。2004 年，唐纳德·弗朗西斯离开了瓦克斯根公司。这家企业在一段时间后也销声匿迹了，但其推出的候选疫苗后来一度又回到了舞台中心，且看后文分解。

►▷　前沿计划一览

现在，两项最先进的艾滋病预防疫苗研制计划分别是：正在泰国进行临床研究的 RV144、默克公司的 STEP。

让我们先来认识纽约的一家小型公司——Virogenetics。恩佐·保莱蒂（Enzo Paoletti）于 20 世纪 80 年代创办了这家公司，它位于奥尔巴尼[1]（Albany），属于纽约州卫生局，其研究的主要内容是将痘苗病毒作为疫苗制剂的基因载体。由于没有合作伙伴，这家新成立的公司在起步时面临诸多困难。1986 年，梅里埃研究所认为 Virogenetics 公司的技术具有前景，于是花费 400 万美元买下了其 51% 的份额。当时梅里埃研究所的兽医部门正在探索一种狂犬疫苗的商品化生产，而这项疫苗恰恰也使用了痘苗病毒作为基因载体（见第三章中关于 Raboral 疫苗的内容）。所以梅里埃公司就更有意出资了。

Virogenetics 团队在和梅里埃研究所的兽医研究员们交流之后，开始将一种禽病毒（名为金丝雀痘，Canarypox，金丝雀的自然病毒）作为基因载体。因为痘苗病毒会引发副作用，被用作基因载体时会出现诸多问题，譬如天花疫苗接种行动中就出现过这

---

[1]　奥尔巴尼（Albany），美国纽约州首府。——译者注

些问题。另外，20 世纪 80 年代，天花疫苗接种行动还在继续，接种过的人已具备了对痘苗病毒的免疫力，若还是将痘苗作为基因载体的话会受到干扰。而金丝雀痘则不会出现这些问题，因此梅里埃研究所十分重视这一新的基因载体。1989 年，研究所更名为巴斯德－梅里埃－康纳，后继续购入 Virogenetics 的股份，到目前为止共持有该公司 80% 的股份。

在众多将金丝雀痘作为基因载体的候选疫苗中，巴斯德－梅里埃－康纳将抗 HIV 疫苗作为重中之重。动物模型试验的第一批结果显示，表达 HIV 基因的金丝雀痘可在老鼠体内诱发可观察到的细胞免疫反应。这一候选疫苗的商业名称为 ALVAC（Albany vaccin）。那时，"初免－增强"（prime-boost）的概念刚刚出现（见上文）。于是，研发团队决定双管齐下，ALVAC 和重组蛋白质 gp120 并用，以产生抗体、消灭病毒。然而第一批人体试验结果却给大家的热情泼了冷水：免疫应答未能如人所愿。此外，基因载体的规模化生产非常难以实现，产量很低。

恩佐·伯莱蒂与巴斯德－梅里埃－康纳的关系紧张了起来。1995 年，恩佐被迫辞职，Virogenetics 换帅，吉姆·塔尔塔利亚（Jim Tartaglia）接替了他的位置，新人的使命自然是要在新型疫苗的研发上有所建树。该项目继续进行下去，其中不乏起起落落。有一次，和美国国立卫生研究院在美合作的一个试验项目以失败而告终，团队甚至有心暂停项目。美国国立卫生研究院也打算放弃与巴斯德－梅里埃－康纳的合作，转投默克公司的候选疫苗。这对多年耕耘的巴斯德－梅里埃－康纳可谓是一盆冷水。在公司里，幸而有拉法埃尔·艾尔·哈比卜（Raphaelle El Habib）团队和艾滋病研究主任——声望在外的迈克尔·卡莱恩（Michel Klein）全力说服，计划才未搁浅。法国国立艾滋病和病毒性肝炎局（ANRS）主任让－保罗·勒维（Jean-Paul Levy）也对他们表示了支持。

在国际上，以美国军中约翰·麦克奈尔（John McNeil）为首的一小撮研究者支持巴斯德－梅里埃－康纳的经验主义方法，认为临床研究是疫苗研发的必经之路。国内外的支持声此起彼伏，终于帮该项目逃过一劫。最终在 2003 年，公司做出了重要决定：巴斯德－梅里埃－康纳（从那时起更名为安万特－巴斯德，Aventis-Povsteur）的 ALVAC-HIV 将继续与 AIDVAX（HIV 的 gp120 蛋白）联合使用，用于在泰国进行的一项免疫研究。二者联合的产物被称为 RV144，共对 1.6 万名健康的试验对象进行了应用。美军赞助了这一计划，国家过敏症和传染病研究所（National Institute of Allergy and Infectious Diseases, NIAID）给予了资金支持，泰国卫生部也在研究开展中提供了合作。据估算，该研究共花费 1.19 亿美元。

第一批疫苗接种刚刚完成（2003 年 10 月），该计划就受到了众多艾滋病研究专家的联名批评。这篇由丹尼斯·伯顿（Dennis

Burton）和其他 22 人（其中有盖洛、德罗齐埃、汉恩、内桑森）联合署名的社论于 2004 年 1 月 16 日在《科学》杂志登出，题为《HIV–1 型疫苗 III 期试验需要合理依据》[1]。这篇文章的作者们认为，该研究成功的希望十分渺茫——鉴于这一联合疫苗的两个成员在先前的研究中都被证实无效，二者结合也未必能起效。他们指出，既然原来的临床研究已然失败，就没必要再摔一次跟头了，不然会使民众对疫苗研究失去信心。

对于这些批评的回应被刊登在 2004 年 2 月 13 日的《科学》杂志上，题目是《艾滋病疫苗试验的合理性》[2]，署名人除约翰·麦克奈尔之外，还有美国国立卫生研究院的多位杰出成员。2004 年 7 月 9 日，《科学》杂志又登出了另外一封信，这次的题目是《支持抗艾滋病候选疫苗 RV144》[3]，计划的捍卫者们提醒读者注意，这是第一次应用"初免 – 增强"策略的有效性试验。他们认为，这一研究将会结出丰硕的果实，到了 2009 年就会真相大白！

不过结果揭晓之前，让我们再来了解一下默克公司的 STEP 研究。在劳伦斯·科里（Lawrence Corey）的影响下，美国国立卫生研究院的部分人士并不认可巴斯德 - 梅里埃 - 康纳研发的疫苗技术。劳伦斯斩钉截铁地说，不想为疫苗的下一次失败负责，所

---

[1] 原文为 "A Sound Rationale Needed for Phase III HIV-1 Vaccine Trails"。——译者注
[2] 原文为 "HIV Vaccine Trial Justified"。——译者注
[3] 原文为 "Support for the RV144 HIV Vaccine Trial"。——译者注

以高声支持美国制药巨头默克推出的另一种技术。曾因研发出众多疫苗而享誉世界的默克，仿佛一直在艾滋病疫苗研发热潮之中默默无闻，直到 2001 年，该公司突然拿出了"撒手锏"，在科罗拉多州 Keystone 的会议上一举震惊四座。会上，默克的研究员将自 1986 年起在极端保密情况下进行的工作公之于众——他们共在 100 多只猴子体内测试了 5 种候选疫苗。

默克的疫苗也使用了含有 HIV 基因的载体，但与其他团队不同，这些基因并没有编码像 gp120 一样的包膜蛋白，而是编码了病毒内部的蛋白质。默克为了这项研究动员了大量人力物力：48 名研究员参与其中，幸而成果也如期而至。美国国立卫生研究院艾滋病计划的负责人尼尔·内桑森（Neal Nathanson）在这时说道："投身于这项事业的有志之士们终于依稀能望到黑暗隧道的终点了。"而执掌华盛顿大学病毒学系的劳伦斯·科里进一步说道："若美国人有了这种疫苗，会不遗余力让它获得最广泛的应用。"

默克的研究员们进展迅速。2004 年，公司决定在发病率高的几个国家选出 3000 名易感染者进行试验，验证该疫苗的可行性，这项研究被命名为 STEP。媒体风闻后便一拥而上，除了想打探到其中的技术细节，还对该计划的经济价值颇为关注。《华尔街日报》甚至声称，新疫苗将会是默克的救星——该制药巨头正因 2004 年撤回主打产品 Vioxx（关节病治疗药物）而处境艰难。研究将在美国的 13 个城市、波多黎各（Porto Rico）以及 6

个外国城市开展——它们是多米尼加共和国的圣 - 多明戈（Saint-Domingue）、海地的太子港（Port-au-Prince）、秘鲁的伊基托斯（Iquitos）和利马（Lima）、加拿大的多伦多（Toronto）、澳大利亚的悉尼（Sydney）。

我们刚刚见证了 21 世纪初两项前沿研究的内幕，它们的推动者分别是巴斯德 - 梅里埃 - 康纳（PMC）和默克（Merck），接下来只待结果揭晓了。2007 年年初，第一份结果翩然而至：巴斯德 - 梅里埃 - 康纳在泰国的研究设定了一个中期数据检查，如发现问题的话可暂停研究。到了既定日期，他们未观察到任何不正常现象。在希望的盈盈微光下，研究的小船摸索前行。

当年 9 月，又发生了一个大新闻：默克宣布叫停正在进行的临床研究。怎么会这样？——因为疫苗小组的受试者感染率并未降低，而且感染 HIV 的人数（49 例）竟比对照组（33 例）还要多。团队没观察到任何预期的疫苗效力指标，面对试验结果，他们甚至担心会弄巧成拙——候选疫苗可能反而会增加感染风险。这时争论之声又起：一头扎进临床试验真的有用吗？是否应该重新回到基础研究上来？现在的临床研究，要么是"经验主义"——依据过去的经验，比如赛诺菲巴斯德的情况（研究两种单独并不会对人体起效之疫苗的联合）；要么就是"理性主义"，像默克一样以颇有说服力的猴类动物模型试验数据为蓝本。

2009 年 9 月 24 日，事情又有了新的转机：泰国 RV144 的研究结果公布，令人又燃起了些许希望。6 年之间有 1.6 万名受试者参与了这项研究，他们被划分为疫苗接种小组和安慰剂小组。使用"免疫—增强"方法后，疫苗小组成员比安慰剂小组感染率降低了 31.2%：接种疫苗小组中有 51 名感染 HIV，而未接种的对照组出现了 74 例感染。从数据上来看，差别明显。这是第一次有 HIV 疫苗被证实行之有效。且慢，专家们又对数据资料进行了详细研究，ANRS 的主任如此总结他们的看法："我们迈出了重要一步，但是步子还不够大。艾滋病疫苗的研究依然未到终点站。"无论如何，看起来这次是巴斯德–梅里埃–康纳推崇的"经验主义"略胜一筹，它还不愿意让位于"理性主义"。疫苗自詹纳的发现而走入人类世界，但它好像并不乐意把成功的秘诀轻易授之于人。

但是，"理性主义"者们当然也没有放弃，美国国立卫生研究院传染病部主任安东尼·福熙 2008 年时倡导的向基础研究回归（见本章篇首）看起来有了成果。2010 年 7 月，美国国立卫生研究院的研究员们宣布发现了一种抗体，它能够阻止 HIV 病毒附着在细胞受体（CD4 细胞[1]）上，几乎可中和全世界范围内流窜的 HIV 毒株。用于检测该抗体的技术将有望另辟蹊径，给艾滋病疫苗研发掀开新的一页，其他传染病的防治也会受益其中。

---

[1]　人体免疫系统中最重要的 T 淋巴细胞 CD4 是 HIV 病毒的主要攻击目标。HIV 病毒会大量破坏该细胞，使人体丧失免疫功能。CD4 细胞的数量可作为反应机体免疫力的指标之一。艾滋病疫苗若要成功，需要阻止 HIV 与 CD4 和 CCR5 两个受体结合。——译者注

| 第九章 |
纷纷扰扰

　　一场悲剧即将上演，因为有时理性和科学事实都敌不过情感的一时冲动。

在之前几章中，我们曾谈到过疫苗引发的严重事故，比如，20 世纪 40 年代，黄热病疫苗就曾助长过乙肝病毒的传播（见第四章）。这些事故的原因一经查明，研究者们便采取相应措施予以纠正，避免了灾难重演。同时，疫苗质量也得到不断提高，所以发生类似事件的概率也越来越低。但无论如何，还应时刻保持警惕，2010 年的一起疫苗质量事件就令警钟长鸣——轮状病毒疫苗被其制备原材料（胰蛋白酶）带入的猪圆环病毒 [1] 污染。疫苗总是处于舆论风暴的中心，它之所以经常占据着报纸头条，并不是因为可能会出现的副作用 [2]，而是因为常被与一些病因未知的疾病联系起来。所以这一章我们来谈谈这些在舆论中喧嚣一时的"事件"。

▶ ▷ 自闭症与麻疹疫苗：甚嚣尘上的罪名

"自闭症" [3] 一词，1911 年第一次被厄根·布洛伊勒（Eugen Bleuler）博士用在精神病学上。1938 年，巴尔的摩约翰霍普金斯

---

[1] 万幸，这种病毒对人类不具有致病性。

[2] 几乎所有的药物都可引起不良反应。国外报道的不良反应发生率为万分之一左右，但是中国实际上的发生率远远低于这一数值。世界卫生组织早在 20 世纪 90 年代就对免疫接种不良事件（Adverse Events Following Immunization, AEFI）进行了定义和分类。见张环宇《"疫苗抵制"背后的思考》，《中国处方药》2013 年第 5 期。——译者注

[3] 法文 autisme，来自拉丁文 autos，指"自己"。"自闭症"也称"孤独症"。自闭症是一种脑部功能受损伤而引起的发育障碍，通常在幼儿两岁半以前就可以发现。自闭症患者语言理解和表达困难、难与人建立情感，对各种感官刺激反应与一般儿童表现不同。随着患者年龄、智商及患病程度的不同，症状各异。导致自闭症的原因可能有多种，目前尚未找到确切的答案。陈梦佳、谭建新：《疫苗中的硫柳汞与自闭症研究进展》，《中国热带医学》2009 年第 7 期。——译者注

大学的儿科精神病学专家里奥·肯纳（Leo Kenner）博士为一名 5 岁的儿童问诊，这个孩子举止异常，令他觉得十分奇怪。在接下来的几年中，他又遇到了 10 名出现同样临床症状的孩子。到了 1943 年，他发表了《情感接触的自闭障碍》(Autistic Disturbances of Affective Contact) 一文，将自己的观察公之于众。在这篇文献中，肯纳描述了一种儿童自出生起就无法与周围人士建立情感接触的临床现象。他注意到了自闭症的特殊临床征象：障碍早发；对周围的人和物严重缺乏兴趣，极端孤僻；刻板重复的作态行为 [1]；语言障碍——要么沉默寡言，要么发出的声音是别人听不懂的。

20 世纪 90 年代起，这种精神疾患的病例数量开始急剧上升。于是人们不禁要问：这难道是一场自闭症大流行？英国和北美的报纸在报道时也做了这样的揣度。1999 年，一篇报道在总结加利福尼亚州卫生部门的工作报告数据时，首次使用了"肆虐"一词描述自闭症：1988—1998 年，报告病例由 2778 例升至 10360 例，即 10 年间上升了 273%。该报告一经公布，美国举国哗然。到底是真实病例急剧上升，还是因为检测手段提高令统计数据更全面了？后来全美的调查也与加利福尼亚州的数据变化一致。美国每 150 名孩子中就有 1 名患有自闭症（或与之相关的症候群），英国的病例也在增多。

---

[1] 作态行为，又称"强迫行为"，一种重复与持续的行为，可能是由内心的忧虑与焦虑情绪所引发。见维基百科。——译者注

疫苗又是如何被牵连进这桩疑案的呢？

1998年2月27日，伦敦一家医院的胃肠病学专家安德鲁·韦克菲尔德（Andrew Wakefield）博士将记者们召集起来开了一场发布会，会上他宣布已经发现了自闭症的病因。他的数据第二天就被刊登在著名的医学杂志《柳叶刀》上，结论如下：自闭症是由麻疹、风疹和流行性腮腺炎三联疫苗（MMR）引起的。

一位胃肠病学专家是如何得出这一结论的？让我们先回到过去：从1989年步入职业生涯之始，32岁的韦克菲尔德就因为对克罗恩病[1]（Crohn）的重要发现而名声大噪。这是一种肠道慢性炎症疾病，在胃肠道的任何部位均可发生。他首先研究的是克罗恩病发病的心理学机制，在之后的1993年，他宣布找到了该病的幕后元凶：麻疹病毒。

他描述了15位克罗恩病患者的病征——在肠道活检的过程中，麻疹病毒露出了踪迹。但是韦克菲尔德并未止步于此：他宣布除麻疹病毒与此病有关外，麻疹疫苗也难辞其咎。麻疹疫苗其实也是一种减毒活疫苗，因此接种后病毒会像野毒一样在机体内进行繁殖，不过只会引发免疫应答，不会诱发麻疹。韦克菲尔德的言论引发了巨大关注，同时也令各界惊愕不已。不同国家的研

---

[1] 克罗恩病（Crohn），又称克隆氏症或局部性肠炎，是一种发炎性肠道疾病，可能影响肠胃道从口腔至肛门的任何部分。症状通常包含：腹痛、腹泻（如果发炎严重可能会呈血性）、发烧和体重减轻。其他合并症可能发生于肠胃道之外且包括：贫血、皮疹、关节炎、眼睛感染和倦怠。——译者注

究员们都开始研究麻疹病毒与克罗恩病的关系。经过多年研究，各方得出的结论同出一辙：麻疹病毒（或麻疹疫苗）与克罗恩病之间并不存在关联性。韦克菲尔德错了。

1998 年，韦克菲尔德又瞄准了麻疹疫苗，指控其是自闭症的病因。此人是如何在自闭症患儿的消化道中找到这一自己"钟爱不已"的病毒的呢？他解释道："1995 年，我结识了一名自闭症患儿的父母。他们向我提及，孩子出生后本来一切正常，但是长到第 18 个月时突然发生了重大变化：举止异常、言语困难，进而被医疗机构诊断为自闭症。然而这一突如其来的怪变恰与 MMR 三联疫苗接种同时发生。"

韦克菲尔德非常认可这一解释，而且后面发生的其他事情也加深了 MMR 疫苗的嫌疑。当时韦克菲尔德正在东奔西跑，试图说服公众认同麻疹病毒和克罗恩病之间联系，所以这些事情的出现正中其下怀。

我们可以想见，韦克菲尔德在 1998 年 2 月新闻发布会上的言论被媒体大肆报道，而且他还提出了一个短期解决方案：停止使用 MMR 三联疫苗，重新独立使用三种疫苗（麻疹、流行性腮腺炎和风疹），就像 20 世纪 60 年代一样。然而这种提议的理论依据十分薄弱，而且以上三种单独疫苗已经不再在英国销售了。这次新闻发布会令科学家们猝不及防，韦克菲尔德击中了要害，掀起了一场由媒体参与的论战。这个策略实在是妙，因为这件事已经凑足了成为"头条"的佐料：重大疾病、儿童、卫生部门、制药业。

现在让我们看看哪些是支持他假设的论据，而科学界又作何反应。文献参考就是韦克菲尔德1998年2月28日发表在《柳叶刀》上的文章，里面讲了些什么呢？作者在里面讲述了英国皇家自由医院（Royal Free Hospital of London）儿童肠胃科收治的12名患儿的情况。这些孩子因为消化功能紊乱前来就诊，此外他们还有一个共同之处：所有人都有举止问题，其中9名患有自闭症。9人之中，有8人的症状都是在接种MMR疫苗后出现的。

孩子们都在肠胃科接受了内窥镜检查，并被提取了样本以进行研究，结论是所有人都出现了消化道慢性炎症反应。自然，韦克菲尔德就此将消化道慢性炎症反应与麻疹疫苗注射联系了起来。至于和自闭证到底存在怎样的联系，他提出了如下假设：麻疹疫苗中含有的病毒在肠道内繁殖并引发炎症，使得病毒蛋白质穿过受损肠壁，通过血液循环后到达脑部，继而导致自闭症症状。不过，空口无凭，要证明疫苗与自闭症之间存在必然联系，就要识别出引发自闭症的病毒蛋白质、确认自闭症发生的相关分子学机制。然而他还差得远呢。

韦克菲尔德只是抛出个假设而已，但随着此事的发酵，他成了鼎鼎大名的人物。研究者们就这个问题展开了研究并很快就有了答案，1999年6月12日，《柳叶刀》杂志刊发了一篇署名为布伦特·泰勒（Brent Taylor）的文章。基于流行病学研究，他指出

MMR 疫苗接种与其检查的 498 例自闭症之间并不存在联系。而流行病学家希拉里·鲍尔（Hilary Bower）则在《英国医学杂志》发表了一篇名为《最新研究表明 MMR 疫苗与自闭症之间并不存在联系》[1] 的文章，其结论直截了当："很显然，这个问题已经盖棺定论，有充分的证据表明 MMR 疫苗既不是自闭症的病因，也不是其他消化道炎症的诱因。"

轮到韦克菲尔德来回应了，这次的阵地依然是《柳叶刀》，1999 年 9 月 11 日的那一期中，他抛出的一张曲线图显示，从时间上来看：加利福尼亚州和英国自闭症病例的急剧增多恰好与 MMR 疫苗在这些地区的接种活动相吻合。英国的这种关联性更为明显，该国于 1994 年秋天铺开了一项名为"保障行动"的大规模 MMR 疫苗接种活动，旨在为 800 万名 5—16 岁的儿童接种。这一行动被媒体广泛报道后遭受了众多质疑，因为其开展的主要依据是麻疹病流行，但当时的真实情况并非如此。在这种背景之下，韦克菲尔德引发的讨论就更是火上浇油，令英国群情激愤了。

一时间，针对韦克菲尔德假设的文章纷至沓来，或赞成或反对。支持他的有约翰·欧莱尔（John O'Leary），他借助于聚合酶链式反应技术（Ploymerase Chain Reaction, PCR）[2]，在 82% 自

---

[1] 原文为 "New Research Demolishes Link between MMR Vaccine and Autism"。——译者注
[2] 聚合酶链式反应（Ploymerase Chain Reaction, PCR），是一种用于放大扩增特定的 DNA 片段的分子生物学技术，它可看作是生物体外的特殊 DNA 复制，PCR 的最大特点，是能将微量的 DNA 大幅增加。——译者注

闭症患儿的肠道内发现了微量麻疹病毒基因组，而非自闭症患儿出现这一情况的比例只有7%。另一位研究者，维琴德拉·辛格（Vijendra Singh）进一步梳理了韦克菲尔德解释的自闭症发病生物学机制，认为在自闭症患儿体内，除麻疹病毒抗体含量高外，脑细胞（即髓磷脂）抗体含量也高，两种抗体的浓度呈现相关性。于是他由此推断自闭症是一种自体免疫性疾病（即病人在免疫反应时产生的抗体反而攻击了自身细胞）。这一话题又引起了免疫学家们的注意。

在这场甚嚣尘上的"大戏"之中，你方唱罢我登场，各种假设层出不穷，但主角从来未变：MMR疫苗和肠道炎症反应。不过好戏还在后头，因为政治人物尚未登台。由于韦克菲尔德的大名已经传到了美国，成了媒体的当红炸子鸡，政治家们就更乐意来凑热闹。丹·伯顿（Dan Burton）自1982年起就一直是美国保守派参议员，经常关注卫生领域的问题。在2000年4月6日一次集合了政治人物和自闭症患儿父母的会议上，他将韦克菲尔德介绍给了自己的同僚们。

伯顿参议员在会上作了开场白，在发言中他向与会者出示了自己孙子克里斯蒂安的一张照片。他这样说道："在接种了9次疫苗之后，他就患上了自闭症。"之后，其他自闭症患儿父母们也讲述了MMR疫苗给自己孩子带来的相同不良影响。所以当韦克菲尔德拿起话筒时，面对的已然是一群对其结论深信不疑的听众，他在行政当局面前的"首演"旗开得胜。

在伯顿的支持下，美国媒体对这一主题穷追不舍。记者镜头之下，是父母们举着同一标语的游行："我的宝贝本来是健康宝宝，止于接种了 MMR 疫苗。"镜头前的韦克菲尔德也毫不含糊地站到了疫苗接种的对立面。消息传到了世界的各个角落，日本卫生部长决定暂停推介 MMR 疫苗在该国接种。

在这位胃肠病学家风头正劲时，风向突变。2004 年 2 月 18 日，《星期日泰晤士报》（Sunday Times）的一位记者——布莱恩·蒂尔（Brain Deer），向《柳叶刀》杂志的编辑提供了有关韦克菲尔德研究的重要资料，由该杂志于 2 月 22 日刊出。文章标题为《MMR 疫苗：危机后的真相》[1]。那么真相到底如何呢？文中蒂尔谴责韦克菲尔德医学上的行为不符合伦理规范，特别是有利益冲突情况的存在。一则，与韦克菲尔德自己所说的不同，他参与伦敦英国皇家自由医院患儿诊疗一事可能并没有得到伦理委员会的许可；二来，他有可能在研究开始的两年前收到了法律援助委员会（Legal Aid Board）5.5 万英镑的款项（等于当时的 10 万美元）。韦克菲尔德发表文章时，并未将这些情况告知《柳叶刀》编辑部。

在深入调查后，布莱恩·蒂尔证明韦克菲尔德和一位名叫理查德·巴尔（Richard Barr）的律师存在不可告人的关系。巴尔此

---

[1]　原文为"MMR: The Truth behind the Crisis"。——译者注

人早就名声在外，大家都晓得他曾对一些大型制药集团发起过诉讼。此人自 1991 年就开始关注 MMR 疫苗的副作用，到了 1994 年 4 月，他已经找到了 100 多名在接种疫苗后出现副作用的儿童，这些副作用包括神经障碍、癫痫和脑炎，正好用以打击制药公司。1994 年 9 月，他第一次将自闭症与 MMR 疫苗联系起来，找到了 4 名接种了同一批次疫苗的自闭症患儿。但当时科学界并没有注意到这一点。

应该是从 1996 年起，巴尔和韦克菲尔德取得了联系，两个人可能逐渐炮制出了一个看起来有利可图的计划：研究自闭症和 MMR 疫苗中的麻疹病毒是否存在联系。1996 年，二人联络了法律援助委员会，希望后者对他们的研究进行资助。研究确实得到了开展，但是参加研究的孩子却不是随机选择的，其中 5 个孩子的父母都是理查德·巴尔的客户，他们企图通过证实自闭症和疫苗的关联而获得大笔赔偿金。很显然，韦克菲尔德知晓这里面的猫腻，但是他身边的合作者们却被蒙在鼓里。

真相大白，骗局一经揭穿，事情就闹得沸沸扬扬。首当其冲的就是和韦克菲尔德合作撰写那些文章的作者们，而他们其时并不知道韦克菲尔德和巴尔之间的关系。《柳叶刀》杂志和伦敦的那家医院也深受影响。但是这事还没完，布莱恩·蒂尔继续顺藤摸瓜，在其第一篇报道问世的两年后，他又带来了新的消息：英国一家叫法律服务委员会（Legal Services Commission, LSC）的机构，有超过 10 亿美元的预算可资助律师调查以满足公民诉求。当 MMR 疫苗事件开始在英国为人所知时，一些患儿的父母就曾要求理查德·巴尔律师向该机构谋求拨款。2006 年 10 月，上文提到的记者布莱恩·蒂尔得知这家委员会向他们提供了 3000 万美元：2000 万美元直接打给了理查德·巴尔的律师事务所，另 1000 万美元则拨给了医生和研究员们。

这笔钱被用来干了什么呢？有 80 万美元付给了韦克菲尔德（准确数目是 435643 英镑）。他也不是唯一的受益者：还有 100 万美元被提供给了约翰·欧莱尔，就是他在自闭症患儿的肠道内发现了微量麻疹病毒。调查显示，这笔钱并没有进约翰·欧莱尔的个人腰包，而是被打给了他创办的一家公司：Unigenetics。他本人就是这家公司的经理和大股东。肯尼思·艾特肯（Kenneth Aitken）博士以个人名义收到了 40 万美元，他为证实 MMR 疫苗和自闭症之间的联系"贡献"颇多。在这些内幕被披露后，艾特肯辞去了职务。理查德·巴尔对大西洋对岸的医疗机构也很大方，那里也有人倾心于给疫苗扣上自闭症病因的帽子：加拿大流行病学家沃尔特·斯皮策（Walter Spitzer）收到了 30 万美元，纽约大学的亚瑟·柯雷格斯曼（Artur Krigsman）也获得了相同数额，攻击 MMR 疫苗质量的约翰·马驰（John March）则收到了 18 万美元。这份"理查德·巴尔"名单很长。真正被用到了研究上的钱大概有 1000 万美元，却也没能证实 MMR 疫苗和自闭症之间存在联系。[1]

韦克菲尔德的故事还未完结。除收受了理查德·巴尔的这笔钱外，他还惹上了别的丑闻，依然是利益冲突问题：在 1998 年 2 月召开了新闻发布会的几个月后，他就递交了一项麻疹疫苗的专利申请（专利号：9711663.6，递交日期：1997 年 6 月 6 日）。韦克菲尔德表示这版疫苗比当时的其他民用疫苗更为安全，它既可做预防之用（防止麻疹传染），又有治疗作用，能治疗肠道炎症。这下我们恍然大悟——他急不可耐地提议用单价疫苗替代 MMR 三联疫苗所为何故。此外，他还创办了两家公司：Immunospecifics 和 Carmel Healthcare，应该是要用来销售自闭症的自测盒（这些产品止步于企划阶段）。

2005 年，韦克菲尔德被禁止在英国行医，他只得远渡大西洋对岸，继续职业生涯。最终，从法律援助委员会的慷慨解囊中捞到好处最多的要算理查德·巴尔的律师事务所了，坐收数百万美元还不用提心吊胆。

2004 年 3 月 6 日，联名发表 1998 年 2 月那篇文章的 12 名作者中的 10 位（不用猜就知道，剩下的两位作者应该是韦克菲尔德和约翰·林内尔，其他作者无法联系上他们）在《柳叶刀》杂志上公开致歉，宣布撤回之前的文章并声明："我们希望做出以下澄

---

[1] 用美元计数的款项出自保罗·奥菲特（Paul Offit）的著作，详见本书正文后所列参考书目。

清：由于研究结果不充分，我们发表的文章并未能印证 MMR 疫苗和自闭症之间的联系。我们认为现在应该收回之前的说法，该不当表述对公共卫生领域造成了影响。"同时，《柳叶刀》的编辑理查德·霍顿（Richard Horton）也在这一期中列举了所有针对韦克菲尔德的指控，如未获得患儿父母许可、利益冲突、收受钱款及与理查德·巴尔的勾当等。继英国医学总会[1]（相当于我们法国的医师公会[2]）于 2010 年 1 月 28 日开会做出了吊销其执业资格的决定后，《柳叶刀》编辑部最终在 2010 年 2 月 6 日宣布永远撤回他在 1998 年发表的那篇文章。学术杂志做出这样的决定并不常见。

　　当时，由于自闭症的重重疑云，世界各地都开展了众多研究，探究 MMR 疫苗的罪名是否成立。我们已经谈到过布伦特·泰勒在 1999 年所做的研究；帕迪·法灵顿（Paddy Farrington）也在英国对 357 位自闭症患者开展过类似调查，成果于 2001 年发表；在 14 年内跟踪了 180 万名接种疫苗的儿童后，芬兰的 Annamri Patja 和其合作者们在 2000 年公布了数据；而丹麦 2002 年发表的一项回溯研究跟踪监测了 1991—1998 年出生的共 537303 名儿童，其中有 440655 名接种过疫苗。此外，还有许多研究都表明 MMR 疫苗和自闭症并无关联。

---

[1]　英国医学总会（General Medical Council，GMC）是英国一个收费的医生注册登记慈善机构，通过 1858 年英国医疗法案成立。——译者注

[2]　原文为 "Ordre des Médecins"。——译者注

可这场闹剧对公共健康造成了什么影响呢？喧嚣过后，很多国家的父母都拒绝给孩子接种 MMR 疫苗了。英国自 1988 年 MMR 疫苗接种运动开始后，接种覆盖率一度在 1995—1996 年高达92%。但韦克菲尔德的信口雌黄使疫苗受到了抵制：2003—2004年，MMR 疫苗接种率骤降至 80%，伦敦一些地区的覆盖率甚至只有 58% 了。数百名儿童患上了麻疹，其中 4 名不治身亡——这些无妄之灾本可避免。疫苗覆盖率的急剧下降并未引起自闭症病例的减少，恰恰相反，自闭症病例数不降反增。MMR 疫苗接种受到阻力的其他国家有日本、澳大利亚、新西兰和美国，而父母们对MMR 疫苗的不信任感还蔓延到了其他儿童抗病毒疫苗。

在这件事中，登场的人熙熙攘攘：有唱主角的煽动者、他的合作者们、医院、科学界、《柳叶刀》杂志以及一个不择手段的投机商。而这场闹剧又是如何声势渐大的呢？重读 1998 年 2 月的文章，我们会发现原文的作者们已经用了科技文章惯有的保守措辞。比如文中写道："我们未曾证实 MMR 疫苗和描述症状之间存在关联。正在开展的病毒学研究将能对二者的关系释疑。"并作出如下结论："我们发现这些儿童患有慢性结肠炎，这可能与神经紊乱有关。在大多数情况下，这些症状都出现在 MMR 疫苗接种之后。目前仍须补充其他调查，分析该综合征并了解其与疫苗之间的关联。"

这一发现事关重大，出于谨慎考虑，该杂志的编辑理查德·霍顿邀请美国疾控中心亚特兰大总部的两位专家罗伯特·陈（Robert Chen）和法兰克·德斯德芙诺（Frank DeStefano）在同一期中对该文进行评论。二人的评语直截了当。他们首先指出，要证实是疫苗引发的这一不良反应，必须开展流行病学研究并获得充分的数据支持这一关联，而韦克菲尔德的研究则远不足以达到这一标准。此外，世界各地有上亿儿童都接种了麻疹疫苗，且并未出现文中描述的副作用，遑论其与自闭症的关联了。并且，早在1968年麻疹疫苗被引进英国之前，自闭症就已经为人所知了。最终，两位专家认为该研究与事实有所出入。因为英国一年中接种MMR疫苗的儿童约为60万名，而其中大多数都是在出生后第二年进行的。然而正是在这个年龄段，自闭症的症状会显现出来。所以在接种MMR疫苗后诊断出几例自闭症也就不足为怪了。

鉴于韦克菲尔德的数据支撑不足，二人的结论如下，并一语成谶："韦克菲尔德及其合作者的研究缺乏遵循严格标准的药物警戒数据。终有一天，此事会像滚雪球一样演化为一个社会悲剧，媒体和公众会对文中结论紧追不舍。一场悲剧即将上演，因为有时理性和科学事实都敌不过情感的一时冲动。"他们已经说得再明白不过了。直至今日，自闭症发病率的上升仍未得到合理解释。

除他们外，英国杰出的病毒学家穆罕默德·艾夫扎尔（Mohammed Afzal）也指出韦克菲尔德对于克罗恩病和麻疹病毒的假设是错误的。他运用了非常灵敏的现代分子生物学技术，并未在肠道炎症反应中发现任何麻疹病毒的基因信息。

我们可以义正词严地诘问：为何编辑在同一期中汇集了如此多的信息之后，还允许发表韦克菲尔德的文章？要知道这本刊物对来稿的筛选是极为严苛的：每年在 1 万篇投稿中，只有 5% 能被采用。是为了出风头吗？还是因为不想与一个重大发现擦肩而过，哪怕它可能备受质疑？

理查德·霍顿很可能被蒙在鼓里的是——韦克菲尔德在发文的同时还对他的发现大加"演绎"，他甚至在《柳叶刀》未刊出其文之前就接触了媒体。由于此事会触动大众敏感的神经，记者们得悉后迅速将这些资料传播出去，宣称有了阻击自闭症"流行病"的希望。就这样，一个简单的假设被渲染成了板上钉钉的结论。

最后终于真相大白，此事从头到尾不过是一个极其龌龊的勾当而已。但是恶果已然铸成——民众对 MMR 疫苗的信任感已经大打折扣，当然其他疫苗同样深受其害。

▶▷ 自闭之殇和疫苗之汞

读者可能会觉得这个题目有点"标题党"。所以疫苗内确有可能含有汞吗？嗯，是的。一些疫苗真的含有汞化合物——乙基汞或邻乙汞硫基苯酸钠（其商用名称为硫柳汞[1]）。该化合物被用作疫苗防腐剂之用（前情提要：它对健康是不无危害的）。

本书中我们多次提到，疫苗可分为两种：减毒活疫苗（麻疹疫苗、流行性腮腺炎疫苗、口服脊髓灰质炎疫苗、黄热病疫苗等）和灭活疫苗（注射脊髓灰质炎疫苗、甲肝疫苗、流感疫苗、狂犬疫苗等）。而大部分抗菌疫苗（如破伤风疫苗、白喉疫苗和百日咳疫苗等）都属于第二个梯队，即灭活疫苗。为将抗病毒疫苗和抗菌疫苗统一起来，这章中我们将称灭活疫苗为非活性疫苗。

在法国和欧盟的大多数国家，疫苗包装为单剂量瓶装，并配有注射器，即预充式注射器。在发展中国家和美国，由于经济原因及担心注射器堵塞，大部分疫苗在销售时都是多剂量瓶装，即一瓶的容量可供多次注射使用，大多为10针剂。在这种情况下，医生可能在给多人注射时从同一瓶中取用试剂。当然，注射器材应为专人专用，不过针头仍有可能携带感染性微生物。

这种操作很难万无一失：当针头伸进瓶内，就有带入感染原的风险（细菌或真菌）。这些微生物会在里面生长繁殖，渐渐污染

---

[1]　硫柳汞（Merthiolate），是一种含有乙基汞的化合物，用于防止细菌和真菌在以多剂量瓶提供的某些灭活（即病毒已经被杀死）疫苗中生长。它也用于疫苗生产过程，包括灭活特定的生物和毒素及协助保持生产线的无菌状态。自 20 世纪 30 年代以来，硫柳汞一直用于某些疫苗和其他医疗产品的生产。硫柳汞的制造在人类主要的汞暴露源中占到很小一部分。见世界卫生组织，免疫、疫苗和生物制品，《硫柳汞问答》（http://www.who.int/immunization/newsroom/thiomersal_questions_and_answers/zh/）。——译者注

全瓶制剂。当然，如果整瓶疫苗都在几个小时内快速用完的话，感染的风险就会很低，因为那样细菌就没有时间繁殖了。但是如果该瓶被保存了数天（世界卫生组织允许非活性疫苗在第一次使用的 28 天内继续留用），细菌就会伺机"扩军"，疫苗就面临被污染的风险了。

为避免这种感染，生产商们会在其中加入一种灭菌物质，即防腐剂，比如硫柳汞。这种做法并不新颖，早在 20 世纪 30 年代，鉴于不含防腐剂的生物制品容易造成事故，硫柳汞早就派上过用场。这是制药界痛定思痛做出的改变，因为之前不含防腐剂的生物制品曾引发过事故，比如，1916 年，南卡罗来那州的 4 名儿童在接种感染了金黄色葡萄球菌的伤寒疫苗后去世，另有 60 人遭到感染。到了 1928 年，同一种病原菌在澳大利亚的班达伯格（Bundaberg）造成 21 名儿童中 12 人死亡，他们都接种了同一瓶被污染的白喉疫苗。

20 世纪 90 年代，防腐剂开始被加入到各种多剂量瓶装疫苗（破伤风疫苗、流感嗜血杆菌疫苗、乙肝疫苗、流感疫苗）和多联疫苗（比如百白破三联疫苗[1]）之中。而除了鸡胚制成的流感疫苗外，单剂的一次性注射非活性疫苗中通常并不强制加入防腐剂，但在流感疫苗中添加防腐剂是有必要的，因为流感疫苗并不是在

---

[1] 百白破疫苗是指百日咳、白喉、破伤风的三合一疫苗，是联合疫苗的一种。——译者注

无菌条件下制备的（见第五章，硫柳汞尤其擅长消灭蛋壳带进的微生物）。然而从 2000 年年初开始，制备条件的进步使得大部分鸡胚制备的单剂量瓶装流感疫苗不再需要加入防腐剂了。而不论是单剂量瓶装还是多剂量瓶装，减毒活疫苗内则从未加入过防腐剂，因为后者会损害微生物活性。所以多剂量瓶装的减毒活疫苗应在第一次使用后的 6 小时内用完。

因此在 20 世纪 90 年代的美国，多剂装疫苗是含有硫柳汞的，儿童疫苗也不例外，但这一情况从未引起卫生部门的警觉。不过所有事情都在一夕之间改变了：1997 年，美国众议院中因保护环境不遗余力而闻名的议员弗兰克·帕隆（Frank Pallone）向大权在握的食品药品监督管理局（FDA）递交了一项修正案，要求普查含有汞的医药用品并设定浓度标准。

修正案于 1997 年 11 月 21 日获得通过。制药商们收到了 FDA 提出的要求，然而响应者却寥寥无几：除疫苗外，几乎没有药品含有汞。直到 1999 年 4 月 29 日 FDA 做出强制性提醒，该局的专家们才收到陆续回应。这时人们才如梦方醒，婴幼儿自 6 个月起就开始被注射汞制品了：3 针剂百白破三联疫苗中含有 $75\mu g$ 的汞化合物，3 针剂流感嗜血杆菌疫苗含有 $75\mu g$，3 针剂乙肝疫苗含有 $37.5\mu g$。所以如果一名婴儿完整地按照免疫计划接种疫苗，6 个月大时他已经被注射了 $187.5\mu g$ 的汞化合物。

上限应该是多少呢？FDA 的专家们查找了国内外的建议数

值（国际上主要是世界卫生组织和欧洲药典）。他们大吃一惊，尽管环境中的汞浓度有相应标准，疫苗内硫柳汞含量的上限居然不存在。这时又有一个问题冒出来了：疫苗内的汞化合物是乙基汞，而国际上的环境标准规范的却是甲基汞浓度。来看看这些标准是如何规定的：对于 6 个月以下婴幼儿周围的甲基汞浓度，美国环境保护署设立的上限是 69.3μg；而 FDA 的标准是 277μg；加拿大的上限是 138.7μg。各处标准竟相差如此之大，说明当时掌握的流行病学数据仍然不足。

能将这些标准套用在疫苗的乙基汞上吗？没人能回答这个问题，但要是可行的话，问题就来了——简单一算，我们就能发现婴幼儿在 6 个月大时经由疫苗摄入的汞含量已超标。众人大惊失色。有人不解，为何这事一直无人问津？答案就在疫苗的说明书上：疫苗的汞浓度用百分比进行标注（如：为 0.005%，即 50μg/ml），甚至有时只标明为微量，从来不使用"μg"这个单位。在这之前，居然还没人动过算算疫苗汞含量的心思！

但是，"汞"这个东西可不是闹着玩的。在第二次世界大战期间，日本西南部九州岛的水俣湾出现了一种怪病。刚开始时，渔民们发现海面上漂浮着成千上万的死鱼；继而当地的猫又举止异常，疯了一般，最后发展至自行跳进海中淹死，被称为"自杀猫"；后来祸事又降临到了人的头上。该怪病最终被命名为"水俣病"，有上千人罹患此病。最初的症状是非常疲劳、步履蹒跚、头痛，味觉和嗅觉丧失，继而出现视觉障碍、无法控制的震颤、严重不可逆的神经失常，重者身体残疾，会在症状出现的几个月后死去。

从该流行病于 1956 年出现起，流行病学家们就注意到渔民们最易发病。调查显示：他们的食物供应链中出现了汞的身影。生产化肥的智索株式会社[1]（Chisso Corporation）自 1908 年进岛，在使用汞后不加以处理，竟将甲基汞直接排入大海。所以，海里鱼类和甲壳类生物的汞含量飙升，殃及了食物链上方的人类和其他动物。此次"人祸"影响巨大，共有 1.2 万名受害者，其中 1408人不治身亡。该公司最后共对 10353 人做出了赔偿。

塞舌尔、新西兰和费罗岛（Foéré）也出现过类似事件，有人食用被甲基汞污染的鱼子后出现了问题。伊拉克在 1971—1972年出现了一场大规模汞中毒，那次是因为人们吃了被污染的小麦粉——最终共有 6000 人就医，450 人丧生。

毋庸置疑，汞是有毒的。

1997 年，当弗兰克·帕隆提交修正案时，FDA 对疫苗中硫柳汞的存在情况还没有充分掌握。于是该局在第一时间开始研究甲基汞，因为那是人类摄入汞的主要形式。它是从哪里来？里面的汞会对人体产生哪些影响呢？

食物尤其是其中的鱼类，是人类摄入甲基汞的主要途径，在

---

[1]　智索株式会社公司（Chisso Corporation）为一家日本化工企业，日文名称为チッソ株式会社。——译者注

未被污染的水中，鱼类的平均甲基汞含量是 150μg/kg。空气和水随污染程度不同，也有可能造成汞总摄入量的升高。据世界卫生组织估算，由不同环境源造成的甲基汞日摄入量为 2.4μg，即每周摄入量为 16μg。如果不发生任何意外中毒事件，血液中的汞浓度平均含量为 40μg/L。一旦汞被人体吸收，会蔓延至各个器官，大脑首当其冲。

在临床方面，汞中毒发生后，神经中枢系统受到的伤害是主要问题所在（我们称之为"神经毒性"），病人会出现如同日本水俣病一般的神经症状。

而对甲基汞的去除则是相对缓慢的（估计其在有机体内的半衰期为 70 天）。还有一个已经确凿无疑的事实：汞化合物会在有机体内慢慢堆积。显然，这正是疫苗被扣上罪名的症结所在，疫苗内的汞会对人体产生怎样的影响呢？

根据之前所提到的这些汞中毒事件，可以估算出汞引起人体发病时的摄入比例和机体汞浓度。例如，水俣湾事件中，鱼类的汞含量是 10mg/kg（"正常"的含量是 150μg），而事实上在很长一段时间内，那里成年人平均每天的汞摄入量都在 200μg 以上。在伊拉克"毒"面粉引发的汞中毒事件中，汞浓度约为 50—400μg/kg，不过持续摄入汞的时间相对较短。从日本和伊拉克两次事件的研究中最后可得出以下结论：若孕期妇女被暴露在甲基汞环境中，会造成婴儿神经功能紊乱，尤其是智力发育迟滞。根据这些流行病学资料及对血液汞浓度的估算，我们认为血液汞浓度超过 200μg /L 后，人体就会出现神经病学症候。

这就是 1999 年 FDA 专家们掌握的有关汞（至少是甲基汞）的信息概要。这些信息被披露后，社会上立刻就炸开了锅：儿童疫苗是否存在隐患？

当年 8 月，汇集了众多疫苗学专家的美国国家疫苗咨询委员会（National Vaccine Advisory Committee, NVAC[1]）开了一次会，疫苗界的世界级大咖斯坦利·普洛特金教授为疫苗慷慨陈词。他提醒大家：乙基汞不等同于甲基汞，而且"在塞舌尔开展的研究表明，如孕期妇女在几周内摄入的甲基汞不超过 3500μg，其产下的婴儿不会出现任何异常。禁止在疫苗中添加硫柳汞则会让全球的疫苗接种行动乌云密布，尤其是那些使用多剂装疫苗的最贫困国家。"他一如既往，在结束发言时引用了名言，这次是《爱丽丝梦游仙境》中红桃皇后说过的一句话："欲加之罪，何患无辞。"[2]

参会的儿科学会成员们都惊慌不已，甚至可以说已经失去了冷静。诚然，疫苗的汞浓度要比日本和伊拉克的食物中毒事件中低 1000 倍，但以下事实却不容置疑：虽然"摄入量"和"机体含量"

---

[1]　原文为 "National Vaccine Advisory Committee, ACIP"，简称与全称不一致，此处采信全称。ACIP 指 NIH 下属的免疫接种咨询委员会（Advisory Committee on Immunization）。——译者注
[2]　法文原文为 "La sentence en premier, le procès après"，意为"判决在前，诉讼在后"。——译者注

是两个概念，但是婴幼儿在 6 个月时所摄入的汞含量确实超出了可接受范围。而且"机体含量"的多少是很难确定的，因为我们并不知道乙基汞是如何消解、如何积聚的（别忘了上文提到的数据都是关于甲基汞的）。总而言之，这次会上，大家各执一词、争论激烈，却又迟迟没有定论。

时至今日，这样难以抉择的情况越来越多，当人们处于这种境地时，一般会遵从"预防原则"。于是"一刀切"的解决方案就出炉了：卫生部门要求生产商们停止向疫苗中添加硫柳汞，因此多剂装疫苗会逐渐被单剂装疫苗取代。这样的改变有依据吗？当局告知公众的理由如下：父母无须担心疫苗存在风险，其现阶段的硫柳汞浓度不会对儿童健康造成影响；我们认为降低此物质浓度或将之去除，可进一步提高疫苗的安全性。这种说辞就像一把"双刃剑"，与他们期望看到的效果南辕北辙——如果说去掉硫柳汞后疫苗会更安全，不就等同于明言硫柳汞是危险的？面对这样的说法，连医生们也摇摆不定了：到底还要不要接种呢？

在技术层面上，用不含有硫柳汞的单剂装疫苗替代含有硫柳汞的多剂装疫苗对生产商来说已经不是难事，欧洲也早已采用了前者（流感疫苗除外，具体原因前文已述）。所以生产商们需要更改的是美国的疫苗包装，并从 2001 年起不再添加硫柳汞。而欧洲市场的焦点则是需要快速下线完成包装的流感疫苗，不过最新的制备技术已经可以做到在短时间内就降低直至去除单剂流感疫苗内的硫柳汞。

但是一个新问题不期而至，世界卫生组织向疫苗生产商发函，要求他们采取措施去除供应给发展中国家疫苗中的硫柳汞：含硫柳汞和不含硫柳汞两种疫苗并行的情况不应存在。世界卫生组织提出这一问题，于伦理学角度合情合理，但是就这些国家的经济承受能力和储存能力而言，却不无困难。那么，有两个解决方案可供考虑：去除多剂装疫苗中的硫柳汞或转而生产单剂量瓶装疫苗。

就第一种解决方案而言，生产多剂疫苗却不加入防腐剂是有风险的。当然，生产商们想到用其他防腐剂替换掉这种汞化合物，但是循着这条路所做的工作似乎没有头绪：一则，硫柳汞效果出众，不管是抗真菌还是抗细菌都不在话下；二来，新防腐剂的毒性又是一个问题，短期内的后果尚可用动物模型进行试验，但长期的影响就难以预料了。况且硫柳汞的使用已近60年，从未引发过公共卫生安全问题。

至于第二种解决方案——改为供应单剂疫苗，这在发展中国家可不像在美国那般容易。美国只要加大投资、提高疫苗单价就行，发展中国家却另当别论——他们所需要的疫苗不是数百万支，而是数以亿计。比如，如果需要1000万剂次百白破三联疫苗，以前多剂装时生产商只要封装100万瓶即可（每瓶含有10剂次）；

但改用单剂装后，生产商就得分成 1000 万瓶供应了。当然这种改变在理论上是可行的，但由此带来的价格飞升却让人望而却步、无从下手。

此外，发展中国家也向世界卫生组织表示他们无意更改，因为其现有设施不足以储备 10 倍于原来数量的疫苗支数，冷链设备也不充足，因此只得维持现状了。不过，下面收到的消息最终令卫生部门吃下了定心丸，乐于维持现状。

在《柳叶刀》杂志 2002 年 11 月 30 日刊中，迈克尔·比奇谢罗（Michael Pichichero）博士和合作者们一起带来了大家期待已久的消息：他们对汞在接种儿童体内的变化进行了研究，结论是令人欣慰的。与甲基汞不同，由硫柳汞（乙基汞）带入体内的汞会被迅速排出，其在血液内的半衰期是 7 天，且它在血液中的浓度很低，通常检测不到。[1] 之后汞会随粪便一起排出。

此事就这样尘埃落定了吗？仍有余波。

2000 年 7 月 3 日，美国两位自闭症患儿的母亲琳恩·雷德伍德（Lyn Redwood）和萨莉·伯纳德（Sallie Bernard）在《医学假说》（*Medical Hypothesis*）一刊中发表了一篇文章，提出汞和自闭症可

---

[1]　甲基汞和乙基汞在药物动力学方面截然不同。乙基汞的半衰期较短（少于 1 周），而甲基汞的半衰期为 1.5 个月，所以乙基汞在血液中存在的时间相对较短。另外乙基汞通过内脏主动排泄，而甲基汞则会在体内蓄积。见世界卫生组织，《关于硫柳汞的声明》（http://www.who.int/vaccine_safety/committee/topics/thiomersal/statement_jul2006/zh/）。——译者注

能存在关联。二人在分析了有关汞中毒的医学文献后，发现那些症状居然与她们孩子的情况非常相似。二人的结论是："我们未发现汞中毒和自闭症有何不同。他们的症状是完全一样的。"她们进一步指出："疫苗内的硫柳汞有可能就是自闭症的元凶。"

这篇文章并没有引起医疗机构的注意——不得不说阅读《医学假说》杂志的医生数量少之又少，还不到 200 人。但是记者亚瑟·艾伦（Arthur Allen）的一篇报道却令这一假说广为传播——2002 年 11 月 10 日，他在《纽约时报杂志》发表了相关文章。第二天，媒体们就一哄而上了。医疗机构也不再无动于衷了，开始积极参与这一坊间热议的话题。

马克·盖尔（Mark Geier）博士和大卫·盖尔（David Geier）博士就汞和自闭症的关联发表了许多文章。他们参考的数据来自美国国家疫苗副作用监控机制——疫苗不良事件报告系统（Vaccine Adverse Event Reporting System, VAERS）。在分析了疫苗接种后不良作用的各类记录之后，他们着重比较了儿童接种含硫柳汞的百白破三联疫苗和不含硫柳汞版本疫苗之间的不同。结论如下："依据对 VAERS 报告数据的分析，我们认为从统计学角度来看自闭症和疫苗内的汞存在相关性。"这两名科学家的其他成果在 2003 年先后发表，其中结论一以贯之："所有数据都证实自闭症和疫苗带入人体的汞存在关联。"

我们自然可以想见，试图证实或证伪这一关联的研究者们不只有马克·盖尔和大卫·盖尔。但是只有他们两个提出了解决方案——既然积聚在儿童体内的汞是自闭症的罪魁祸首，为什么不使用螯合剂[1]将之去除呢？后者运作机理如下：它会与机体内的重金属结合（比如汞），形成可溶解于水的化合物并经由肾排出。

于是使用螯合剂对自闭症患儿的治疗就开始了。人们还想过用其他疗法或解决方案来平衡儿童体内的汞，但这些方法都无一例外失败了。

但是当美国的政治人物们参与进来时，事情又有了新的转机（他们发声最迟，却让事件"高潮迭起"）。美国最著名的政治人物之一——小罗伯特·肯尼迪（Robert F. Kennedy Jr.）重新举起了抗汞卫士的大旗。在《滚石》杂志 2005 年 6 月发表的一篇含混不清的文章中，肯尼迪攻击了硫柳汞，称这种化合物和自闭症存在关联的说法确定无疑。民众纷纷站在了他那一边。

就在这时，作家大卫·科比（David Kirby）出版了一本书，名为《有证之害——疫苗之汞和自闭症大流行：一场医学论战》[2]。书中，他秉承了肯尼迪的论点和论据，该书获得了巨大成功（甚至有人准备上马一个电影项目）。肯尼迪和科比一唱一和，得到了众多政治人物的支持，其中就有前美国大选候选人约翰·克

---

[1] 螯合剂（Chelator），法语为 khélé，来自希腊语，意为 "prince"（王子）。
[2] 原文为 *Evidence of Harm. Mercury in Vaccines and the Autism Epidemic : a Medical Controversy*。——译者注

里（John Kerry）和加利福尼亚州州长阿诺德·施瓦辛格（Arnold Schwarzennegger）。一些组织陆续成立，自闭症患儿家长们开始在白宫前进行游行示威。疫苗之汞成了众矢之的。

卫生部门举手投降，家长们可以坐等结果了——自2001年起，儿童疫苗内不得再含有汞。如果该化合物真是自闭症的元凶，新政之后自闭症的病例数量理应急剧下降，六年的时间应该足以见分晓。到2007年结果如何，且让我们拭目以待。

在此期间，流行病学家们开始关注欧洲的情况。欧洲的疫苗在很久之前就已不含有汞了（我们曾提到过，欧洲很早就采用了单剂量瓶装疫苗，不需添加防腐剂），那么之后自闭症的情况有所改观吗？关于这一话题的文章接连登出，多出自瑞典、丹麦和英国的儿科学家之手。但所有文章都指向同一个结论：在疫苗去除汞后，自闭症病例数量的下降并未随之而来；相反，发病数量有上升之势。

最终，2008年1月，儿科学家罗伯特·谢克特（Robert Schechter）在《普通儿科档案》（*Archives of General Pediatrics*）一刊中公布了1995—2007年在加利福尼亚的观察结果。结论则出现在同一期由著名自闭症专家艾瑞克·冯博纳（Eric Fombonne）博士撰写的编者按之中：《硫柳汞消失但自闭症仍存》[1]。实情如何？——在将疫苗内的汞去除之后，自闭症的发病数量居然大量增加了。

---

[1]　原文为"Thiomersal Disappears but Autism Remains"。——译者注

其他研究也证实了谢克特的论断。

这对于指控硫柳汞和自闭症有关的人来说是一个沉重打击。但科比还是发起了最后的反击：疫苗可能不是机体唯一的汞摄入源，还应该考虑到环境中汞浓度的大幅提高，比如中国对煤的大量消耗、加利福尼亚严重的森林大火。这次再没人听信他的话了，好莱坞将他的作品翻拍成电影的计划也泡汤了。

这件事引发的纷纷扰扰终于在 2009 年甲型 H1N1 流感暴发时进入尾声。要抗击这一灾难性的流行病，必须为尽可能多的人免疫接种，只剩下一个解决方案了：使用多剂装的疫苗进行大规模接种——这又得请硫柳汞"出手相助"了。2004—2006 年，美国的 6 个州（加利福尼亚州、特拉华州、伊利诺伊州、密苏里州、纽约州、华盛顿州）曾下令不再向疫苗内加入硫柳汞。现在他们也只得"开历史倒车"了，立法部门暂停了原法案的实施，为之扫清了法律障碍——一切都真相大白，风险并不存在。

▶ ▷　没完没了

在这些年对疫苗的质疑声浪中，自闭症是当之无愧的主角。但期间其他麻烦事也相继登场，沸沸扬扬，好不热闹。这些大戏多在英美国家唱响，不过有件事则以法国为主战场：有人怀疑乙肝疫苗和多发性硬化有关。但疫苗所蒙受的"冤情"并不止于此。

慢性疲劳综合征

慢性疲劳综合征的主要病征为：原本健康的人体突然出现长期深度疲劳感觉，且具体原因不明，同时可能伴有其他症状，比如关节痛或肌肉疼痛、记忆力衰退等。这种病症古已有之，但是直到 1988 年才被正式命名，其主要发病人群为年轻人。在工业化国家，该病的发病率为 1/600—1/200 不等，所以此病并不鲜见。科学界对此进行了大量研究，美国尤为突出。

1994 年，在美国 FDA 组织的一次会议上，加利福尼亚大学的一组研究者宣布找到了慢性疲劳综合征的病因，始作俑者是一种猿猴病毒——猴巨细胞病毒[1]（Simian Cytomegalovirus, SCMV），他们在该病患者的体内检测到了这一病毒。这一论断震惊四座。这种猿猴病毒如何能对人体发起攻击？正如我们在第一章中所提到的，在 20 世纪 60 年代，脊髓灰质炎疫苗是由猴肾细胞制备的，加利福尼亚的研究者们认为这一疫苗正是猴巨细胞病毒侵入人体的途径——即慢性疲劳综合征流行的罪魁。

当然，这些科学研究受到了 FDA 专家们的特别关注，他们要

---

[1]　巨细胞病毒（Cytomegalovirus, CMV）是一组广泛传播的种属特异性病毒，人类和其他哺乳类都各有其特异性的 CMV 感染。1963 年，猴巨细胞病毒首次从非洲绿猴体内分离得到，后又相继从恒河猴、狒狒、大猩猩等不同种属的灵长类中分离到多株 SCMV（Simian Cytomegalovirus, SCMV）。SCMV 是严重影响猴群健康水平的病毒之一。见施慧君、吴小闲、蒋虹、时建东《猴巨细胞病毒血清学监测方法的建立和应用》,《中国兽医杂志》1992 年第 1 期。——译者注

求疫苗生产商们测试现行和之前登记保存的疫苗株（即已不再适用后保留在实验室的疫苗样本）。然而 FDA 并未得出任何一致性结论：没有找到猴类巨细胞病毒的踪迹。折腾一段时间之后，大家才发现加利福尼亚的实验室其实是在研究中出现了技术性失误，将猴类巨细胞病毒和慢性疲劳综合征联系起来的论据根本站不住脚。这件事到此"结案"。

值得一提的是，对于慢性疲劳综合征病因的寻找从未停歇，人们曾经怀疑过各种病毒——肠病毒、细小病毒 B19[1]、人类疱疹病毒 4 型 [2] 都上过黑名单，鼠逆转录病毒也被列为嫌疑犯之一。然而，还没能证实这些病毒和慢性疲劳综合征之间存在确定联系。

乙肝疫苗和多发性硬化

下面要讲的是一桩"法兰西怪事"：乙肝疫苗竟被指控有造成

---

[1]　人细小病毒 B19（Human Parvovirus B19，HPV B19）属于细小病毒科，是该属中唯一致人类疾病的病毒。B19 感染非常普遍，成人血清阳性率在 50 %—70 %。B19 感染最常引起的是传染性红斑（第五病）——儿童的一种轻微疾病，年轻人则表现为发烧、特征性的"掌击颊"，另外一些年轻人则表现为关节病。孕妇感染可导致胎儿水肿、自然流产或死胎。见祝丙华、许金波《人细小病毒 B19 检测方法研究进展》，《国际病毒学杂志》2006 年第 1 期。——译者注
[2]　人类疱疹病毒 4 型（Human Herpesvirus 4，HHV-4），又称 EB 病毒（Epstein-Barr Virus，EBV），是第一个发现与人类肿瘤相关的 DNA 病毒。EB 病毒在健康人群中感染普遍，约 90% 成人血清中可检测到 EB 病毒抗体。作为致癌的人类肿瘤病毒之一，EB 病毒对宿主免疫系统的调控与人类多种肿瘤的发生发展、特别是早期癌变密切相关，包括胃癌、肺癌、乳腺癌、鼻咽癌、霍奇金氏淋巴瘤和儿童淋巴瘤等。见肖楠阳、陈骐、蔡少丽《Epstein-Barr 病毒的免疫调控与逃逸机制》，《微生物学报》2016 年第 1 期。——译者注

多发性硬化[1]的嫌疑。

我们曾经介绍过乙肝疫苗的临床试验（见第七章）。那时，它还是一种非常特殊的疫苗——是由乙肝病毒感染者的血液制成。很显然，这种疫苗只能满足一时之需，因为来自人体的原材料供应十分有限。此外，血液还可能含有其他病毒，比如人类免疫缺陷病毒（Human Immunodeficiency Virus, HIV）。这种乙肝疫苗被称为"第一代疫苗"（或血源性疫苗），后来被基因工程疫苗取代。

血源性疫苗的研发经验告诉我们，疫苗内的乙肝病毒表面抗原（Hepatitis B Surface Antigen, HBsAg）可令个体获得针对此病毒的保护。所以只要实现这种蛋白质的规模化生产，就能实现乙肝疫苗的更新换代。

生产商们采取了两种方法：一种是在酿酒酵母细胞中生产HBs蛋白质，美国的默克（Recombivax HB疫苗）和英国的史克必成公司（Engerix B疫苗）采用了这一方法；另一种方法更加复杂，需要将HBs蛋白质和一种前S蛋白在仓鼠卵巢细胞（CHO）中合成。第二种技术是由巴斯德研究所研制出的，被交

---

[1] 多发性硬化（Multiple Sclerosis, MS）是中枢神经系统免疫性炎性脱髓鞘疾病。主要症状为肢体无力、感觉异常、视力障碍、小脑失平衡症状与体征、眩晕、眼球运动障碍、构音障碍等。严重者可致瘫痪、感觉障碍，甚至失明；延髓或高位颈髓受累者可出现呼吸衰竭，至疾病晚期可出现认知和精神异常。该病主要累及中青年，复发率和病残率较高，给家庭和社会带来沉重的经济压力。见侯世芳、刘银红、许贤豪《多发性硬化诊断与治疗进展》，《中国现代神经疾病杂志》2014年第10期。——译者注

由巴斯德 – 梅里埃 – 康纳公司进行生产，出产的疫苗被命名为GenHevac B，由巴斯德梅里埃 – 默沙东公司负责销售（欲知详情，且看后文）。

总体来说，这些第二代疫苗在理念上相差无几，它们都是采用分子生物学技术得到的重组蛋白质疫苗。但酵母疫苗比之仓鼠卵巢细胞疫苗有诸多优势：前者大量制备较为容易，且专利更易得到保护，因此，酵母疫苗很快占领了市场。在法国，新疫苗还引起了一场横跨政治和科学界的论战，时至今日还未平息。从一开始，这件事就埋下了引爆舆论的导火索：政府下达了一项行政命令，而大型制药集团则"搭车"获得了经济利益。

1994 年 4 月 21 日，爱德华·巴拉迪尔（Edouard Balladur）政府的卫生国务顾问菲利普·杜斯特 – 布拉兹（Philippe Douste-Blazy）博士在电视上发出呼吁，希望各界对乙肝予以重视并强调了预防接种的重要性。此后，一场声势浩大的接种行动就开始了，媒体也对之进行了广泛报道，几年内共有 3000 万法国人在此次行动中接种。这位部长级人物为此次疫苗接种行动设定的目标人群如下：正在就学的青少年、婴儿和高危人群（自 1991 年起，医务人员就开始强制接种该疫苗）。

活动伊始，反对之声就不绝于耳：有人认为国家所面对的乙肝风险并不需要如此大规模的接种行动。记者艾瑞克·贾科梅蒂（Eric Giacometti）在 2001 年推出的《被绑架的公共健康：乙肝疫苗丑闻》[1] 一书中，引用了儿科专家让 – 皮埃尔·勒卢什（Jean-Pierre Lellouche）1995 年在医学杂志《实践》（*Pratigues*）中的观点，其中对这场疫苗接种行动的顾虑可见一斑："万一这并不是为公共安全着想呢？艾滋病、血液污染、失业，在这些事上他们一直毫无建树，年轻人的乙肝一时间却成了重中之重。恐怕只是打着卫生安全的幌子，为制药业拉大旗作虎皮吧。"而政客们则坚称，这是右翼政府面向"血液污染门"[2] 的应对举措之一，是在帮社会党收拾烂摊子[3]。制药商们也参与到这场接种行动中来，斥巨资投放广告以示支持。须臾之间，这一公共卫生行动就蒙上了一层政治色彩，法国总有人对这种"游戏"乐此不疲。

疫苗接种行动于 1994 年 9 月 22 日开始，用的是史克必成（GSK 前身）和巴斯德梅里埃 – 默沙东的疫苗。当时还召开了一场由法国青少年委员会、史克必成（SKB）和开心广播电台（Fun Radio）

---

[1]　原文为 *La Santé Publique en Otage: les Scandales du Vaccin contre l'Hépatite B*。——译者注

[2]　按照时间推测，此丑闻可能是 20 世纪 80 年代末爆出的"艾滋病毒污染血液事件"：1987 年，一条骇人听闻的消息令法国举国哑然：由于输血所用的血液被艾滋病毒污染，许多依靠输血维持生命的血友病人先后染上艾滋病去世。法国之后公布的一项调查报告则证实，1980—1991 年，法国输血部门多次到狱中无偿抽取犯人血液，供输血之用。而犯人中艾滋病毒携带者的比例远高于普通的献血人群。此外由于卫生部门对供血者不作严格的血液化验、对血制品不作消毒处理，1981—1989 年，全法国有 46 万人染上各类肝炎。见《1992 年 10 月 23 日 法国输血丑闻案审判结束》，人民网（http://www.people.com.cn/GB/historic/1023/5092.html）。——译者注

[3]　社会党（Parti socialiste），法国左翼政党。20 世纪 80 年代末—90 年代初，法国曾两次出现"左右共治"的局面（1986—1988 年，1993—1995 年），即社会党人出任总统，右派则占据政府首脑——总理的位置。本段暗指左右共治期间两党将公共卫生事件工具化，借以互相攻讦。——译者注

组织的大会，飞利浦·杜斯特－布拉兹也出席了。

在开展这场疫苗接种行动的法国之外，其他地方第二代乙肝疫苗的问世也给疫苗生产商们引来了滚滚财源，二代乙肝疫苗的上市引发了制药业的重新洗牌。其实在那之前，疫苗还被视为制药行当里的"穷亲戚"——其营业额还不足制药业的5%。当时大家眼里的疫苗一直还都是物美价廉，而且主要是国有公立卫生实验室负责生产。所以，此次实是制药巨头们借二代乙肝疫苗"全民接种"的东风让疫苗产业变成了摇钱树。时至今日，疫苗已经成为制药业发展势头最强劲的产品（尤其是在传统药业颇受基因药品冲击的背景之下，见结语）。因此，乙肝疫苗就成了这一商业性变革的跳板，且看后话。

在疫苗发展史中扮演了重要角色的美国巨头默克，曾一直让疫苗在公司里坐着"冷板凳"。20世纪90年代初，该集团制药部门的管理层考虑到疫苗分部已经边缘化且有影响公司形象之虞，曾有意将疫苗部关门大吉，新一代乙肝疫苗的适时出现，简直拯救了默克疫苗部门危在旦夕的命运。

当时，史克必成还没有更名为葛兰素史克（GSK），其疫苗部门的命运也是起伏跌宕。该公司曾经购买过一家小型比利时疫苗生产企业，当时也有意将它出售。然而这家公司 Engerix B 疫苗的出现不仅力挽狂澜，使该企业免予被卖掉的厄运，还令疫苗分部的营业额在1990—1996年翻了10倍，从5亿法郎蹿升至50亿法郎。今天，葛兰素史克已经是世界上规模最大的疫苗生产商，年营业额接近 30 亿欧元，和赛诺菲巴斯德旗鼓相当。

最终，新乙肝疫苗的问世对巴斯德 – 梅里埃 – 康纳的重组也产生了重要影响。其母公司——梅里埃研究所错过了 20 世纪 80 年代乙肝疫苗发展的快车，但是在 1985 年买下巴斯德制药（Pasteur Production）后，梅里埃研究所就获得了用仓鼠卵巢细胞（CHO）制备的 GenHevac B 疫苗。由于美国的专利限制，该疫苗只能在法国和其他个别国家销售，比如土耳其。到了 20 世纪 90 年代初，乙肝疫苗对生产商们来说已经是不可或缺了，相关联合疫苗（白喉、破伤风、百日咳、流感嗜血杆菌、脊髓灰质炎、乙肝疫苗）的问世更是令它举足轻重。因此必须要不惜代价获得一种不受专利限制的二代乙肝疫苗，为此，巴斯德 – 梅里埃 – 康纳和默克成立了合资企业。后者的"嫁妆"之中就有 Recombivax HB 疫苗，而巴斯德 – 梅里埃 – 康纳的"彩礼"中也囊括了众多疫苗，特别是流感疫苗和流感嗜血杆菌疫苗。这一理性使然的"联姻"于 1994 年 11 月 1 日完成，那时乙肝疫苗接种行动正在如火如荼地展开。此桩"婚事"的果实就是当时的巴斯德梅里埃 – 默克公司（Pasteur Mérieux Merck，PM–MSD）[1]，现名赛诺菲巴斯德–

---

[1]　即前文多次提到的巴斯德梅里埃 – 默沙东，实际上 MSD 对应的是正式名称是"默沙东"，默克（Merck，MK）与默沙东（Merck Sharp & Dohme，MSD）的故事此处不表。——译者注

默沙东（Sanofi Pasteur-MSD）。没过几年时间，该公司就跻身大型疫苗生产商之列，虽然其业务范围只限于欧洲，但是其营业额在 2009 年时就超过了 10 亿欧元。

这些经济数据不一而足，都点明了第二代乙肝疫苗在 20 世纪90 年代初非同一般的重要性。大规模疫苗接种行动进而迅速在学校中展开并取得了巨大成功，而且由于年轻人也纷纷接种，使得接种人群超出了原有计划范围。到了 1998 年年底，已经有 36%的法国人接种了乙肝疫苗，所用疫苗包括当时市面上有的各种类型。在 16—20 岁 [1] 这个年龄段的人群中，乙肝疫苗接种覆盖率已达 80%。

但疫苗接种的不良反应也同时拉响了警报，各地报告了髓鞘疾病和多发性硬化病例。这种病很早以前已经为人所知，主要特点是中枢神经系统和脊髓外膜的逐渐脱落，这层外膜即被称为"髓鞘"。而髓鞘在一些部位的脱落则会造成多发性硬化，即白质炎性脱髓鞘病变，该病由此得名。该病分为不同的发病阶段，病程与髓鞘脱落的面积有关，这些脱落的部分结果各异：有的会被机体自发修复，但有的正相反，会造成髓鞘和神经纤维的不可逆性破坏。

疫苗又被怀疑为该病诱因。有一点我们可以完全确定：乙肝病

---

[1]　原本 20 岁并不在建议接种的年龄范围内。

毒本身和该神经性疾病从未有关联性。但疫苗也能撇清嫌疑吗？

1991 年，布鲁塞尔的吕克·海若莱恩（Luc Herroelen）和其他作者一起在《柳叶刀》杂志上发表了一篇短文，介绍两位病人在接种重组乙肝疫苗的六周后，出现了与中枢神经系统髓鞘脱落有关的神经症状。其中一人有多发性硬化家族病史，另一人没有。该文的结论措辞谨慎："尽管此二例并未证实疫苗和脱髓鞘病变的关联，但是我们根据观察提出以下建议：有多发性硬化家族病史的对象应尽量避免接种乙肝疫苗。"

调查就此展开。生产商们自己掌握有对副作用跟踪监控的数据。1994 年 6 月，第一份结果出炉了：在法国已经进行了数百万人次重组乙肝疫苗的接种，只有极少数人出现了多发性硬化症状，二者的直接因果关系并未得到证实。

于是法国卫生当局出台了第一项预防举措：国立药物警戒委员会于 1994 年 12 月 15 日向生产商发出通知，要求他们在发给接种者的疫苗注意事项中加入"多发性硬化患者慎用"的内容。而在这之前，当年的史克必成已考虑到潜在风险，早在 1994 年就已经先于法国卫生部门采取了行动，在 Engerix B 疫苗的使用说明中加入了这一条。而负责销售 GenHevac B 疫苗的巴斯德 - 梅里埃 - 默克也在收到通知后立刻向法国药监局递交了修改说明的申请。该申请获得了批准，但直到 1995 年 8 月 3 日修改工作才完成。在"注意事项"一栏中，我们会读到如下内容："提示：任何免疫刺激都具有诱发多发性硬化患者病情发作的风险。因此，若多发性硬化患者的血清检测显示其不具有乙肝病毒免疫力，应根据该病人感染乙肝病毒风险和疾病发作风险做出疫苗接种是否有利的判断"。

1995 年 11 月 2 日，药监局评估处主任将注意事项的修改内容知会了医疗机构，但是自 1995 年春天起，媒体就已爆出了零星消息。《非病人》（L'Impatient[1]）是一本致力于保护医疗服务消费者权益的月刊，已经登出了对一些自称是疫苗接种行动受害者的采访。1995 年 4 月，学术刊物《研究》（La Recherche）刊载了一篇短文，名为《接种乙肝疫苗有风险吗？》[2]。

媒体的"长枪短炮"开始纷纷对准这件事。这场大规模疫苗接种行动才刚刚开了个头，疫苗就又惹麻烦上身。疑窦丛生，家长们也开始担心了。1997 年 2 月，乙肝疫苗网络组织（Réseau Vaccin Hépatite B, REVAHB）成立了，成员都是乙肝疫苗的副作用受害者，其目标是统计乙肝疫苗接种后副作用情况并引起国家卫生部门的重视。后来的 2001 年，《巴黎人报》（Le Parisien）记者艾瑞克·贾科梅蒂就出版了我们已经提到过的那本书，其书名可谓开门见山——《被绑架的公共健康：乙肝疫苗

---

[1]　此处为一语双关，patient 有病人之意，im 为否定前缀；同时 impatient 也有忍受不了、迫不及待之意。——译者注
[2]　原文为 "Est-il Risqué de Se Faire Vacciner contre l'Hépatite B?"——译者注

丑闻》。

相反，官方卫生组织（世界卫生组织、法国卫生总署[1]、法国医学科学院等）则支持疫苗接种。世界卫生组织担心此事的负面影响会波及其他国家，在 1997 年 5 月 23 日的《疫情周报》中刊出《乙肝疫苗接种和多发性硬化的关联缺乏证据》一文，提到："去年，法国纸媒和电视台散布了乙肝疫苗接种和多发性硬化新增病例存在关联的谣言。之后，我们发现法国乙肝疫苗接种数量大幅下降，而这种假消息还有可能传播至其他国家。在还没有任何数据资料支持这一假设的情况下，这些谣言已对大型公共健康计划造成了实质性损害。"

医疗机构提供了所有资料，力证疫苗的"清白"：当下的传闻缺乏依据，并不可信。这场甚嚣尘上的争论终于快要尘埃落定了。可就在此时，在 1998 年 10 月 1 日的一场新闻发布会上，卫生国务顾问伯纳德·库什内（Bernard Kouchner）宣布中学内的疫苗接种行动已经暂停，理由是：适用预防原则。虽然学校内不再允许开展疫苗接种，但私人诊所仍然可以继续。是否接种的决定权竟然被交给了私人家庭医生，后者在仔细询问青少年之前的个人和家庭情况后酌情处理。世界卫生组织简直瞠目结舌：这个决策在全世界都闻所未闻，可能会阻碍针对这一可怕疾病的全盘接种

[1] 法国卫生总署（Direction générale de la Santé），隶属于法国卫生部。——译者注

行动[1]。各种组织都开始呼吁继续把乙肝疫苗留在常规免疫计划之中，但是后来库什内的决定并没有被推翻。

对于这个医学话题的唇枪舌剑，又该作何解释呢？其实这次争论归根结底是一个问题：自 1994 年 4 月开始推行乙肝疫苗接种运动起，多发性硬化的病例数量是否有显著上升呢？我们来看看巴斯德梅里埃－默沙东 1997 年 3 月发布的报告：在 2000 万名接种对象中，共报告 149 例多发性硬化（即 0.75/10 万人）。作为比较，法国每 10 万人通常会出现 1—3 例多发性硬化病例，即每年有 500—1000 例。这些数据证实，接种人群多发性硬化的发病率是低于普通人群的。而该公司认为，毫无疑问，在接种人群中出现多发性硬化病例不过是偶然罢了。

世界卫生组织 1997 年 5 月 23 日的《疫情周报》也刊出了一组国立药物警戒委员会的官方研究结果。它们与上面的结论如出一辙：1989 年 1 月—1996 年 12 月，共有超过 6000 万支乙肝疫苗被分发到法国（有 Engerix B、GenHevac B 和 HB-VAX DNA）。每 100 万支乙肝疫苗接种后约出现 1.8 例髓鞘疾病，即每 10 万名接种对象中会出现 0.6 例，这一比例要远低于普通人群报告髓鞘疾

[1] 法国卫生部于 1998 年 10 月 1 日开始暂停对学校青少年接种乙肝疫苗，同时仍然继续为婴儿和某些高危成人接种乙肝疫苗，并强调他们支持青少年接种。但这一决定还是使人们误认为乙肝疫苗被禁止接种，这种误解传到了其他国家，并引起了各国的广泛关注。见世界卫生组织，《全球疫苗安全咨询委员会报告》（2002 年 6 月 20—21 日）（http://www.who.int/vaccine_safety/committee/reports/june_2002/zh/）。——译者注

病的概率。

然而这仍然无济于事，乙肝疫苗的反对者们拒绝认可这些数据：他们认为这些数据并不具有代表性，因为大部分乙肝疫苗接种者都是青少年，他们罹患多发性硬化的风险本来就比较低。一些专家还指出，药物警戒其实是一种根据医生上报的病例而做出的被动性追踪，由于他们经常会忽略对一些病例的上报，因此必须要对民众开展相关的普查才能得出最终结论。为此，当时全球开展了多项研究。1999 年，第一项研究结果在《自然医学》（*Nature Medecine*）杂志上发表，作者是美因茨约翰内斯·古腾堡（Johannes Gutenberg）大学的弗伦克·吉帕（Frauke Zippe）教授及其合作者。之后其他结果也相继公布。真相是什么呢？

鉴于我之前的职务——在大规模乙肝疫苗接种行动期间的1994—1998 年，我曾在巴斯德 - 梅里埃 - 康纳公司的 Marcy l'Étoile 分部担任抗病毒疫苗生产总监，GenHevac B 疫苗就是产品之一，所以由我来评论并不合适，在此我谨选用医学院院士们2008 年 2 月 12 日公告中的结论。在各制药公司因此事于 2008 年1 月 30 日被起诉后，媒体对此穷追不舍，医学院撰写此文予以回应。详见：

关于法国乙肝疫苗接种的公告

皮埃尔·贝圭（Pierre Bégué），马克·吉拉尔（Marc

Girard），雅克·芙洛迪（Jacques Frottier），弗朗索瓦·德尼斯（François Denis）暨"疫苗接种"分委会

以第七委员会的名义（传染及寄生虫病委员会）

2008 年 2 月 12 日

国家医学院，2008 年 2 月，公文号（2）192 :433-436

在疫苗生产商们被起诉之后，法国又出现了关于乙肝疫苗接种副作用的讨论。虽然生产商们是因为 1994 年的广告行为而被控告，但是媒体对乙肝疫苗导致多发性硬化一事颇为关注。

医学院对这些断言十分担心，因为这会令注射疫苗的医生和接种对象都产生疑虑。医学院谨重申其分别在 1997 年 2 月 4 日、1998 年 6 月 30 日和 2002 年 12 月 3 日所采取的立场。2002 年，法国国立卫生监察所（Institut national de Veille sanitaire, InVs）已经出具了高危青少年和成年人群体中进行疫苗接种的收益 / 风险评估报告。该文件显示，因为接种疫苗而避免出现的慢性病毒携带者、肝硬化和肝癌病例数量要远高于其潜在副作用并发数量。

之后，又有 8 项国内外研究证实，多发性硬化和乙肝疫苗并不存在明显的相关性。赫尔南（Hernan）在 2004 年公布

的研究中提出了问题，但是其研究方法并未得到世界卫生组织专家的认同。2003 年和 2004 年的两次国家共识会议[1]都确认了以下内容：建议优先给婴儿接种并为未接种青少年补种。不久前，法国的儿童神经病科有关部门刚刚发布了针对青少年的两项研究（2007 年）：第一项研究显示，乙肝疫苗并不会造成髓鞘疾病第一阶段向多发性硬化过渡；第二项则证实在乙肝疫苗接种后三年之内，多发性硬化的风险并未升高。根据以上所有成果，公共卫生高等委员会决定于 2007 年 12 月 14 日再度发出接种疫苗的倡议。国家医学院发现法国婴儿和儿童的疫苗接种覆盖率一直维持在较低水平（25%），与其他欧洲国家和北美国家形成鲜明对比。2003—2004 年，年度报告新增乙肝病例约 600 例，若在严格遵守疫苗接种建议的情况下，其中半数都可避免。据估算，法国目前约有 28 万名乙肝病毒表面抗原携带者。而目前对乙肝疫苗接种的无端猜忌仍有可能令事态加剧。法兰西医学院在此重申乙肝疫苗接种的重要性，强调婴儿和青少年应遵循乙肝疫苗接种指南并在 13 岁前补种加强针，以确保疫苗的安全有效；且科学资料证

---

[1] "共识会议"是一个在科技专家与社会外行公众之间进行双向甚至多向的交流，以形成彼此之间的互相理解、求同存异、达成共识的沟通模型或平台。作为一种科技风险治理方式的共识会议最早在丹麦形成制度化，并逐渐推行到其他的国家。见许志晋、毛宝铭《共识会议的实质及其启示》，《中国科技论坛》2006 年第 3 期。——译者注

实该疫苗并不会引起与多发性硬化相关的副作用。法兰西医学院认为我国目前对该严重疾病的免疫保护仍然不足，风险不容忽视。

该公告开头还提到了一件事——制药商们曾因"1994年的广告行动"而被起诉。15年过去了，这桩旧案仍然余波不断。当时，被告席上的赛诺菲巴斯德－默沙东和葛兰素史克被要求自证清白：为什么他们在疫苗接种行动之初使出浑身解数引导法国民众参加接种？此外，赛诺菲巴斯德－默沙东还因1998年一名28岁年轻女性的死亡而被控以"故意杀人罪"。[1]

当法国卫生部门决定于1994年4月开展疫苗接种行动时，手里有哪些依据呢？1990年由阿诺德·马戈利斯（Harold Margolis）实验室刊登在《美国医学会杂志》的一篇文章对这一决策起到了决定性作用。此人是亚特兰大美国疾控中心（CDC）肝病毒分部

---

[1] 此处或为作者笔误，赛诺菲巴斯德－默沙东在本事件中被控"过失致人死亡罪"（Homicide involontaire），而非"故意杀人罪"（Homicide volontaire）。据路透社（Reuters）报道，两家公司的高管被控"严重欺诈"（Tromperie aggravée），涉嫌在法国1994—1998年的乙肝疫苗接种行动中利用广告夸大乙肝危害，而赛诺菲巴斯德－默沙东还被控以"过失致人死亡罪"。有人认为，两家公司在相关广告宣传中未尽到告知消费者其疫苗产品可能有潜在副作用的义务。见《乙肝疫苗事件中的三次公诉》（Trois mises en examen dans l'affaire du vaccin de l'hépatite B），2008年2月1日（https://fr.reuters.com/article/topNews/idFRGAR16653820080131）。17年后的2016年，法国最高法院（Cour de Cassation）的预审法官（Juge d'instruction）裁定对该案"不予起诉"（non-lieu）。见《费加罗报》（Le Figaro），《乙肝疫苗案：裁定不予起诉》（Vaccins contre l'hépatite B: non-lieu prononcé），2016年3月14日（http://www.lefigaro.fr/flash-actu/2016/03/14/97001-20160314FILWWW00314-vaccins-suspects-non-lieu-prononce.php）。——译者注

的主任。

该研究呈现了美国 1981—1988 年 4 个县对乙肝病例的跟踪情况。乙肝病毒的传播方式已经为人所知：血液传播和性传播。因此风险人群是吸毒人员、医护人员、同性恋者和有多个性伴侣的异性恋者。在这段时期内，乙肝的发病率较为稳定，约每 10 万居民中有 13.2 例。然而这些研究者们却注意到了不同群体中病毒传播的此消彼长：医护人员（接种过疫苗）和同性恋群体中的发病比例大幅下降（分别下降了 75% 和 62%），而异性恋群体和瘾君子中的发病率却上升了（分别提高了 38% 和 80%）。同性恋群体发病率的下降与艾滋病有关。后者来势汹汹，令该群体开始对流行病警觉并动员起来（纠正高风险行为并使用避孕套），这同时也有阻断乙肝病毒传播的功效。然而该调查也显示，在那些普遍被认为"感染风险不高"的人群中，主要发病对象并未发生变化，还是最穷困群体容易中招（黑人和西班牙裔）。在美国的乙肝病例中，这些人占 30%—40%。

因此，该研究表明，之前采取的各项举措，如针对一些风险人群的广泛宣传和疫苗接种，并未在乙肝防治中奏效，要达到目标，必须另辟蹊径。美国疾病预防和控制中心的流行病学家们认为对风险人群的接种是难以普及的，特别是那些吸毒人员和处于社会底层的异性恋者。有鉴于此，他们建议疫苗接种应从青少年抓起，从而使他们在接触病毒前就获得免疫保护。当时人们并不知道这种策略能否轻易被接受，因为一般来说青少年并非是常规疫苗接种对象，计划免疫一般都是在婴儿时期由儿科医生接种，家庭医生并不参与。但乙肝疫苗接种必须要有令人信服的依据，才能说动卫生部门和家长们。而事实上，他们迈出的这一步获得了巨大成功，众多发达国家也跟进了这项举措。

　　流行病学经验也能够佐证乙肝疫苗接种的重要性：在工业化国家中，乙肝病毒感染者中有 30% 是无法确定感染方式的。20 世纪 70 年代，美国纽约州威洛布鲁克州立学校 [1] 的孩子们都挤在空间极其狭小的宿舍中。在该校进行的乙肝病毒研究显示，里面恶劣的卫生条件导致了病毒的快速传播，特别是其中 90% 的孩子都感染了肝炎病毒（甲肝或乙肝，甚至二者皆有）。这些资料表明，即使在没有血液传播和性关系的情况下，环境杂乱不洁也会单独造成乙肝病毒传播。大量研究都论述到了由个体或群体之间人际亲密高频接触而造成的病毒传播，但是在这种情况下感染途径是很难确定的（因为乙肝病毒无法被培养，也难以精确计量）。于是人们认为唾液很可能在其中起到了不可忽视的作用，许多发表的文章都描述了学校或家庭内部的传播病例。

　　而此时人类对乙肝已经不是一知半解了，大部分乙肝病例（60%—70%）都没有症状表现，可自行痊愈。在出现症状的病

---

[1]　该校专门负责收治唐氏综合征患儿（见第七章）。

例中（为 30%—40%，表现为严重的黄疸），不到 1% 的病人会出现急性重型肝炎并迅速死亡；而 6%—10% 的患者会变成慢性病毒携带者，并逐渐发展为进行性慢性病（肝硬化或原发性肝癌）。

在法国，不同机构对该疾病发病率的估算差异是很大的。根据伯纳德·库什内在 1998 年 10 月 1 日的发布会上所提到的数字，法国每年出现 6000—10000 例急性乙型肝炎，即每 10 万居民中有 10—16 例，还有 8.3 万—30 万人是慢性病毒携带者，每年约有 1500 人因该病去世。这些数字虽然饱受疫苗反对者的质疑，但是与巴斯德 – 梅里埃 – 康纳在 1994 年疫苗接种行动开始时公布的数据十分接近。

让我们回顾一下这件事的来龙去脉。1994 年 4 月，卫生部门牵头开展了乙肝疫苗接种行动，且必要性已然经过论证：根据权威的美国疾病预防控制中心提供的科学数据制定出的策略；一种易于传播，尤其是通过亲密接触传播的危险病毒；一种严重疾病，不过通过接种高效疫苗不仅可以预防，还没有特殊危险。

如何看待法国境内的这一场论战呢？杜斯特 – 布拉兹于 1994 年发起的疫苗接种行动首先被视为一种"政治作秀"，这场行动在开展时并没有其他相关机构的协调参与。虽然行动之初青少年和婴儿是目标人群，但是针对乙肝严重性的广告宣传导致人心惶惶，很快使成年人也参与其中，疫苗接种行动几乎变成了强制性。有人根据手头有限的科学资料而指控疫苗接种是多发性硬化的病因，心头的疑云随后演化为一场声势浩大的疫苗抵制运动。这件事被媒体大肆渲染，直到今天仍然余波未平，但是所有研究都表明乙肝疫苗与多发性硬化间并不存在因果关系。

　　本章中谈到的"纷纷扰扰"，正是我提笔写就此书的初衷之一。正如我在前言中所写下的，在我进入疫苗的世界后，最令我感到震惊的就是疫苗株检控的复杂程度。生产商们主要还是担心其中会带入外来感染原，疫苗的发展史也说明他们的担心不无道理。与此风险相关的事端在本书中也有提及，但是它们却并未成为大众或媒体的关注焦点，就连那些疫苗接种后发生的严重事故也是一样，比如本书中之前刚刚提到的黄热病疫苗（第四章）。相反，有些疾病的病因尚未确定，而大众总是喜欢将疫苗当作"替罪羊"：自闭症、多发性硬化、慢性疲劳综合征、婴儿猝死等都被与疫苗扯上关系[1]。一个研究者依据十分有限的资料做出了假设，

---

[1]　坊间传闻，百白破（Measles, Mumps and Rubella, MMR）三联疫苗和脊灰疫苗的使用会导致新生儿猝死综合征（Sudden Infant Death Syndrome, SIDS）。世界卫生组织就此问题做出了如下澄清：疫苗的使用与新生儿猝死之间并不存在因果联系，但使用这些疫苗的时间正是婴儿可能出现新生儿猝死综合征的时期。换言之，新生儿猝死综合征死亡与疫苗接种是同时偶发，即便没有接种疫苗，也会出现死亡。关键是这两种疫苗所涉4种疾病都是致病性的，婴儿如不进行接种预防，就会面临极大的死亡或严重残疾的风险。见张环宇《"疫苗抵制"背后的思考》，《中国处方药》2013年第5期。——译者注

就能迅速获得媒体的关注，继而功成名就，获得不菲的经济收益。之后医学界就不得不花费大量人力、物力去证实或证伪这一假设，这些精力本可以用于其他工作。而在此期间，又有多少孩子因为没有接种疫苗而白白失去了生命呢？

很可能还会有其他事件粉墨登场。目前世界卫生组织对佐剂中的铝颇为关心。已经有人提出，最新投入市场的疫苗涉嫌诱发一种未知疾病，意指可预防宫颈癌的人乳头瘤病毒疫苗，但这些假设也是空中楼阁，无凭无据。在这个竞相提出假设的"竞赛"之中，我很惊讶居然没有人借机怀疑流感疫苗和阿尔兹海默病之间的关联。毕竟，流感疫苗的目标人群，即65岁以上的老年人，也正是阿尔兹海默病的高发人群呢。

结　语

翻开 20 世纪这一页，各种疫苗轮番登场，与病毒你来我往，为人口的增长和平均预期寿命的延长保驾护航。如果还有人对这一论断不服，不如去看看令人谈之色变的艾滋病。少了疫苗筑起的长城，艾滋病的幽灵在撒哈拉以南非洲肆无忌惮，几年之内就令当地人平均预期寿命从 60 岁骤降至约 40 岁。而唯有一种高效的 HIV 疫苗横空出世，才能力挽狂澜。不过，就算有了疫苗这一灵丹妙药，也需要几年时间才能堵住艾滋病的血盆大口。

巴斯德时代研发出的疫苗同样居功至伟，大幅度降低了当时的儿童死亡率。所以在已经实现了工业化的国家中，疫苗已然功成名就——许多医生会倾向于接种多种传染性疾病疫苗，哪怕他们在职业生涯中可能永远不会与之狭路相逢。脊髓灰质炎疫苗和白喉疫苗就是如此。当然，还有些人打着质疑甚至反对疫苗的旗号哗众取宠，鼓吹着疫苗比疾病本身还要危险。不过在 95% 以上人口都接种疫苗的背景下，要想找出几处破绽混淆视听也并非难事。

但是，如若人类在防御行动中有丝毫懈怠，放下疫苗这一盾牌，必然会导致难以估量的后果。例如，尼日利亚 2003 年因故暂停了小儿麻痹症疫苗的接种，疾病的阴魂随即复生，病毒甚至蔓延至疫源地数千公里以外的地方（见第六章）。现代化的交通方式更是让病毒的传播有机可乘。面对病毒性疾病抬头的趋势，乔舒亚·莱德伯格[1]（诺贝尔生理学或医学奖获得者）曾经说道："世界之小，如一村落。无论何处，若是病毒性疾病研究失之毫厘，为这一疏忽买单的将会是全人类。"疫苗史诗中的起起伏伏正是这一忠告的明证。

因此，全世界都应该对免疫接种的战斗常备不懈，抗黄热病斗争的历史之镜，也同样印证了这一警世之理。虽然这种疾病对发达国家来说已经十分遥远，但只要病毒传播至撒哈拉以南非洲或是南美的大城市，整个地球都将会难逃"热"灾的阴影。别忘了，该病 18 世纪时曾被视作"新大陆"的"鼠疫"[2]。好在从 2007 年起，

---

[1] 乔舒亚·莱德伯格（Joshua Lederberg，1925—2008），美国分子生物学家，主要研究方向为遗传学，被称为细菌"遗传学之父"。因发现细菌遗传物质及基因重组现象而获得 1958 年诺贝尔生理学或医学奖。
[2] 因为旧大陆——欧洲曾饱受鼠疫的侵扰。——译者注

未雨绸缪的国际流行病监测机构就在以比尔及梅琳达·盖茨基金会为主的赞助者支持下，于非洲开展了一场史无前例的疫苗接种行动（见第四章）。

疫苗可以救死扶伤，利在千秋，这是历史公论。近些年来，它还被瞩望为生意场上的"摇钱树"。在过去很长的历史时期内，疫苗产业的营业额都还不到制药业的5%，顶多算是毛毛雨。制药巨头们开始把疫苗视为"掌上明珠"还是最近几年的事。现在，赛诺菲·安万特、葛兰素史克、诺华、默克、辉瑞这些巨头们招兵买马，将主流疫苗生产实验室招入麾下，还单独设立了金融分析员们口中"前途不可限量"的疫苗生产部门。

事实胜于雄辩，对疫苗产业营业额的增长趋势预测如下：

1995年，37亿欧元；

2007年，140亿欧元；

2012年，170亿欧元；

2017年，230亿欧元。

金融精英们胆敢夸下海口，是因为接下来还会有新疫苗相继登场：登革热疫苗、艰难梭菌（Clostridium difficile）疫苗、乙型脑膜炎球菌疫苗，还有金黄色葡萄球菌疫苗。我们预计，22年后疫苗产业的营业额将会是现在的6倍，而传统药品的未来则会因为基因药物的崛起而日渐黯淡。

疫苗销售额的增长能够如人所愿吗？未来新疫苗的问世速

度能否延续过去十年的高歌猛进呢？在艾滋病疫苗一章中（第八章），我们曾提到，科学理论的理性之手还没能揭下疫苗运转机制的神秘面纱。到目前为止，大部分疫苗都是"经验主义"的产物（尤其是针对麻疹、脊髓灰质炎和黄热病的减毒活疫苗），科学家们能取得成功需要仰仗"天助"——运气和直觉是敲门砖。因此，当代研究者们需要向巴斯德、泰雷尔、萨宾、柯普洛夫斯基、索尔克等前辈们看齐，既要靠运气，又要拼胆量，方能有所建树，使新疫苗源源不断问世，延续辉煌历史。

　　金融精英们对疫苗史的了解可能十分有限，"运气"这个词还入不了他们的法眼。但倘若免疫学一直无法填补疫苗作用机制的空白，那么新疫苗的研发也不会是一片坦途，而 HIV 疫苗的难产也可以让那些迫不及待的急脾气消停一下了。虽然疫苗的市场规模确实看涨，但它并不同于一般消费品，绝不可肆意妄为。大流行流感的前车之鉴仍令人心有余悸，余音未了：流感疫苗在一些国家——尤其是工业化国家，还远未获得民众一致认可，道阻且长；一些生产商为逐利蜂拥而上、纷纷挺进流感疫苗领域，反而会使一些耕耘已久的生产商功亏一篑。不过，疫苗产业的增长动力源源不竭——需求量仍然十分巨大，且尚未得到充分满足，发展中国家的缺口尤为突出。

　　值得注意的是，发达国家研发出的众多疫苗都是以全球性疾病为箭靶，所以发展中国家仍然任重道远，必须立足自力更生，探索研发令当地病毒性疾病束手就擒的疫苗。不过，这些发展中地区对现有疫苗的需求也变得愈加紧迫，对一些刚问世的新疫苗（如轮状病毒疫苗、人乳头瘤病毒疫苗）同样望眼欲穿。为使这些新疫苗能被尽快应用于最贫穷的国家，一些国际机构（比如全球疫苗免疫联盟和帕斯适宜卫生科技组织[1]）群策群力。在这之前，同一种新疫苗在发达国家的上市要比发展中国家早整整 20 年。目前，处于研发阶段的疫苗主要有 HIV 疫苗（全世界特别是发展中国家都翘首以盼）、登革热疫苗、各种虫媒病毒疫苗（如日本脑炎疫苗、基孔肯雅病毒疫苗[2]、西尼罗河病毒疫苗）、出血热疫苗、柯萨奇病毒疫苗以及本书中未曾提及的细菌类疫苗和寄生虫疫苗等（如结核病疫苗[3]和疟疾疫苗）。

　　以上这些都应是科学研究和南北交流[4]的题中应有之义。同时，一些人道主义机构也慷慨解囊，大力推动这一领域的南北合作。比如，比尔及梅琳达·盖茨基金会就通过全球疫苗免疫联盟（GAVI）参与其中，这也鼓舞了制药巨头们共襄盛举，促成了一些研发中心和生产机构在发展中国家落地生根。世界卫生组织在

---

[1]　帕斯适宜卫生科技组织（Program for Appropriate Technology in Health, PATH），总部设在美国的西雅图。该组织成立于 1977 年，致力于通过创立可持续的、适于当地文化的解决方案，打破长期存在的低劣的健康状况，改善世界的健康水平。——译者注
[2]　基孔肯雅病毒（Chikungunya），可以引起基孔肯雅热。这一病毒会导致发热和关节痛，但是通常并不致命。——译者注
[3]　因为卡介苗对于成年人的效果甚微。
[4]　指发达国家和发展中国家之间的交流。——译者注

发展中国家建立流感疫苗生产实验室的创举（见第五章）也殊途同归，旨在促进本地疫苗产业发展，减少这些国家对于外国制药商的依赖。

疫苗产业的未来将何去何从？这要看全球疫苗免疫联盟（GAVI）或其他人道主义机构的资助会花落谁家。这些受益国和发展中国家都会是疫苗的"福地"。确定无疑的是：疫苗业前景光明，未来可期。

| 制药商名称对照表[1] |

中文名	外文全称	缩写
卡隆	Chiron	/
百特	Baxter	/
免疫反应公司	Immune Response Corporation	IRC
葛兰素史克	GlaxoSmithKline	GSK
默克（默沙东）[2]	Merck 或 Merck Sharp & Pohme	默克为 MK 默沙东为 MSD
诺必伦	Nobilon	/
诺华	Novartis	NV
巴斯德－梅里厄－康纳	Pasteur Mérieux Connaught	PMC
巴斯德梅里厄－默克（默沙东）	Pasteur Mérieux Merck（－MSD）	PM－MSD
辉瑞	Pfizer	PF
罗纳－普朗克·罗勒	Rhône–Poulenc Rorer	RPR
赛诺菲－安万特	Sanofi–Aventis	/

---

[1] 按外文首字母顺序排列。
[2] 详见第 4 页脚注 [1]。

续表

中文名	外文全称	缩写
赛诺菲巴斯德	Sanofi Pasteur	SP
赛诺菲巴斯德 – 默沙东	Sanofi Pasteur–MSD	SPMSD
先灵葆雅	Shering–Plough	SP
史克必成	SmithKlineBeecham	SKB
索尔维（旧译"苏威集团"）	Solvay	/
惠氏	Wyeth	/

| 参考文献 |

参考文献按照章节顺序列出，未按照作者姓氏字母排列。

在此我谨向赛诺菲巴斯德的同事们致以谢意，感谢他们阅读了一些章节并向我提供了补充信息，他们是帕斯卡尔·高丹（Pascale Cottin, 黄热病）、瓦伦蒂娜·德洛尔（Valentine Deloire, 流感）、拉斐尔·埃尔·哈比卜（Raphaelle El Habib, 为撰写艾滋病疫苗一章提供了宝贵帮助）、热纳维耶芙·格里（Geneviève Galy, 脊髓灰质炎）、菲利普·奥德（Philippe Hodde, 对疫苗的概括性评论）和艾尔文·穆罗斯（Erwan Muros, SV40 病毒）。

第一章　抗病毒疫苗的制备

感谢斯坦利·普洛特金（Stanley Plotkin）教授介绍我与海弗里克（Hayflick）博士相识。在我撰写第一章的过程中，海弗里克博士为我提供了宝贵资料。

METCHNIKOFF E. et al., *Médicaments microbiens: bactériothérapie, vaccination, sérothérapie*, Paris, J.-B Baillière, 1909.

微生物学之父们共同铸就的鸿篇巨制，其中介绍了源自动物的抗病毒疫苗制备流程及狂犬疫苗的接种规程。

SALUZZO J.-F. et LACROIX-GERDIL C., Grippe aviaire: sommes-nous prêts?, Paris, Belin-Pour la science, 2005.

各位读者可经由该书一窥在鸡胚中培养流感病毒的技术。

CARREL A, L'Homme cet inconnu, Paris, Plon, 1935.

LÉPINE J., «Alexis Carrel prix Nobel de Médecine 1912», in: Les prix Nobels de physiologie *et de médecine*, Monaco, Union Européenne d'Édition, 1965, pp. 69-80.

WITKOWSKI J. A., «Dr Carrel's immortal cells», Medical History, vol. 24, n°2, 1980, pp. 129-142.

维特科夫斯基（Witkowski）博士的调查，揭露了卡雷尔"永生细胞系"长生不老的真相。

WITKOWSKI J. A., «Alexis Carrel and the mysticism of tissue culture», Medical History, vol. 23, n° 3, 1979, pp. 279-296.

ROBBINS F. C., «Reminiscences of a virologist» in DANIEL T. M., ROBBINS F. C. (éd.), Polio, University of Rochester Press, 1997.

讲述一位年轻研究者因脊髓灰质炎病毒的培养摘得诺贝尔生理学或医学奖桂冠的故事。

GREER W., Virus Hunters, London, Hutchinson, 1960.

本书中恩德斯（Enders）所写的一章——《小儿麻痹症研究归功于腮腺炎》（Polio research's debt to mumps）讲述了哈佛大学团队首次成功用非神经细胞实现脊髓灰质炎病毒培养的始末。

HAYFLICK L. et MOORHEAD P. S., «The serial cultivation of human diploid cell strains», Experimental Cell Research, n° 25, 1961, pp. 585-621.

对二倍体细胞的描述。

HAYFLICK L., «The coming of age of WI-38», *Advances in Cell Culture*, n°3, 1984, pp. 303-316.

WI-38 细胞的故事及司法介入后海弗里克事件的结局。

WADE N., «Hayflick's tragedy: the rise and fall of a human cell line», *Science*, n°192, 1976, pp. 125-135.

矛头直指海弗里克的调查，下文即为当事人的回应。调查的法语版经删减后刊登于《研究》（*La Recherche*）杂志：

CHRISTEN Y., «Le scandaleux docteur Hayflick», *La Recherche*, n°74, janvier 1977.

海弗里克的回应刊登于本刊第 82 期，1977 年 10 月。

PLOTKIN S., «Les vaccins contre la rubéole et l'histoire récente des cultures cellulaires», in MOULIN A.-M. (éd.), L'Aventure de la vaccination, Paris, Fayard, 1996, pp. 360-371.

GOLD M., *A Conspiracy of Cells*, Albany, State University of

New York Press, 1986.

　　海拉细胞的传奇故事，对尼尔森 - 雷斯研究长征路及他和其他研究者纠纷的细致描写。

NELSON-REES W. *et al.*, «HeLa-like marker chromosomes and type-A variant glucose-6- phosphate dehydrogenase isoenzyme in human cell cultures producing Mason-Pfizer monkey virus-like particles», *Journal of the National Cancer Institute*, Vol. 53, n°3, 1974, pp. 751-757.

　　来自苏联的人体细胞被海拉细胞污染。

NELSON-REES W. *et al.*, «Banded marker chromosomes as indicators of intraspecies cellular contamination», *Science*, Vol. 184, n° 4141, 1974, pp. 1093-1096.

　　曝光实验细胞遭海拉细胞污染丑闻的文章。

BUNSITI SIMIZU et TOYOZO TERASIMA (éd.), Vero cells, School of Mededine of Chiba University, 1987.

　　一篇描写非洲绿猴肾细胞（Vero 细胞）的文章，其中特别讲述了梅里埃研究所用巨量生物发酵罐实现脊髓灰质炎疫苗规模化生产的情形。

BARRET N. *et al.*, «Vero cell platform in vaccine production: moving towards cell culture- based viral vaccines», *Experts Reviews*, Vol. 8, n°5, 2009, pp. 607-618.

　　使用非洲绿猴肾细胞批量化制备疫苗方法的最新总结。

第二章　猴肾细胞和传染性病毒

不速之客——缠上脊灰疫苗的 SV40

BOOKCHIN D. et SCHUMACHER J., *The Virus and the Vaccine*, New York, Saint Martin's Press, 2004.

该书由一对夫妇写就，他们是记者黛比·布克钦（Debbie Bookchin）和她身为律师的丈夫吉姆·舒马赫（Jim Schumacher）。这是一份从公共卫生和规章角度出发、关于猴免疫缺陷病毒 40（Simian Virus 40, SV40）的深度调查。本书详细地分析了各种可能出现的临床后果，但时至今日，我们还未获得任何 SV40 病毒感染对疫苗接种者致癌的坚实证据。

SWEET B. H. et HILLEMAN M., «The vacuolating virus SV40», *Proceedings of the Society for Experimental Biology and Medicine*, Vol. 105, 1960, pp. 420-427.

默克制药实验室团队发现 SV40 病毒的故事。

SWEET B. H. et HILLEMAN M., «Detection of a "non detectable" simian virus (vacuolating agent) present in rhesus and cynomolgus monkey-kidney cell culture material. A preliminary report», *in:* Second International Conference on Live Poliovirus Vaccines, Washington D.C., Pan American Health Organization and the World Health Organization, 1960, pp. 79-85.

脊髓灰质炎大会上有关发现 SV40 病毒的发言。

STEWART S. E. et al., «The induction of neoplasms with a substance released from mouse tumors by tissue culture», Virology, Vol. 3, n° 2, 1957, pp. 380-400.

STEWART S et al., «Neoplasms in mice inoculated with a tumor agent carried in tissue culture», Journal of the National Cancer Institute, Vol. 20, n° 6, 1958, pp. 1223-1243.

这两篇文章讲述了莎拉·斯图亚特和伯妮斯·艾迪发现多瘤病毒（Polyomavirus）的始末。

EDDY B. E. et al., «Identification of the oncogenic substance in rhesus monkey kidney cell cultures as simian virus 40», Virology, Vol. 17, n° 1, 1962, pp. 65-75.

关于伯妮斯·艾迪发现的致癌因子是 SV40 病毒的论证。

GERBER P. et al., «Inactivation of vacuolating virus (SV40) by formaldehyde», Proceedings of the Society for Experimental Biology and Medicine, Vol. 108, 1961, pp. 205-209.

本文介绍了福尔马林对 SV40 病毒灭活不足的后果，诸如脊髓灰质炎疫苗和腺病毒（Adenovirus）疫苗等都存在这样的问题。

"糖丸"和艾滋病疑云

CURTIS T., «The origin of AIDS», Rolling Stone Magazine, 19 mars 1992.

这篇文章给大众带来了有关艾滋病起源的新思路。

ELSWOOD B. F. et STRICKER R. B., «Polio vaccines and the origin of AIDS», *Research in Virology*, Vol. 144, 1993, pp. 175-177.

第一批指控脊灰疫苗是艾滋病源头的文章之一。文章发表后出现的一篇社论令该假设不攻自破。

KOPROWSKI H., «AIDS and the polio vaccine», *Science*, Vol. 257, 1992, pp. 1024-1026.

希拉里·科普洛夫斯基对柯蒂斯在《滚石》杂志中相关指控的回复。

SABIN A., «Present position of immunization against poliomyelitis with live virus vaccines», *British Medical Journal*, Vol. 1, n° 5123, mars 1959, pp. 663-680.

非常重要的学术杂志，介绍了各种候选脊髓灰质炎减毒活疫苗。

VAUGHAN R., *Listen to the Music: the Life of Hilary Koprowski*, New York, Springer-Verlag, 2000.

世界知名的艺术家和科学家希拉里·科普洛夫斯基的传记。2011 年时，已经 93 岁高龄的科普洛夫斯基仍然在费城的托马斯·杰斐逊（Thomas Jefferson）大学从事研究工作。他出版的文章和作品达 800 部之多。我们会在书中讲述他在威斯塔研究所研发脊髓灰质炎疫苗和狂犬疫苗的故事。但是本书中并未提及任何有关他和爱德华·霍普针锋相对的只言片语。

HOOPER E., *The River: a Journey Back to the Source of HIV and AIDS*, Londres, New York, Allen Lane, The Penguin Press,1999.

这一惊世骇俗的著作共有 1070 页，其中仅参考文献条目就有 170 页之多。为了找出艾滋病的起源，作者霍普开展了一场长达 7 年的调查，足迹遍布世界各地。

虽然本书作者与科普洛夫斯基团队意见相左，但他在本书中细心搜集的资料也记录了疫苗研发先驱们测试候选疫苗的情形。

第三章　狂犬疫苗

感谢梅里亚（Mérial）公司 [1] 的吉尔·沙皮伊（Gilles Chappuis）博士、世界卫生组织的玛丽 - 保罗·基尼（Marie-Paule Kieny）博士及巴斯德（Pasteur）研究所的诺埃尔·道尔多（Noël Tordo）博士提供了关于 Raboral 狂犬疫苗的资料。

HANSEN B., «La réponse américaine à la victoire de Pasteur contre la rage», in: Morange M. (éd.), *L'Institut Pasteur: contributions à son histoire*, Paris, La Découverte, 1991, pp. 89-102.

媒体对美国 4 名被疯狗咬伤儿童送至路易·巴斯德实验室医治的详细报道。

---

[1]　梅里亚公司（Mérial），1997 年 8 月 1 日正式成立，为专门从事动物药品和生物制品的研究、开发及生产经营的大型跨国企业，是世界动物保健和家禽育种行业的第一大企业。梅里亚公司是由安万特集团的动物保健部门与美国默克制药公司的兽药部对等合并而成的合资公司。见梅里亚《创造生命 与众不同》，《中国禽业导刊》2000 年第 20 期。——译者注

DUBOS R., *Louis Pasteur franc-tireur de la science*, Paris, PUF, 1955.

勒内·杜博斯（René Dubos）写就的关于路易·巴斯德工作的巨著。杜博斯亦是诺贝尔生理学或医学奖获得者。

GALTIER M. V., *Traité des maladies contagieuses*, Paris, Asselin et Houzeau, 1891-1892 (2e édition).

在该书的第二版中，狂犬病一章用大量笔墨讲述了盖尔提和巴斯德的分歧。然而在之后的版本中，这一部分被删去了。

ROTIVEL Y. *et al.*, «Une histoire de la vaccination contre la rage», *Virologie*, Vol. 6, n°2, 2002, pp. 89-104.

非常棒的著作，内有大量照片。

BALTAZARD M. et BAHMANYAR M., «Essai pratique du sérum antirabique chez les mordus par loups enragés», Bulletin de l'Organisation mondiale de la santé, Vol. 13, 1955, pp. 747-772.

本文提到了那场著名的临床试验，证实抗狂犬血清和疫苗并用可有效治疗面部被狂犬病发动物咬伤的患者。文中出现了一系列被咬患者的照片，展示了不同部位的伤口情形。

THÉODORIDÈS J., Histoire de la rage, Paris, Masson, 1986.

重现狂犬病历史的经典著作。

KIENY M. P. *et al.*, «Expression of rabies virus glycoprotein from a recombinant vaccinia virus», *Nature*, Vol. 312, 1984, pp. 163-166.

威斯塔研究所研发重组狂犬疫苗的故事。

LOIR A., *À* l'ombre de Pasteur: souvenirs personnels, Paris, Le Mouvement sanitaire, 1938. VAUGHAN R., Listen to the music, op. cit.

本书中的一章以狂犬疫苗为主题。

MÉRIEUX C., Virus passion, Paris, Robert Laffont, 1997.

GAMET A., La Rage, Paris, PUF, coll. «Que sais-je ?», 1973.

TORDO N., *Génétique moléculaire du virus de la rage un siècle après Pasteur*, thèse de doctorat, Paris, Institut Pasteur, 1988.

FLAMAND A., «La vaccination orale contre la rage, bilan et perspectives», Virologie, Vol. 1, n° 2, 1997, pp. 91-93.

第四章　黄热病疫苗

MATHIS C., *L'Œuvre des pastoriens en Afrique noire*, Paris, PUF, 1946.

达喀尔（Dakar）巴斯德研究所从年轻的玛雅利体内分离出黄热病毒的详情。

GREER W., «Theiler: yellow fever's second exit», *in : Virus Hunters*, London, Hutchinson, 1960.

马克斯·泰雷尔研发黄热病疫苗的故事。

COLLECTIF, Séminaire International sur la Fièvre Jaune en Afrique, Dakar, 25-27 juin 1998, actes publiés dans la collection

Fondation Marcel Mérieux, 1999.

极具重要性的研讨会，总结了黄热病在非洲的分布情况。本文包含了众多内容，例如病毒媒介、病毒特性及接种策略等。

MURASKIN W., *Crusade to Immunized the World's Children*, Marshall School of Business, University of Southern California, Global BioBusiness Book, 2005.

比尔及梅琳达·盖茨基金会的贡献和全球疫苗联盟（Global Alliance for Vaccines and Immunization, GAVI）的创办内幕。

WORLD HEALTH ORGANISATION, *Yellow Fever Stockpile Investment Case*, UNICEF, 2005.

提交给全球疫苗联盟的文献，涵盖了黄热病现状总结和非洲疫苗接种建议。

第五章 流感疫苗

BROOKES T., *A Warning Shot: Influenza and the 2004 Flu Vaccine Shortage*, Washington D.C., American Public Health Association, 2005.

关于 2004 年美国流感疫苗供不应求的报告。

GALAMBOS L., *Networks of Innovation: Vaccine Development at Merck, Sharp & Dohme, and Mulford, 1895-1995*, Cambridge University Press, 1995.

美国制药巨头默克疫苗产品的研发史，其中关于流感疫苗和佐剂的内容非常详尽。

TREANOR J. J. *et al.*, «Safety and immunogenicity of an inactivated subvirion Influenza A (H5N1) vaccine», *The New England Journal of Medicine*, Vol. 354, n°13, 2006, pp. 1343-1351.

第一份揭示了无佐剂版 H5N1 疫苗具有微弱免疫原性的研究。

BRESSON J. L. *et al.*, «Safety and immunogenicity of an inactivated split-virion influenza A/Vietnam/1194/2004 (H5N1) vaccine: phase I randomised trial», *The Lancet*, Vol. 367, n° 9523, 2006, pp. 1657-1664.

将氢氧化铝（Aluminium hydroxide，又称铝盐）作为佐剂加入疫苗后，产生的免疫效果有轻微改善。

LEROUX-ROELS I. *et al.*, «Antigen sparing and cross-reactive immunity with an adjuvanted rH5N1 prototype pandemic influenza vaccine: a randomised controlled trial», *The Lancet*, Vol. 370, n° 9587, 2007, pp. 580-589.

解决方案：佐剂疫苗——将油乳剂注入含有微量血凝素蛋白（Hemagglutinin, HA）的水溶液。

«Inactivated influenza vaccines prepared in cell culture», *Developments in Biological Standardization*, Vol. 98, 1999, pp. 201-203.

1997 年细胞培养流感疫苗的研发情况。

ASA P. B. et al., «Antibodies to squalene in Gulf War syndrome»,

Experimental and Molecular Pathology, Vol. 68, n° 1, 2000, pp. 55-64.

ASA et al., «Antibodies to squalene in recipients of anthrax vaccine», Experimental and Molecular Pathology, Vol. 73, n°1, 2002, pp. 19-27.

DEL GIUDICE G. *et al.*, «Vaccine with the MF59 adjuvant do not stimulate antibody responses against squalene», *Clinical and Vaccine Immunology*, Vol. 13, n° 9, 2006, pp. 1010- 1013.

以上三篇文章重现了厘清角鲨烯和海湾战争综合征（Gulf War syndrome, GWS）关联的始末。

NEUSTADT R. E. et FINEBERG H. V., The Swine Flu Affair, US Department of Health and Welfare, 1978.

讲述了美国"1976 年大溃败"的一份报告。

第六章　小儿麻痹病毒歼灭战

SUTTER R. et al., «Poliovirus vaccine-live», in: PLOTKIN S. A. et ORENSTEIN W. (éd.), Vaccines, Philadelphia, Saunders, 2004, pp. 651-707.

本书是疫苗学经典著作，其中脊髓灰质炎一章由参与根除行动的世界卫生组织专家们撰写。

SALUZZO J.-F., *La Guerre contre les virus*, Paris, Plon, 2002.

关于脊髓灰质炎的一章讲述了 20 世纪 50 年代异常激烈的脊灰

疫苗研发竞赛。

NKOWANE B. M. et al., «Vaccine-associated paralytic poliomyelitis. United States: 1973 through 1984», *The Journal of the American Medical Association*, Vol. 257, n°10, 1987, pp. 1335-1340.

KEW O. et al., «Outbreak of poliomyelitis in Hispaniola associated with circulating type 1 vaccine-derived poliovirus», Science, Vol. 296, n° 5566, 2002, pp. 356-359.

WRINGE A. et al., «Estimating the extent of vaccine-derived poliovirus infection», PLoS One, Vol. 3, n° 10, 2008, e3433.

KIRKEGAARD K. et BALTIMORE D., «The mechanism of RNA recombination in poliovirus», Cell, Vol. 47, n° 3, 1986, pp. 433-443.

GRASSLY N. C. et al., «New strategies for the elimination of polio from India», Science, Vol. 314, n° 5802, 2006, pp. 1150-1153.

GRASSLY N. C. *et al.*, «Protective efficacy of a monovalent oral type 1 poliovirus vaccine: a case-control study», *The Lancet*, Vol. 369, n° 9570, 2007, pp. 1356-1362.

这两篇文章介绍了在疫区使用口服脊髓灰质炎单价疫苗（Oral poliomyelitis attenuated live vaccine, OPV）的原因。

OMS, «Vaccination et vaccins antipoliomyélitiques au cours de la période précédant l'éradication: note d'information de l'OMS», *Relevé épidémiologique hebdomadaire*, Vol. 85, n° 23, 4 juin 2010, pp. 213-

228.

世界卫生组织关于口服脊髓灰质炎疫苗（OPV）和注射式脊髓灰质炎疫苗（Inactivated Poliovirus Vaccine, IPV）的最新指导文件，其中详细描述了两种疫苗的特点及选用口服脊灰疫苗的原因。

第七章　安慰剂，安慰剂，安慰剂……

GALAMBOS L., Networks of Innovations: Vaccine Development at Merck, Sharp & Dohme, and Mulford, 1895-1995, op. cit..

OFFIT P. A., *Vaccinated : One Man's Quest to Defeat the World's Deadliest Diseases*, Washington, D.C., Smithsonian Books, 2007.

两部讲述默克疫苗研发的著作，第二本书主要介绍了莫里斯·希勒曼的成就。希勒曼曾是默克疫苗部门的掌门人，更是多个问世疫苗之父——乙肝疫苗即为其中之一。

KRUGMAN S. *et al.*, «Viral hepatitis, type B (MS-2 strain). Studies on active immunization», *The Journal of the American Medical Association*, Vol. 217, n° 1, 1971, pp. 41-45.

甚嚣尘上的克鲁曼丑闻。

GOODFIELD J., *Quest for the killers*, Boston, Birkhäuser, 1985.

本书中，《疫苗试验》（Vaccine trial）一章详述了为证实乙肝疫苗有效性而在纽约同性恋群体中开展临床研究的内幕。

SZMUNESS W. *et al.*, «Hepatitis B vaccine: demonstration of efficacy in a controlled clinical trial in a high risk population in the United States», *The New England Journal of Medecine*, Vol. 303, 1980, pp. 833-841.

证实了乙肝疫苗有效性的临床研究。

第八章 人类免疫缺陷病毒

COHEN J., Shots in the Dark: the Wayward Search for an AIDS Vaccine, New York, Norton, 2001.

THOMAS P., *Big Shot: Passion, Politics, and the Struggle for an AIDS Vaccine*, New York, Public Affairs, 2001.

时间跨度涵盖 1984—2001 年的出色作品。

SHILTS R. , *And the Band Played on*: *Politics, People, and the AIDS Epidemic*, New York, St Martin's Press, 1987.

有关艾滋病历史的参考资料。

SALK J., «Prospects for the control of AIDS by immunizing seropositive individuals», *Nature*, Vol. 327, 1987, pp. 473-476.

乔纳斯·索尔克为研发治疗性艾滋病疫苗而提出的假设及相关工作。

KHAN J. et al., «Evaluation of HIV-1 immunogen, an immunologic modifier, administered to patients infected with HIV having 300 to 549×106/ L CD4 cell counts: a randomized controlled trial», *The Journal of the*

American Medical Association, Vol. 284, n°17, 2000, pp. 2193-2202.

该研究表明"索尔克免疫原"（Remune）并不奏效。

ZAGURY D. *et al.*, «Immunization against AIDS in humans», *Nature*, Vol. 326, n°6110, 1987, pp. 249-250.

查古里在扎伊尔研究，其中包括给自己注射和对 9 名受试者的疫苗接种（受试者后被爆出全部是 2—12 岁的儿童）。

GIRARD M. et al., «Immunization of chimpanzees confers protection against challenge with human immunodeficiency virus», Proceedings of the National Academy of Sciences of the United States of America, Vol. 88, n° 2, 1991, pp. 542-546.

STOTT E. J., «Anti-cell antibody in macaques», Nature, Vol. 353, n°6343, 1991, p. 393.

ARTHUR L. O. et al., «Macaques immunized with HLA-DR are protected from challenge with SIV», *Journal of Virology*, Vol. 69, n° 5, 1995, pp. 3117-3124.

LEHNER T. et al., «Protective mucosal immunity elicited by targeted iliac lymph node immunization with a subunit SIV envelope and core vaccine in macaques», Nature Medecine, Vol. 2, n° 7, 1996, pp. 767-775.

MUTHIAH D. D. et al., «Protective effects of a live attenuated SIV vaccine with a deletion in the nef gene», Science, Vol. 258, n° 5090, 1992, pp. 1938-1941.

BABA T.W. et al., «Pathogenicity of live attenuated SIV after mucosal infection of neonatal macaques», *Science*, Vol. 267, n° 5205, 1995, pp. 1820-1825.

以上为一些关于动物模型的出版物。

BURTON D et al., «Public health. A sound rationale needed for phase III HIV-1 vaccine trials», *Science*, Vol. 303, n° 5656, 2004, p. 316.

MC NEIL J. et al., «Policy rebutal. HIV vaccine trial justified», *Science*, Vol. 303, n° 5660, 2004, p. 961.

BELSHE R *et al.*, «Support for the RV144 HIV vaccine trial», *Science*, Vol. 305, n°5681, 2004, pp. 177-180.

关于在泰国开展的Ⅲ期临床试验的讨论。

RERKS-NGARM S. *et al.*, «Vaccination with ALVAC and AIDVAX to prevent HIV-1 infection in Thailand», *New England Journal of Medecine*, Vol. 361, n°23, 2009, pp. 2209- 2220.

RV144 在泰国有效性试验的结果。

第九章　纷纷扰扰

自闭症与麻疹疫苗：甚嚣尘上的罪名

OFFIT, P. A., *Autism's False Prophets: Bad Science, Risky Medicine and the Search for a Cure*, New York, Columbia University Press, 2008.

一份关于该主题的详细作品，作者奥菲特（Offit）是世界知名的疫苗专家，他在默克公司工作期间研发出了轮达停疫苗（RotaTeq，轮状病毒疫苗）。该书就疫苗与自闭症的两次纠缠不清提供了详尽信息——两次丑闻的主角分别是麻风腮疫苗和汞。在本书及众多文章中，奥菲特都无畏地揭露了一些科学工作者唯利是图、蝇营狗苟的嘴脸，并指出一些毫无理论依据的假设无非只是个别人在利益驱动下的投机行为，结果却将公共卫生置于险境。

FITZPATRICK, M., *MMR and Autism: what Parents Need to Know*, London, New York, Routledge, 2004.

讲述了自闭症和麻风腮三联疫苗（MMR）事件的来龙去脉。

WAKEFIELD A. J. *et al.*, «Ileal-lymphoid-nodular hyperplasia, non-specific colitis, and pervasive developmental disorder in children», *Lancet*, Vol. 351, n°9103, 1998, pp. 637-641.

1998年2月发表的文章，其中提到麻风腮疫苗和自闭症存在关联。

CHEN R.T. et DESTEFANO F., «Vaccine adverse events: causal or coincidental ?», *Lancet*, Vol. 351, n° 9103, 1998, pp. 611-612.

亚特兰大美国疾控中心（Center for Disease Control and Prevention, CDC）两名专家对韦克菲尔德其文的回复。二人指出韦克菲尔德的资料支撑不足，且其文章将对公共卫生事业造成不良影响，然而韦克菲尔德的文章后来还是得以发表。

TAYLOR B et al., «Autism and measles, mumps and rubella vaccine: no epidemiological evidence for a causal association», The Lancet, Vol. 353, n° 9169, 1999, pp. 2026-2029.

WAKEFIELD A. J., «MMR vaccination and autism», *The Lancet*, Vol. 354, n° 9182, 1999, pp. 949-950.

作者列出的一些曲线图显示美国加利福尼亚州和英国自闭症病例迅速增多，且时间与麻风腮疫苗接种行动吻合。

FARRINGTON C. P. et al., «MMR and autism: further evidence against a causal association», Vaccine, Vol. 19, n° 27, 2001, pp. 3632-3635.

DEER. B., «Focus. MMR: the truth behind the crisis», *The Sunday Times*, 22 février 2004.

调查记者白里安·迪尔（Brian Deer）揭露了韦克菲尔德事件的内幕，特别是韦克菲尔德和律师理查德·巴尔的关系。

HORTON R., «A statement by the editors of *The Lancet*», *The Lancet*, Vol. 363, n°9411, 2004, pp. 820-821.

《柳叶刀》杂志编辑展示了对韦克菲尔德及1998年文章其他作者的反对声音。在本刊的同一期中（第750页），12名作者中的10名宣布撤回文章，指出原文中的结果不足以证实麻风腮疫苗接种和自闭症存在关联。2010年2月6日，《柳叶刀》杂志编辑最终正式宣布撤回此文。

PATJA A. *et al.*, «Serious adverse events after MMR vaccination during a fourteen-year prospective follow-up», *Pediatric Infectious Disease Journal*, Vol. 19, n° 12, 2000, pp. 1127-1134.

证实麻风腮疫苗接种与自闭症并无关联的文章。

自闭之殇和疫苗之汞

OFFIT A., *op. cit.*

一份与该主题相关的参考资料。

KIRBY D., *Evidence of Harm Mercury in Vaccines and the Autism Epidemic: a Medical Controversy*, New York, Saint Martin's Press, 2005.

争论正酣时一篇支持二者关联的文章。

ALLEN A., *Vaccine: the Controversial Story of Medecine's Greatest Lifesaver*, New York, W.W. Norton, 2007.

出自一位美国记者之手的疫苗史著作。

Relevé des maladies transmissibles au Canada, Vol. 28, n° 9, 2002, pp. 69-80.

有关本主题的文章，内容完备，其中还包含有甲基汞国际标准及 2002 年后本主题的详细参考资料。

PERELLO C., Le thiomersal dans les vaccins : mise au point toxicologique et perspectives, thèse de pharmacie, université Claude-Bernard Lyon-1, faculté de pharmacie, 2000.

PICHICHERO M. E. *et al.*, «Mercury concentration and metabolism in infants receiving vaccines containing thiomersal: a descriptive study», *The Lancet*, Vol. 360, n° 9347, 2002, pp. 1737-1741.

是这份研究令人放宽了心。

MADSEN K. M. *et al.*, «Thimerosal and the occurrence of autism: negative ecological evidence from Danish population-based data», *Pediatrics*, Vol. 112, 2003, pp. 604-606. HERON J. *et al.*, «Thimerosal exposure in infants and developmental disorders: a prospective cohort study in the United Kingdom does not support a causal association», *Pediatrics*, Vol. 114, n° 3, 2004, pp. 577-583.

欧洲的两份研究，证实疫苗中的硫柳汞和自闭症并无关联。

SCHECHTER R. et GRETHER H., «Continuing increases in autism reported to California's developmental services system», Archives of General Psychiatry, Vol. 65, n° 1, 2008, pp. 19-24. Article précédé par un éditorial de E. FOMBONNE: «Thimerosal disappears but autism remains», pp. 15-16.

证实疫苗和加利福尼亚自闭症病例增多并无关联的流行病学研究。

没完没了

感谢赛诺菲巴斯德－默沙东（Sanofi Pasteur-MSD）的药品部门负责人艾玛努埃尔·热尔迪（Emmanuele Gerdil）为该章的撰写提供资料和信息。

GIACOMETTI E., *La Santé publique en otage: les scandales du vaccin contre l'hépatite B*, Paris, Albin Michel, 2001.

撰稿人为《巴黎人报》（*Le Parisien*）的调查记者，作者花了整整 4 年时间调查此事。疫苗是本书的绝对主角。

HERROELEN L. *et al.*, «Central-nervous-system demyelination after immunisation with recombinant hepatitis B vaccine», *The Lancet*, Vol. 338, n° 8776, 1991, pp. 1174-1175.

第一篇怀疑乙肝疫苗和多发性硬化（Multiple sclerosis, MS）可能存在关联的文章。

OMS, «Programme élargi de vaccination», *Relevé épidémiologique hebdomadaire*, Vol. 72, 1997, pp. 149-152.

世界卫生组织就本问题的初次表态。

ALTER M. J. et al., «The changing epidemiology of hepatitis B in the United States. Need for alternative vaccination stratégies», *The Journal of the American Medical Association*, Vol. 263, n° 9, 1990, pp. 1218-1222.

这篇文章对疫苗策略的制定产生了重要影响。